닥터스 씽킹

HOW DOCTORS THINK

Copyright ⓒ 2007 by Dr. Jerome Groopman
Published by arrangement with William Morris Agency, Inc..
All rights reserved.

Korean Translation Copyright ⓒ 2007 by Hainaim Publishing Co., Ltd..
Korean edition is published by arrangement with William Morris Agency, Inc.,
through Imprima Korea Agency.

이 책의 한국어판 저작권은 Imprima Korea Agency를 통해
Dr. Jerome Groopman, c/o William Morris Agency, Inc.와의 독점 계약으로 (株)해냄출판사에 있습니다.
저작권법에 의해 한국 내에서 보호를 받는 저작물이므로 무단전재와 무단복제를 금합니다.

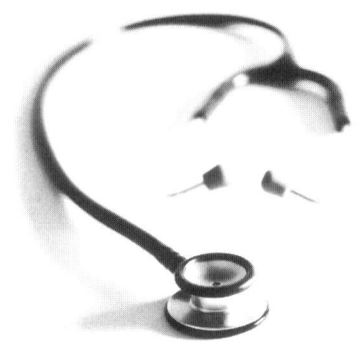

의사의 판단은 어떻게 내려지는가?
세계 최고의 닥터들이 밝히는 의술의 진실

닥터스 씽킹

제롬 그루프먼 지음 · 이문희 옮김

해냄

우리는 무질서한 부분을 없애면서 질서를 만들어간다.
　―윌리엄 제임스(미국의 심리학자, 철학자)

차례

프롤로그 의사가 알아야 할 모든 것
  의사는 어떻게 사고하는가 _ 12   임상 의학의 기본은 언어 _ 17
  신뢰가 주는 기적 _ 21   오류에 대한 반성 _ 34

1.. 완벽하지 않은 인간의 판단
  책과 현실의 경계 _ 48   사고의 전환 _ 52
  보고, 직접 하고, 가르친다 _ 57

2.. 실수에서 깨달은 뼈아픈 교훈
  이성과 본능 사이 _ 68   호감의 유혹 _ 74   환자에 대한 염려와 책임 _ 82

3.. 응급실의 곡예사들
  ABC 원칙 _ 92   인식의 선별 _ 96   깊이 있는 관찰과 주의 _ 101
  환자의 편에 서서 _ 104   생각과 행동의 속도 _ 111

4.. 시간의 지배자
  친절한 문지기 _ 124   임상에서 진정으로 필요한 것은 _ 133
  1차진료의 중요성 _ 143

5.. 신념을 향한 도전
  악몽의 시간들 _ 156   주여, 당신은 어디에 계신가요 _ 162
  모성이라는 힘 _ 167   예외성을 인정하다 _ 182

6.. 불확실성과의 싸움

21세기의 셜록 홈스 _196   기본으로 돌아가기 _205
실수에 대한 인정, 그리고 깨달음 _211   충분한 실험이 주는 의미 _214

7.. 하나의 질병, 다섯 명의 의사, 다섯 개의 진단

의사에 대한 믿음 _227   주도면밀함의 함정 _231
진료와 오류의 경계선에서 _245   해석의 중요성 _247

8.. 자료 판독의 어려움

허위양성과 허위음성 _256   기계의 판단 착오 _260
의료 장비의 발달과 전문가의 눈 _268   의사전달 방식의 차이점 _274

9.. 개인의 욕망을 넘어

진단과 처방의 배경 _295   환상의 벽을 뚫고 _301   의사의 소신 _304
임상 연구와 병리학적 연구의 기준 _315

10.. 과학과 영혼의 결합

익숙함의 이면 _337   전략적 진단 _340   스스로의 한계를 넘어 _351
치료에서 가장 중요한 것 _359

에필로그   환자와 의사가 맺는 최상의 관계 _364

참고 자료 _376

++++++++
이 환자에게서 무엇을 놓치고 있는 것일까?
최악의 것은 무엇일까?
++++++++

프롤로그

의사가 알아야 할 모든 것

지난 15년 동안 의사를 몇 명이나 만났는지, 앤 도지는 이제 그 수를 셀 수도 없다고 했다. 아마 서른 명 가까이 될 거라고 했다. 2004년 크리스마스가 이틀 지난 뒤 이상할 정도로 포근한 겨울날 아침, 앤 도지는 또 한 명의 의사를 만나기 위해 보스턴으로 향하고 있었다. 앤의 1차진료의는 이번 여행을 반대했다. 문제가 이렇게도 만성적이고 명확한데, 또다시 진찰을 받아봐야 무슨 소용이 있겠느냐는 것이었다. 그러나 그녀의 남자친구가 완강히 고집을 부렸다. 앤은 남자친구의 마음을 달래주기 위해서 나서긴 했지만 정오쯤이면 곧 돌아올 수 있으리라 생각했다.

앤은 엷은 갈색 머리칼과 연푸른 눈을 가진 30대 여성으로, 매사추세츠의 작은 도시에서 네 자매 중 한 명으로 자랐다. 자매 중에 앤과 같은 병력을 가진 사람은 한 명도 없었다. 앤의 몸이 음식을 받아들이

지 않기 시작한 것은 스무 살 무렵이었다. 식사를 하고 나면 위가 쥐어짜이듯 아파왔다. 구역질과 통증이 너무 심해 가끔씩 토하기도 했다. 가정의에게 검사를 받았지만 아무런 문제도 발견할 수 없었다. 가정의는 제산제를 주었다. 하지만 증상은 계속되었다. 앤은 식욕을 잃었고, 억지로 음식을 먹었다. 그러나 금세 속이 불편해져 조용히 화장실로 가 음식을 게워냈다. 가정의는 짚이는 구석이 있었지만 좀더 확실히 하기 위해 한 정신과 전문의를 소개해 주었고, 진단이 내려졌다. 폭식증을 동반한 거식증이었다. 구토와 음식물 혐오를 특징으로 하는 식이장애였다. 치료하지 않으면 굶어 죽을 수도 있었다.

식이장애 환자만을 전문적으로 치료하는 그 여의사를 만나기 전까지, 앤은 수년간 많은 내과의에게 진찰을 받았다. 전문의들도 수없이 찾아다녔다. 내분비학, 혈액학, 전염병학, 정형외과, 정신의학, 심리학까지 그 분야도 다양했다. 그러는 가운데 앤은 네 종류의 항우울제를 처방받았고, 일주일에 한 번씩 상담 치료도 받았다. 영양학자들은 그녀의 1일 칼로리 섭취량을 면밀히 모니터링했다.

그런데도 앤의 건강은 계속 악화되었고, 그 열두 달은 그녀 인생에서 악몽과도 같았다. 적혈구 수치와 혈소판 수치가 위험 수준까지 떨어지고, 골수 생검 결과 세포 증식이 거의 보이지 않았다. 앤을 진찰한 두 명의 혈액학 전문의는 이처럼 혈구 수가 낮은 원인을 영양 결핍에서 찾았다. 게다가 앤은 심각한 골다공증까지 앓고 있었다. 한 내분비학 전문의는 앤의 뼈가 비타민 D와 칼슘 부족으로 인해 마치 80대 노인의 뼈와 같다고 했다. 정형외과 전문의는 발 척골(metatarsal)에 금이 가 있다고 진단했다. 그 밖에도 여러 가지 면역력 저하 증상들이 나타났고, 수막염을 비롯한 감염증도 앓았다. 그녀가 의료진의 감독하에 체중을 늘리려고, 2004년 한 해 정신 보건 시설에 입원한 횟수만도 네 차례나 되었다.

내과의는 앤이 건강을 회복하려면 시리얼이나 파스타처럼 소화가 잘되는 전분식품을 위주로, 하루에 최소한 3,000칼로리는 섭취해야 한다고 말했다. 하지만 처방대로 먹을수록 상태는 더욱 나빠졌다. 극심한 구역질과 구토감에 시달렸을 뿐만 아니라, 최근에는 장경련과 설사까지 왔다. 의사는 심리적 스트레스로 인한 장애의 일종인 과민성대장증후군이라고 진단했다. 급기야 12월에는 체중이 약 37킬로그램으로 떨어졌다. 앤 자신은 억지로라도 3,000칼로리는 먹는다고 말했지만, 그녀를 담당한 내과의나 정신과 전문의는 이러한 지속적인 체중 감소를 앤의 말이 사실이 아니라는 분명한 증거로 받아들였다.

그날 앤은 소화기내과 전문의 마이런 팔첵 박사를 만났다. 팔첵 박사는 이미 앤의 의무 기록을 받아놓은 상태였다. 앤의 내과의는 과민성대장증후군이 정신 건강이 악화되었음을 보여주는 잇따른 증후 가운데 하나라고 설명했다. 팔첵 박사는 그 설명 속에서 내과의가 자신에게 보내는 암묵적 메시지를 읽었다. 즉, 지금까지 수많은 의사가 수차례 찌르고 쑤셔보았을 이 환자의 복부를 검사한 뒤 과민성대장증후군임을 확인해 주고, 다소 불편하고 귀찮겠지만 내과의의 처방대로 적절한 식이요법과 신경안정제 치료를 받으면 나을 거라고 말해 주기만 하면 된다는 것이었다.

그러나 팔첵 박사는 바로 그 일을 하지 않았다. 대신에 묻고, 듣고, 관찰한 뒤, 다른 방향으로 생각을 전개해 나갔다. 이러한 과정을 통해 팔첵 박사는 앤을 살려냈다. 지난 15년간 모두들 앤의 병에서 결정적인 단서 하나를 놓치고 있었던 것이다.

의사는 어떻게 사고하는가

이 책은 환자를 치료할 때 의사의 머릿속에서는 어떤 일들이 일어나는지에 대해 다루고 있다. 이 주제는 아주 우연히 찾아낸 것이다. 3년 전 9월의 어느 날 아침, 인턴과 레지던트, 실습생들로 구성된 한 조와 회진을 돌 때였다. 당시 나는 '일반내과' 담당의로서, 전공인 혈액 질환이나 암, AIDS 말고도 다양한 종류의 질환을 앓는 환자들을 어떻게 돌봐야 하는지에 대해 수련의들을 지도해야 했다. 당시 우리 병원에는 폐렴, 당뇨를 비롯한 기타 흔한 질환을 앓는 환자들도 있었지만, 진단이 어려운 증상을 보이거나 혹은 여러 치료법을 고려해야 하는 환자들도 일부 있었다.

나는 전통적인 방식의 회진을 선호하는 편이다. 먼저 조원 가운데 한 명이 환자의 특징을 설명하고 그 다음에는 모두 침상으로 다가가 환자와 이야기하면서 검진을 실시한다.

그런 뒤 회의실로 돌아와 문제를 놓고 토론을 벌인다. 나는 소크라테스식 대화법으로 토론을 이끌면서 실습생들과 레지던트들이 각자 의견을 말하고 서로에게 문제를 제기하며 또 내게도 제기하도록 독려한다. 그런데 9월의 그날 아침에는 회진이 끝날 즈음 마음속 불안을 감출 수가 없었다. 갑론을박이 없는 수련의들에 대한 걱정도 걱정이지만, 가르치는 사람으로서 스스로에 대한 실망이 더욱 컸다. 똑똑하고 싹싹하기로는 누구 못지않은 실습생과 인턴, 레지던트 들 중에서, 누구도 설득력 있게 질문을 하거나 세심히 귀기울이고 날카롭게 관찰하는 모습을 보여주지 못했다. 그들은 환자들의 문제에 대해 깊이 있게 생각하지 않았던 것이다. 임상의 난제를 풀고 환자 돌보는 법을 배워가는 그들의 방식에 심각한 결함이 있었다.

선배 의사들이 젊은 후배 의사들을 볼 때면 항상 하는 비판이 있다. 통찰력과 능력 면에서 선배를 따라오는 후배가 없다는 것이다. 가령 이런 식이다. "30년 전에 우리는 정말 혹독한 수련을 거치면서 일을 제대로 배웠지. 그런데 요즘은……." 머리가 희끗해져가는 선배 의사들은 향수에 젖은 채, 마치 자신들을 최고 실력의 의사로 만들어준 어떤 마법이 이제는 사라진 듯 말한다. 모든 선배들은 향수에 젖어 왜곡된 눈으로 바라본 자신들의 시대와 공간이 오늘이라는 시대와 공간보다 우월하다고 믿고 있는 것은 아닐까. 솔직히 고백하자면, 나 역시도 최근까지 그러한 향수 어린 의식에 젖어 있었다. 돌이켜보니 과거 우리 시대의 수련 과정에도 결함이 존재했음을 깨달을 수 있었다. 오늘날의 수련 과정과 과거 우리 시대의 수련 과정을 가르는 차이가 있다면, 단지 결핍의 성격과 결함의 종류일 뿐이었다.

우리 시대에는 임상의란 모름지기 어떤 방식으로 사고해야 하는지 공식적으로 가르쳐주는 일이 없었다. 그러다 보니 우리는 각자 '눈치껏' 배웠다. 수련의들은 중세 길드에서 도제들이 명장들을 보고 배우는 식으로 선배들을 관찰했고, 후배들은 어떻게 해서든 선배들이 진단하고 치료하는 방식을 제 것으로 삼아야 했다. 담당의가 어떤 단계를 밟아 의사결정을 했는지 그 사고 과정을 설명해 주는 일은 실제로 거의 없었다. 지난 몇 년에 걸쳐 이 각자 '눈치껏' 배우는 방식에 대한 강력한 대응이 있었다.

오늘날 실습생들과 레지던트들은 좀더 조직적인 체계 확립을 위해, 미리 설정된 알고리듬을 따르고 '의사결정 나무(decision tree)'의 형식으로 각 지침들을 실제 임상에 적용하는 법을 배우고 있다. 미국과

유럽의 많은 병원에서는 관리자들이 선임 스태프들에게 이러한 방법을 적극 권유하기도 한다. 보험회사는 특정한 진단 검사나 치료법의 승인 여부를 결정할 때 이와 같은 방식을 특히 유용한 수단으로 여겼다.

임상에서 의사결정 나무의 몸통은 환자의 주요 증상 또는 검사 결과로, 이는 상자 안에 표시된다. 이 첫 번째 상자에서 다른 상자들로 화살표 가지들이 뻗어나간다. 가령 인후통과 같은 일반적인 증상에서 알고리듬이 시작해, 관련 증상들에 대한 일련의 '예/아니오' 질문들이 가지를 뻗는다. 열이 있는가, 없는가? 부어오른 림프절이 인후통과 관련이 있는가? 가족 중에 유사 증상을 보이는 사람이 있는가? 인후 배양 같은 병리 검사에서도 마찬가지다. 배양 결과에 대한 '예/아니오' 대답에 따라 몸통에서 가지들이 뻗어 내려간다. 그 가지들을 따라 끝까지 가다 보면 마침내 정확한 진단과 치료법에 이르게 된다.

임상 알고리듬은 일상적 진단과 치료에 유용하다. 예를 들면, 연쇄 구균 인후염과 바이러스성 인두염을 구별해 준다. 그러나 의사의 사고 범위가 이 상자들을 벗어날 필요가 있을 경우, 가령 증상이 모호하거나 다양하거나 혼돈을 일으키거나 검사 결과가 부정확할 경우에는 이와 같은 알고리듬이 급속히 무너진다. 그러한 경우(의사의 분별력이 가장 절실히 요구되는 경우)에는 오히려 알고리듬이 의사들의 독립적, 창조적인 사고를 방해한다. 사고의 폭을 확장시키기보다 위축시킬 수 있다.

이와 비슷한 맥락으로 치료에 대한 모든 판단과 결정의 근거를 오직 통계적으로 증명된 데이터에만 두려는 움직임도 일어나고 있다. 이른바 근거중심 의학(evidence-based medicine)을 규범으로 삼고 있는 병원들이 급속히 늘어가고 있는 것이다. 통계적으로 검증되지 않은 치료법은 임상 시험에서 충분한 데이터가 나오기 전까지는 금기로 여겨진다. 물론 어떤 의사든 치료법을 결정할 때는 반드시 연구 결과들을 고려해야 한다. 그러나 요즘처럼 근거중심 의학에 지나치게 의존하다 보면 오로지 숫자에만 매달려 소극적으로 치료법을 결정하는 위험이 발생한다. 통계가 우리 눈앞의 인간을 대체할 수는 없다. 통계는 각 개인이 아니라 평균을 보여줄 뿐이다. 숫자는 단지 의사들의 투약이나 시술 경험을 보충해 주고, 임상 시험을 통해 결정된 '최적의' 치료법이 환자의 특정한 필요와 가치에 부합하는지를 판단할 때 도움을 줄 뿐이다.

회진이 시작되는 매일 아침, 나는 실습생들과 레지던트들이 알고리듬을 주시하고 최근의 연구 결과들이 내놓은 통계 데이터를 거론하는 모습을 지켜보았다. 그들을 보면서 다음 세대의 의사들이 엄격한 이진법 체계 내에서 작동하는, 잘 프로그램된 컴퓨터처럼 움직이도록 길들여지고 있다고 생각했다. 알고리듬과 근거중심의 치료법에만 의존하는 실습생들과 레지던트들의 모습에 불안해 하고, 또 그들의 시야를 넓혀주고 이면의 모습을 보여줄 방법을 모르는 나 자신의 한계에 심란해 하며 몇 주를 보낸 뒤, 나는 스스로에게 단순한 질문 하나를 던졌다. 의사는 과연 어떤 방식으로 사고해야 하는가?

이 질문은 당연히 또다른 질문을 낳았다. 의사마다 생각하는 방식이 다를까? 각각의 전공간에는 일반적으로 서로 다른 형태의 사고들이 존재할까? 가령, 외과의사는 내과의사와 다른 방식으로 생각하고, 내과의사는 소아과의사와 다른 방식으로 생각할까? 정확한 진단에 이르고 가장 효율적인 치료법을 선택할 수 있는 유일한 '최적의' 사고방식이 존재할까, 아니면 다수의 대안적 사고방식이 존재할까? 선례가 전혀, 또는 거의 없는 문제에 직면하여 순간적인 판단이 요구될 때 (알고리듬은 현실성이 떨어지고 통계적 증거조차 없는 상황일 때) 의사는 어떤 방식으로 사고할까? 일상적인 회진 때의 사고와 급박한 상황에서의 사고는 어떻게 다를까? 의사의 감정(특정 환자에 대한 호감과 비호감, 환자의 사회적 위치와 심리 상태에 대한 태도)은 그의 사고에 개입할까? 최고의 실력을 갖춘 의사들마저 정확한 진단의 열쇠가 될 단서를 놓치거나 적절한 치료법을 두고 멀리 우회하는 이유는 무엇일까?

　높은 명성을 자랑하는 의과대학과 레지던트 프로그램을 통해 훈련받고 30년에 걸쳐 임상 경험을 쌓았건만, 나는 그 어떤 질문에도 대답하지 못했다. 그래서 나는 동료 의사들에게서 답을 구하기 시작했다 (곧이어 나는 정신과 전문의들의 사고방식을 평가하는 것은 나의 능력 밖의 일임을 깨달았다. 정신 질환 치료는 그 자체로서 다양한 학파와 정신 이론을 아우르는 방대한 학문 분야다. 따라서 이 책에서는 정신의학을 다루지 않는다). 만나는 의사마다 거의 한결같이 나의 질문에 흥미를 보였으나, 사실 자신이 어떻게 사고하는지에 대해서는 진지하게 생각해 본 적이 없다고 고백했다. 그래서 의사들의 사고방식을 연구한 의학 논문들을 찾아보았다. 그중에는 복잡한 수학 공식을 이용해 '최적의' 의사결정 모델을 설계한 논문들이 아주 많았다. 하지만 그러한 공식을 찬성하는 사람들조차 그 공식들이 실제 임상 현실을 거의 반영하지 못하거나 현실에 적용될 가능성이 거의 없음을 시인했다.

　비로소 나는 회진을 돌면서 수련의들에게 생각하는 방법을 가르치기가 왜 그리 힘들었는지 그 이유를 깨달았다. 또한 그동안 생각만큼 환자들을 제대로 돌보지 못했다는 사실도 알게 되었다. 나 자신의 사고방식, 특히 사고의 함정을 좀더 잘 이해하게 된다면 더 나은 의사가 되리라는 생각이 들었다. 물론 나는 앤 도지를 진단한 혈액학 전문의 중 한 사람은 아니었다. 하지만 충분히 그럴 수도 있었으며, 그녀를 진단하는 과정에서 다른 의사들이 놓친 점을 나 역시 못 보았을지도 모른다.

임상 의학의 기본은 언어

물론 세상에서 완벽한 의사를 기대할 수는 없다. 의학은 근본적으로 불확실성의 학문이다. 어떤 의사든 진단과 치료의 오류를 범한다. 그러나 오류의 빈도와 심각성은 의사들이 어떻게 사고하는지, 또 어떻게 하면 좀더 바람직하게 사고할 수 있는지를 이해함으로써 줄여나갈 수 있다. 나는 이러한 목적을 염두에 두고 이 책을 썼다. 이 책은 주로 일반인을 대상으로 하지만, 의사를 비롯해 다른 의료계 종사자들에게도 유익하리라 생각한다. 그런데 왜 일반인을 주요 대상으로 했는가? 의사들이 사고를 전개할 때 무엇보다 환자와 환자의 가족 및 친구들의 도움이 절실히 필요하기 때문이다. 그들의 도움이 없다면 잘못된 점을 밝혀줄 핵심 단서를 제공받을 수 있는 기회가 차단된다. 나는 의사의 입장에서가 아니라 나 자신이 아팠을 때, 내가 환자의 입장에 섰을 때 이러한 사실을 깨닫게 되었다.

의사가 환자와 관련된 정보를 수집할 때 왜 특정한 질문을 하는지, 왜 전혀 상관없는 듯 보이는 이상한 방향으로 돌아가는지 모두들 의심을 품어본 적이 있을 것이다. 또 이 의사는 왜 이런 진단을 내렸으며, 왜 다른 치료법들은 제외하고 이 치료법을 제안할까에 대해 생각해 본 적이 있을 것이다. 그러나 아무리 열심히 의사의 말을 귀기울여 듣고 얼굴 표정을 유심히 살펴도 그 의사의 머릿속에서 실제로 무슨 일이 일어나는지 알 수가 없어 난감해질 때가 많다. 이러한 무지는 의사와의 성공적인 소통, 즉 정확한 진단과 최선의 치료법을 이끌어내기 위해 의사가 반드시 들어야 하는 모든 정보를 제공할 기회를 가로막는 장애물이 된다.

앤 도지의 사례에서 보듯이, 수차례의 소용없는 검사와 진료 끝에 결국 팔척 박사가 정확한 진단을 내리고 앤을 구하도록 만든 것은 다름 아닌 앤 자신의 이야기였다. 고해상도 MRI 스캔 및 DNA 분석과 같은 눈부신 기술들이 아무리 현대 의학을 보좌한다 해도 임상 의학의 기반은 여전히 언어다. 우리는 의사에게 무엇이 우리를 괴롭히며, 어떤 이상을 느끼는지 이야기하고 의사의 물음에 대답한다.

이러한 대화는 의사가 어떤 방식으로 생각하는지를 이해할 수 있는 첫 번째 실마리로서, 이 책은 그 지점을 출발점으로 삼아 의사의 말과 말하는 방식을 통해 그들의 정신 작용을 탐구해 나갈 것이다. 의사와의 대화에서 환자는 단지 의사의 생각만을 도출해 내는 것이 아니라, 의사가 지닌 감정의 온도를 계측해 낸다. 보통은 의사가 환자의 감정 상태를 평가한다. 그런데 의사의 기분이나 기질이 그의 의학적 의사 결정에 얼마나 강력한 영향력을 발휘하는지 아는 이는 드물다. 물론 그들의 감정을 읽어낸다 해도 살짝 일별하는 수준에 머물지도 모른다. 하지만 그 짧은 순간조차 의사가 어떤 특정한 진단을 내리고자 하는 이유, 또는 어떤 특정한 치료법을 제안하는 이유와 관련해 많은 것을 암시할 수 있다.

의사들의 말과 감정의 중요성을 살펴본 뒤에는, 오늘날 사람들이 의료 시스템으로 들어갈 때 어떤 경로를 밟는지 그 길을 따라가볼 것이다. 우리들은 위급한 문제가 생기면 응급실로 달려간다. 응급실 의사들은 많은 경우 우리를 제대로 알 수 없는 상황에서 우리의 병력에 대한 제한된 정보만을 가지고 대처한다. 나는 이러한 조건에서 의사들이 어떤 방식으로 사고하는지, 응급 상황이라는 시간의 압박 속에서 어떠한 방식으로 중대한 판단이 이루어지고 심각한 인지적 오류가 발생하는지 알아볼 것이다. 문제가 위급하지 않은 경우에는 먼저 1차 진료의를 찾는다. 아이라면 소아과 전문의를, 성인은 일반내과의를 찾는다. 요즘에는 이들과 같은 1차진료의들을 전문의에게로 가는 문을 여는 사람들이라는 뜻에서 흔히 '문지기'라고 부르기도 한다. 그 문을 통과한 뒤에도 이야기는 계속된다.

즉, 아무리 빈틈없는 의사일지라도 자신의 생각을 의심하는 일, 항상 오류의 가능성을 염두에 두고 분석을 끌어내는 일이 얼마나 중요한지를 살펴보며 한 단계 한 단계 밟아갈 것이다. 또한 의사들도 인정하는 바, 의학의 불확실성과 과감한 의학적 결단 및 행동의 필요성 사이에 존재하는 긴장 관계도 살펴볼 것이다. 이를 위해 나는 한 장을 할애해 내 사례를 소개했다. 저명한 외과의사 여섯 명을 찾아다니며 들었던 네 가지 다른 의견에 관한 내용이다.

보통 직관을 통해 많은 결정이 이뤄지는데, 순간의 첫인상이 물론 정확할 수도 있다. 하지만 여러 분야의 의사들에게서 들은 바에 따르면, 직관에 대한 과도한 의존에도 위험이 내재한다. 적절한 의료적 판단이란 첫인상(게슈탈트)과 면밀한 분석의 결합이다. 이는 시간이 걸리는 일로, 아마 분초를 다투며 환자를 받아야 하는 오늘날의 의료 시스템에서 이처럼 드문 일도 없을 것이다. 그렇다면 어떻게 해야 의사와 환자가 생각할 시간을 확보할 수 있을까? 여기에 대해서는 뒷장에서 살펴볼 것이다.

오늘날 의학은 돈과 불가분의 관계를 맺는다. 제약업계의 강력한 마케팅은 의사들의 의식적 또는 무의식적 의사결정에 실제로 어느 정도의 영향을 미치는 것일까? 자기 자신을 팔아 이익을 취하려는 의사는 없으리라 믿지만, 의사들의 사고를 조종하려는 제약업계의 은밀하거나 때로는 노골적인 노력에서 완전히 자유로운 사람은 없다. 제약산업은 대단히 중요하다. 그들이 없다면 신약 개발이 힘들고, 발전 또한 더뎌질 것이다. 여러 명의 의사와 제약회사의 한 간부가 제약업계의 마케팅 범위에 대해, 자연스러운 노화 현상들이 어떤 기만적인 방법에 의해 질병으로 둔갑하는지에 대해, 그리고 환자들은 어떻게 그러한 선전을 경계해야 하는지에 대해 매우 솔직하게 털어놓는다.

암은 우리가 나이를 먹을수록 발병 가능성이 높아지는 두려운 병이다. 일생을 살면서 대략 남자는 두 명 가운데 한 명, 여자는 세 명 중 한 명꼴로 암에 걸린다. 옛날에는 난치병이었던 몇몇 암들이 최근 치료에 큰 성공을 보이고 있긴 하지만, 아직도 대부분의 악성 종양들은 기껏해야 한시적으로만 통제할 수 있는 상태다. 복잡하고 혹독한 암 치료의 가치를 판단하려면, 과학적 지식뿐만 아니라 인간에 대한 이해(환자가 어느 정도까지 위험을 감수할 의지가 있는지, 남은 생을 어떻게 살고 싶어하는지)가 있어야 한다. 두 명의 종양학 전문의가 환자의 선택을 어떻게 이끌었으며, 또 환자들은 그들로 하여금 어떻게 각 환자의 기질과 생활방식에 가장 적합한 치료법을 찾아내도록 이끌었는지를 보여준다.

의사들의 정신 작용을 살펴보는 여정이 끝나면 다시 언어의 문제로 돌아갈 것이다. 에필로그에서는 환자 및 환자의 가족과 친구들이 과연 어떤 말을 해야 의사의 사고 전개에 도움을 주고, 이를 통해 스스로에게 더 큰 도움이 될 수 있는지 보여준다. 만약 환자를 비롯해 환자 가족과 친구들이 의사들이 어떤 방식으로 생각을 전개하는지, 왜 가끔씩 생각의 오류를 범하는지 이해한다면, 의사들의 진정한 파트너가 될 수 있을 것이다. 이러한 지식을 통해 환자는 의사에게 자신에 대한 가장 중요한 정보를 제공하고, 의사가 정확한 진단을 내리고 자신에게 꼭 필요한 치료법에 이르도록 도울 수 있다. 또한 아무리 노련한 의사라도 저지를 수 있는 생각의 오류를 예방하는 데도 도움이 될 것이다. 그러기 위해서는 그들 역시 내가 스스로에게 물었으나 대답할 수 없었던 질문들에 대답해야 한다.

신뢰가 주는 기적

앤 도지가 마이런 팔척 박사를 만나고 간 지 얼마 안 돼, 나도 보스턴에 있는 베스 이스라엘 디커니스 메디컬 센터로 그를 찾아갔다. 다부진 체격을 한 60대 초반의 팔척 박사는 정수리가 넓게 벗겨지고 눈이 살아 있었다. 말소리에는 출신을 짐작하기 어려운 억양과 리듬 같은 게 실려 있었다. 그는 베네수엘라의 시골에서 태어났으며, 집에서는 유대어를 쓰고 밖에서는 스페인어를 쓰며 자랐다고 했다. 또 어려서 뉴욕 브루클린의 한 친척 집에 보내졌고, 그러면서 금세 영어를 배웠다. 이런 일련의 환경이 언어에, 즉 언어마다의 뉘앙스와 언어의 힘에 특히 민감해지는 계기가 되었다. 그는 대학 진학을 위해 뉴욕을 떠나 다트머스 대학교에 들어갔고, 그 뒤 하버드 의대를 다녔다. 보스턴의 피터 벤트 브라이엄 병원에서 수련의 생활을 하고, 미국 국립보건원(NIH)에서 여러 해 동안 장 질환 연구를 진행했다. 거의 40년이 흐른 지금까지도 환자를 돌보는 일에 대한 그의 열정은 변함이 없었다. 그는 마치 전기가 온몸을 훑고 지나가는 양 몸을 곧추세워 앉으며 앤 도지에 대한 이야기를 시작했다.

"몹시 쇠약하고 초췌해 보였습니다. 얼굴이 피곤에 절어 있더군요. 대기실에 앉아 있는 모습을 봤는데, 손을 가지런히 포개고 얼마나 조용히 앉아 있던지 어지간히 소심한 사람이구나 싶더군요."

팔척 박사는 처음부터 앤 도지의 신체 언어를 읽었다. 뭐든지 단서가 될 수 있었다. 그 단서들은 팔척 박사에게 그녀의 몸 상태뿐만 아니라 감정 상태도 말해 주었다. 고통에 무참히 짓밟힌 한 여성의 모습이었다. 그녀는 그 극심한 고통에서 누군가 자신을 꺼내주길 기다렸다. 부드러운 구원의 손길로.

의대생들은 환자에 대한 평가는 불연속적이고 단선적인 방식으로 이뤄져야 한다고 배운다. 우선 환자의 병력을 청취하고, 신체 검진을 하고, 검사를 요청하고, 결과를 분석한다. 이 모든 데이터를 종합한 뒤 문제에 대해 가설을 세운다. 그런 뒤 기존의 데이터베이스에 기초한 통계적 가능성을 각 증상과 신체적 이상 및 검사 결과에 대입하면서 그 가설들을 선별한다. 그러면 가장 가능성이 높은 진단이 나올 것이다. 이러한 방식이 베이스 분석법(Bayesian analysis, 영국의 수학자 토머스 베이스의 이름에서 비롯됨-옮긴이)으로, 알고리듬을 만들고 근거중심 의학을 엄격히 고수하는 의사들이 선호하는 의사결정 방식이다. 그러나 실제로 이 같은 수학적 패러다임을 이용해 진단을 내리는 의사가 설령 있다손 치더라도 그 수는 극히 드물다. 신체 검진은 대기실에서 얻는 최초의 시각적 인상과, 악수를 통해 확인하는 촉각의 피드백에서부터 시작된다. 환자의 입에서 병력에 대한 첫 단어가 떨어지기 전에 이미 의사의 마음속에는 진단에 대한 가정이 형성된다. 물론 앤과 같은 경우에 전문의는 1차진료의의 소개장에서 이미 진단을 확보하게 되는데, 그 진단은 환자의 병력에 대한 의사들의 다양한 소견에 의해 확인된 것이다.

팔척 박사는 앤 도지를 진료실로 안내했다. 앤의 팔꿈치를 잡고 자신의 책상 맞은편 의자에 앉도록 조심스럽게 인도했다. 앤의 눈에 박사의 책상 위에 수북이 쌓인 서류 더미가 들어왔다. 내분비학 전문의와 혈액학 전문의, 전염성질병 전문의와 정신의학 전문의, 그리고 영양학자들의 책상에서 익히 보아온 서류들이었다. 서류 더미의 높이가 매번 높아지는 모습을 앤은 15년 동안 지켜봐왔다.

그때 팔척 박사가 앤의 시선을 끄는 행동을 했다. 서류 더미를 책상 한 귀퉁이로 치우더니 흰 가운의 가슴 주머니에서 펜을 꺼내 들고 서랍에서 줄 처진 수첩을 꺼냈다.

"왜 오늘 저를 방문하셨는지 말씀을 듣기에 앞서, 우선 처음부터 다시 시작해 보겠습니다. 언제 처음으로 몸이 안 좋은 걸 느끼셨는지 말씀해 주시겠습니까?"

순간 앤은 어리둥절했다. 이 의사는 아직 주치의와 얘기도 안 해보고 내 기록도 안 본 건가?

"폭식증을 동반한 거식증이에요."

앤이 작은 소리로 대답했다. 깍지 낀 두 손에 힘이 들어갔다.

"게다가 이제는 과민성대장증후군까지 생겼어요."

팔척 박사가 부드러운 미소를 건넸다.

"환자 분의 이야기를 듣고 싶은데요."

앤은 힐끗 벽에 걸린 시계를 쳐다보았다. 큰 바늘이 귀한 시간을 축내며 부지런히 움직이고 있었다. 주치의의 말에 따르면 팔척 박사는 매우 유명한 전문의로, 그를 만나려는 환자들이 줄을 섰다고 했다. 그녀의 문제는 시간을 다투는 위급한 문제도 아니고, 이번 약속도 팔척 박사의 크리스마스 주간 일정 중 하나가 취소된 덕에 두 달도 안 돼 잡은 것이었다. 그런데 팔척 박사의 표정에서는 서두르는 기색이나 조급함을 전혀 찾아볼 수 없었다. 천하의 시간이 다 내 것이라는 듯 태평한 표정이었다.

앤은 팔척 박사의 요구대로 그 길고 잔인했던 초기 증상들, 그간 만나온 의사들과 받아온 검사 이야기를 해나갔다. 그녀가 말하는 동안 팔척 박사는 고개를 주억거리거나 "아, 네", "그렇군요", "그래서요?"라며 몇 마디씩 말을 거들었다.

이따금씩 사건의 순서를 놓치기도 했다. 마치 팔척 박사가 앤에게 수문을 열어주며 그 잔인한 고통의 급류를 흘려보내도 된다는 권리를 부여한 듯했다. 유년 시절 케이프코드에서 눈 깜짝할 사이 강력한 파도에 휩쓸렸던 기억처럼, 앤은 그 고통의 급류에 휩쓸려 몸부림 치며 앞으로 나아갔다. 그런데 빈혈증으로 골수 생검을 받았던 날짜가 확실히 기억나지 않았다.

"정확한 날짜는 신경 쓰지 않으셔도 됩니다."

팔척 박사가 말했다. 앤은 날짜를 기억하려 애쓰느라 한참 동안 말을 잇지 못했다.

"제가 진료 기록에서 찾아보지요. 그럼 지금부터는 지난 몇 달 동안의 일을 얘기해 봅시다. 체중을 늘리려고 구체적으로 어떻게 노력하셨지요?"

이 질문은 쉬웠다. 팔척 박사가 앤에게 밧줄을 던져주고 그녀를 서서히 현재라는 해변으로 끌어당겼다. 앤의 이야기 중에서 팔척 박사는 특히 식단에 주목했다.

"그럼 이번에는 식사를 하고 나서 어땠는지 다시 한 번 말씀해 주시겠습니까?"

그 내용이라면 이미 했던 이야기이고 진료 기록에도 전부 나와 있을 텐데, 하고 앤은 생각했다. 분명 주치의가 자신이 지켜온 식단에 대해 설명했을 것이다. 그래도 앤은 이야기를 계속했다.

"아침엔 시리얼을 최대한 많이 먹어보려고 했고, 점심과 저녁엔 빵과 파스타를 먹어보려고 했어요."

식사를 하고 나면 거의 매번 경련과 설사가 있었다. 구토억제제를 먹으면서 구토의 빈도는 현저히 줄었지만, 설사에는 별 도움이 되지 않았다.

"영양학 선생님이 가르쳐주신 대로 매일 몇 칼로리를 섭취하는지 계산해요. 거의 3,000칼로리 가까이 돼요."

팔척 박사는 멈칫했다. 앤은 팔척 박사의 시선이 자신에게서 떠나 표류하는 모습을 보았다. 곧이어 그 눈은 다시 앤에게 돌아왔고, 팔척 박사는 복도 건너편 검사실로 그녀를 데려갔다. 이전에 받아오던 방식과는 전혀 다르게 검진이 이루어졌다. 앤은 팔척 박사가 먼저 자신의 복부를 위주로 살펴보고, 간과 비장을 쿡쿡 찌르고 누른 뒤 심호흡을 시키고, 손을 댔을 때 아픈 부분을 찾아볼 거라고 예상했다. 그런데 팔척 박사는 자신의 피부를 세심히 살피고 이어 손바닥을 관찰했다. 손금으로 미래를 읽는 점쟁이처럼 손금을 자세히 조사했다. 앤은 약간 당황스러웠지만 이유를 묻지는 않았다. 팔척 박사가 플래시 불빛으로 자신의 입속을 한참 들여다보면서 혀와 입천장뿐만 아니라 잇몸과 입술 뒤쪽의 번들거리는 조직을 조사할 때도 이유를 묻지 않았다. 박사는 또 양쪽 손톱과 발톱도 꽤 오랫동안 검사했다.

"피부나 입속에서 진단의 단서를 찾기도 하지요."

한참 만에 팔척 박사가 이유를 설명해 주었다. 팔척 박사는 앤의 직장에 남아 있는 작은 설변 덩어리에도 주목하는 것 같았다. 앤은 이른 아침을 먹었는데, 이곳으로 오기 전 설사가 있었다고 설명했다.

신체 검진을 끝낸 뒤 팔척 박사는 진료실로 다시 가자고 했다. 앤은 피곤해 보였다. 이번 여행을 위해 그러모은 에너지가 점점 바닥나고 있었다. 그래도 굳게 마음먹고, 지금까지 건강이 점점 악화되는 와중에도 자신이 음식을 먹으려고 얼마나 애썼는지 다시 한 번 설명을 이어나갔다.

"지금 도지 씨가 과민성대장증후군인지는 확신이 안 서는군요. 그리고 도지 씨의 체중 감소가 폭식증과 거식증 때문인지도 잘 모르겠습니다."

팔척 박사의 설명에 앤은 자신의 귀를 의심했다. 박사는 앤이 혼란스러워한다는 것을 알아차린 듯했다.

"체중이 회복되지 않는 이유가 될 만한 다른 문제가 있어 보입니다. 글쎄요, 제 짐작이 틀릴 수도 있지만, 도지 씨의 몸 상태와 고통을 생각하면 좀더 확실히 조사해 볼 필요가 있습니다."

앤은 더욱 혼란스러웠고 터져 나오려는 울음을 간신히 억눌렀다.

아직은 무너질 때가 아니다. 이 의사의 말을 잘 들어야 한다. 팔첵 박사는 그녀에게 다시 한 번 혈액 검사를 해보자고 했다. 이 검사라면 간단했다. 그런데 내시경 검사까지 제안했다. 광섬유 기구, 쉽게 말하면 말랑말랑한 망원경을 식도를 통해 위와 소장까지 집어 넣을 것이라는 박사의 설명을 앤은 주의 깊게 들었다. 이상 소견이 발견되면 생검을 실시할 것이라고 했다. 앤은 이미 끊임없이 이어지는 검사에 지칠 대로 지쳐 있었다. 그동안 각종 검사와 시술을 받았다. 엑스레이 검사, 골밀도 검사를 받았고, 고통스러운 골수 생검을 통해 혈구 수치가 얼마나 낮은지도 알았으며, 수막염에 감염되었을 때는 척추 천자(Spinal Taps)도 여러 번 했다. 팔첵 박사는 진정제를 줄 테니 안심하라고 했지만, 과연 내시경 검사까지 해서 또다시 고통과 불편을 겪을 필요가 있는지 회의가 들었다. 주치의가 자신을 이 내분비학 전문의에게 소개하기를 주저했던 일이 생각나면서 과연 이런 검사가 무의미하지는 않은지, 혹여 검사를 위한 검사는 아닌지, 아니면 돈을 벌려고 이런 검사를 하는 건 아닌지 하는 의심마저 들었다.

　앤이 검사를 받지 않겠다고 말하려는데, 팔첵 박사가 뭔가 다른 원인이 있는 것 같다며 다시 한 번 힘주어 말했다.

　"건강 상태가 이렇게 안 좋고 체중 감소도 심각한 데다가 지난 몇 년 동안 혈구 수치나 뼈나 면역력이 이렇게까지 악화된 것만 보더라도, 이번에 이 모든 문제의 원인을 정말 확실히 잡아내지 않으면 안 됩니다. 어쩌면 소화 기능에 문제가 있어서 섭취한 3,000칼로리가 흡수되지 못하고 배설되면서 37킬로그램까지 체중이 줄었는지도 모릅니다."

　내가 앤을 본 것은 그녀가 팔첵 박사를 만나고 한 달이 지난 후였다. 그때 앤은 팔척 박사가 생애 최고의 크리스마스 선물을 주었노라고 내게 말했다. 당시 앤의 체중은 4.5킬로그램이나 늘어난 상태였다. 아침, 점심, 저녁으로 어떻게든 위를 채워보려고 시리얼과 파스타와 빵을 억지로 밀어넣고 나면 어김없이 찾아오던 극심한 구역질, 구토감, 경련, 설사도 전부 누그러졌다.

혈액 검사와 내시경 검사 결과, 소아지방변증(celiac disease)이었다. 이는 일종의 자가면역장애로, 쉽게 말해 대다수 곡물의 주요 성분인 글루텐에 알레르기 반응을 보이는 병이다. 비열대 스프루(celiac sprue)라고도 불리는 이 병은 과거에는 희귀병으로 알려졌으나 요즘에는 다양한 정밀 검사 덕분에 발견 빈도수가 높은 병으로 인식된다. 뿐만 아니라 과거에 생각했던 것처럼 어린아이들만 걸리는 병이 아니라는 사실도 분명해졌다. 팔척 박사가 앤의 사례를 들어 설명하듯이, 사춘기 후반이나 성인기 초반에 증상이 나타날 수도 있다. 물론 앤 도지의 문제는 식이장애였다. 그런데 글루텐에 대한 그녀의 신체 반응은 장 내벽에 가해지는 자극과 뒤틀림으로 이어졌고, 그 결과 영양소들이 흡수되지 못했다. 따라서 식단에 시리얼과 파스타를 늘리면 늘릴수록 소화기 손상은 더욱 심해지고 칼로리와 필수 비타민의 흡수량은 더욱 줄어든 것이다.

앤 도지는 흥분되면서도 약간 멍한 기분도 없지 않다고 했다. 그녀는 15년간의 힘겨운 노력들을 뒤로한 채 희망의 끈을 놓고 있었다고 했다. 그런데 건강을 회복할 새로운 기회가 찾아온 것이다. 물론 몸과 마음의 건강을 완전히 회복하려면 좀더 시간이 걸릴 것이라고 그녀는 말했다. 하지만 언젠가는 그녀의 말마따나 '온전한' 몸으로 되돌아갈 날이 올 것이다.

마이런 팔척 박사의 책상 뒤로 커다란 사진 액자 하나가 벽면을 넓게 차지하고 있다. 수수한 차림의 남자들을 찍은 사진인데, 중산모자를 든 사람도 있고 시어도어 루스벨트를 연상시키는 두터운 콧수염을 드리운 사람도 있다. 사진의 암갈색 색조도 그렇고 남자들의 외모를 보면 1900년대 초반의 분위기다. 팔척 박사의 외향성과 세련된 옷차림과는 어울리는 구석이 전혀 없다. 그런데 팔척 박사의 말에 따르면, 그것이 바로 그의 기준이란다. 팔척 박사의 얼굴 가득 미소가 번졌다.

"저분들이 브라이엄 병원을 개원한 1913년에 찍은 사진입니다. 윌리엄 오슬러 박사가 최초의 병례 검토회를 연 날이었죠. 복사본이에요. 수석 레지던트 때 원본을 훔칠 수도 있었지만요."

오슬러 박사는 말의 힘과 중요성에 지극히 민감했고, 그의 글은 팔척 박사에게 지대한 영향을 미쳤다.

"오슬러 박사의 기본적인 주장은 환자의 말에 귀를 기울이면 그 속에 진단이 들어 있다는 겁니다. 많은 사람이 저와 같은 전문의를 기술자로 봐요. 사람들은 수술을 받으러 옵니다. 물론 수술이 중요하고, 오늘날 우리의 전문 기술이 환자를 치료하는 데 매우 중요하다는 건 의심할 여지가 없는 사실이에요. 그렇지만 저는 그러한 기술이 우리를 환자들의 말에서 멀어지게 했다는 것 또한 사실이라고 생각해요."

팔척 박사는 잠시 말을 멈추었다 다시 덧붙였다.

"환자의 이야기에서 등을 돌리는 순간 우리는 더 이상 진정한 의사가 아닙니다."

의사가 어떤 방식으로 사고하는가는, 우선 그가 어떤 방식으로 말하고 어떤 방식으로 환자의 이야기를 듣는지를 통해 알 수 있다. 우리가 이야기하고 듣는 말 외에도 비언어적 의사소통이 존재한다. 이는 의사 자신의 신체 언어뿐만 아니라 환자의 신체 언어, 즉 표정이나 자세 그리고 몸짓에 기울이는 관심을 일컫는다.

존스홉킨스 대학교에서 보건 정책 및 경영을 가르치는 데브라 로터 교수는 노스이스턴 대학교의 사회심리학 교수인 주디스 홀과 공동 연구를 진행하고 있다. 그들은 의료 현장의 의사소통 연구에 있어 가장 생산적이고 탁월한 통찰력을 지닌 연구자로 꼽힌다. 그들은 다양한 의사들(내과의, 외과의, 부인과의)과 환자들 사이의 상호 작용 실황과 수천 개의 비디오테이프를 보면서 그들의 언어와 몸의 움직임을 분석했다. 또한 다른 연구자들의 자료도 분석했다. 그들의 분석 결과에 의하면 의사들이 질문을 던지고 환자의 감정에 반응하는 방식은 그들이 명명한 '환자 활동화 및 참여도'에 있어 핵심적 역할을 담당한다. 로터 교수의 설명에 따르면, 의사의 질문과 대응 방식이 환자를 열성적으로는 아니어도 최소한 자유롭게 대화에 참여하도록 '일깨운다'는 것이다. 당면한 의학적 수수께끼에 대한 해결의 실마리를 얻고 싶은 의사에게 환자의 자유로운 대화 참여는 필수적이다. 만일 환자가 심적으로 위축되어 있거나 말이 잘리거나 일방통행식의 대화를 강요받는다면 그 의사는 중요한 무언가를 듣지 못하게 될 것이다. 연구자들의 지적에 따르면, 평균적으로 의사들은 환자가 이야기를 시작하고 8초 이내에 환자의 말에 끼어든다고 한다.

로터 교수 팀의 주장을 앤 도지의 사례에 적용시켜 보자. 팔척 박사는 앤이 언제 처음으로 병세를 느끼기 시작했는지에 대한 통상적이고 개방형의 질문으로 대화를 시작했다. "의사가 질문을 던지는 방식이 환자의 답변 방식을 결정한다"는 것이 로터 교수의 설명이다. 팔척 박사가 특정 답변을 전제로 한 질문("어떤 종류의 복통이었죠? 날카로운 통증이었습니까, 둔중한 통증이었습니까?")을 했다면, 이는 앤의 증상이 과민성대장증후군이라는 그의 선입견을 암묵적으로 드러내는 것이다. 로터 교수는 진단을 확정지으려는 의사들의 노력과 관련해 이같이 설명한다.

"가야 할 방향이 확실한 경우에는 폐쇄형 질문이 가장 효과적이다. 하지만 진단에 확신이 없을 경우에는 폐쇄형 질문이 오히려 악영향을 끼친다. 그런 경우 질문이 던져지는 순간 아마도 돌이킬 수 없는, 잘못된 방향으로 들어설 것이다."

개방형 질문의 가장 큰 장점은 질문을 통해 의사들이 새로운 정보를 습득할 기회를 최대화할 수 있다는 것이다.

"개방형 질문에 성공하려면 무엇이 필요한가?"라고 로터 교수는 웅변조로 물었다. "자신이 하려는 말을 의사가 진정으로 듣고 싶어한다고 환자가 느낄 수 있어야 한다. 그러면 환자는 자신의 이야기를 통해 의사가 미처 생각하지 못했을 수도 있는 단서와 암시를 제공한다."

그러나 의사의 질문 방식은 의사와 환자 사이의 성공적인 대화를 결정짓는 요인 중 절반에 불과하다. "의사는 환자의 감정에 반응해야 한다." 로터 교수의 말이 이어진다. 환자들은 대체로 두려움과 불안에 사로잡혀 있다. 일부 환자는 자신의 병에 수치심을 느끼기도 한다. 그런 만큼 의사가 환자의 감정에 적극적으로 반응하면, 환자는 정신적 안도감 그 이상을 느낀다.

"환자들은 자신이 어리석은 사람으로 비치거나 의사의 시간을 빼앗는 사람으로 보이길 원치 않는다. 의사가 적절한 질문을 던진다 해도 환자는 감정상의 이유로 쉽게 대화에 응하지 못할 수도 있다. 의사의 목표는 대화를 이끌어내는 것이며, 그러기 위해서는 환자의 감정을 제대로 이해해야 한다."

팔척 박사는 앤에게서 이야기하는 것을 가로막는 감정을 즉시 읽어냈다. 그래서 앤의 이야기에 적극적으로 공감하면서 앤을 편안하게 해주려고 노력했다. 뿐만 아니라 로터 교수가 환자에게서 정보를 이끌어내는 필수 요소로 꼽은 또다른 방법도 시도했다. 앤의 불안과 소극성의 방향을 틀어 자신이 그녀에게 열심히 귀기울이고 있으며 더 많은 이야기를 듣고 싶어한다는 사실을 암시함으로써 앤을 대화로 끌어들인 것이다. 그의 간단한 개입("아, 네, 그렇군요. 그래서요?")은 앤에게 자신의 말이 의사에게 중요하다는 사실을 암시했다.

사회심리학자 주디스 홀 교수는 한 발 더 나아가 의사와 환자의 대화가 갖는 정서적인 측면에 주목했다. 즉, 의사가 환자를 좋아한다는 인상을 주는지, 환자가 의사를 좋아하는지의 여부다. 주디스 홀 교수는 그러한 감정은 양쪽 누구에게도 비밀이 될 수 없다는 사실을 알게 되었다. 1차진료의와 외과의들을 대상으로 실시한 연구들을 보면, 환자들은 의사가 실제로 자신에게 어떤 감정을 품고 있는지 놀랄 만큼 정확하게 인식한다. 물론 그러한 인식은 대부분 비언어적 행위, 예컨대 의사의 얼굴 표정과 앉는 자세는 물론, 몸짓이 따뜻하고 호의적인지, 아니면 형식적이고 거리감이 있는지 따위에서 비롯된다. "의사는 모든 환자에게 감정적으로 중립적이고 공정해야 한다. 하지만 누구나 알듯이 현실은 그렇지 못하다." 홀 교수의 말이다.

의사와 환자 간의 친밀도에 대한 홀 교수의 연구는 앤 도지의 사례와도 관련이 있다. 의사들에게 가장 호감을 얻지 못하는 이들은 중증 환자들인데, 그들이 자신들에 대한 그러한 비호감을 감지한다는 사실을 홀 교수는 알아냈다. 전반적으로 의사들은 환자의 병세가 가벼울

수록 더 호감을 갖는 경향이 있다. 왜 그럴까? 홀 교수는 이렇게 설명한다. "의사들을 매도하려는 건 아니다. 그러나 실제로 일부 의사들은 중증 환자들을 몹시 싫어하며, 그 이유는 상당히 공감이 간다."

최고의 치료 방법에도 말을 듣지 않는 질병을 치료할 때, 많은 의사들은 깊은 패배감을 느낀다. 그런 경우 자신의 힘겨운 노력이 헛수고로 돌아갔다는 생각에 좌절하게 된다. 그래서 더 이상의 시도를 하지 않는다. 사실 앤 도지와 같은 환자를 진심으로 반기는 의사는 극히 드물다. 생각해 보라. 15년에 걸친 거식증과 폭식증이라니. 사회적 오명이 붙은 장애이며, 많은 경우 치료가 지난한 질환이다. 호전의 기미도 전혀 없이, 그동안 얼마나 많은 의사들의 관심과 시간이 앤 도지에게 쏟아졌을지를 생각해 보라. 그리고 2004년 12월까지도 그녀의 건강은 여전히 악화일로였다.

또한 로터와 홀 교수 팀은 환자를 대하는 의사의 태도가 성공적인 진단과 치료에 미치는 영향을 연구했다. 홀 교수는 이렇게 말한다. "사람들은 흔히 극단적인 두 경우를 떠올리곤 한다. 자폐증적인 임상 태도를 지닌 뛰어난 외과의사와, 뛰어난 능력은 없지만 친절한 일반 내과의. 그러나 좋은 것들은 함께 간다. 좋은 의사는 보통 이 두 가지를 모두 갖출 것을 요구받는다. 좋은 의사는 종합 선물세트다."

그 이유를 홀 교수는 다음과 같이 설명한다. "의사는 주로 말을 하는 사람이며, 소통의 문제는 양질의 의료 행위와 결코 따로 떼어서 생각할 수 없다. 진단을 내리려면 정보가 필요하고, 정보를 얻는 최고의 방법은 바로 환자와 친밀감을 형성하는 것이다. 의사의 경쟁력은 소통의 기술과 따로 분리해 설명할 수 없다. 이는 절충할 수 있는 문제가 아니다."

팔척 박사는 자신의 생각을 올바른 방향으로 이끌기 위해 늘 속으로 자기 자신에게 묻고 대답해 본다.

"하루에 최대 3,000칼로리까지 먹는다고 하더군요. 그런데 마음속에서 이런 의문이 들었지요. 이 말을 믿어야 하는 건가? 좋다, 믿는다고 치자. 그런데 왜 체중이 늘지 않는 거지?"

팔척 박사는 이 단순한 가정의 논리적 귀결을 찾아내야 했다. 즉, 앤은 실제로 노력하고 있다. 그녀 말대로 입속에 시리얼과 빵과 파스타를 쑤셔 넣고 씹고 삼키고 토하지 않으려 애쓰지만 그래도 다시 나온다. 혈구 수치는 떨어지고 뼈는 무너지며 면역력도 떨어지고 있다. 팔척 박사는 속으로 생각했다. '그래, 이 환자의 말을 한번 믿어보자.'

결론을 열어놓은 팔척 박사의 탐색은 그가 마음을 열어놓고 있음을 보여주었다. 그런데 앤 도지를 관찰할수록, 그녀의 말에 귀를 기울일수록 그의 혼란은 더욱 커져갔다.

"문제를 전부 정신적인 차원으로만 확정지어 버린다는 게 왠지 설득력이 없어 보였습니다. 다른 의사들은 모두 앤을 신경증 환자로 쉽게 결론지었지만, 저는 직관적으로 어쩐지 그림이 딱 맞아떨어지지 않는다는 느낌이 들더군요. 그런 생각이 드니까 궁금해졌죠. 뭐가 빠졌지?"

오류에 대한 반성

임상의의 직관은 수년 동안 환자를 치료하면서, 말 그대로 수천 명의 환자에게서 이야기를 듣고 수천 명의 환자를 검사하면서, 무엇보다 자신이 오류를 범했던 때를 떠올리면서 점점 정교해지는 복합적 감각이다. 팔척 박사는 미국국립보건원 재직 시절, 음식에서 주요 영양소와 열량을 추출해 내지 못하는 흡수불량증 환자들에 대한 연구를 진행한 적이 있었다. 이와 같은 배경은 앤 도지가 거식증이나 폭식증뿐만 아니라 어떤 형태의 흡수불량증을 앓고 있을지도 모른다는 사실을 인식하는 데 중요한 역할을 했다. 팔척 박사는 앤을 보면서, 과거에 앤처럼 급속한 체중 감소를 보이던 한 환자에게 깜박 속았던 일이 생각났다고 했다. 그 환자는 흡수불량증 진단을 받은 여성이었다.

그녀 자신은 기분 좋게 식사를 하는데 지독한 경련과 설사가 뒤따른다고 했고, 그녀를 진찰한 모든 의사가 그 말을 믿었다. 각종 혈액 검사와 내시경 검사로 한 달을 보낸 뒤, 팔척 박사는 우연히 그녀의 병실 침대 밑에서 그녀가 깜박 잊고 숨기지 않은 설사제 한 병을 발견했다. 결국 그 환자의 위장에는 아무런 문제가 없었다. 불행히도 그녀의 정신에 문제가 있었던 것이다. 당시 팔척 박사는 환자를 진단할 때 마음과 몸이 모두 고려의 대상이 되어야 하며, 때로는 둘을 독립적으로, 혹은 그 둘의 관계를 살펴야 한다는 사실을 깨달았다.

앞으로 이어질 여러 장에서도 살펴보겠지만, 의사들은 서로 분야가 다를지라도 놀랄 만큼 비슷한 방식으로 실력을 쌓는다. 기본적으로 그들은 자신의 실수와 오판을 인식하고 기억하며, 그러한 기억들을 사고 과정에 반영한다. 연구 결과들에 따르면, 의사들의 전문성은 지속적인 의료 행위뿐만 아니라 자신의 기술적 실수와 그릇된 판단을 깨닫게 해주는 피드백의 수용을 통해 폭넓게 성취된다고 한다. 수련의 시절, 지식의 양뿐 아니라 임상에서의 탁월한 판단력으로 자기 분야에서 최고의 명성을 누리고 있던 한 심장학 전문의를 만난 적이 있다. 그는 수십 년 동안 자신이 저지른 실수를 모두 기록한 일지를 늘

지니고 다녔는데, 특히 어려운 사례를 만났을 때 그 실수 일람표를 뒤지곤 했다.

많은 동료들은 이런 그를 두고 강박증적인 집착을 보이는 괴팍한 별종이라고까지 했다. 나중에야 나는 그가 우리에게 보내는 암묵적인 메시지를 깨달았는데, 그것은 바로 만일 최고의 임상의가 되고 싶다면 스스로 자신의 실수를 인정하고, 분석하고, 늘 가까이 두고 참고할 수 있어야 한다는 사실이었다. 앤 도지를 만나는 순간, 팔척 박사는 미국국립보건원 시절 설사제를 숨겨놓고 먹던 그 환자의 말을 자신이 어떻게 액면 그대로 믿게 되었는지를 즉시 떠올렸다. 그 반대의 경우도 가능하다는 사실을 그는 알고 있었다. 두 경우 모두 지속적인 사고와 탐색이 필요했다.

팔척 박사가 내게 "그림이 딱 맞아떨어지지 않는다"는 말을 했을 때, 그 말은 단순한 은유 그 이상이었다. 토론토 서니브룩 보건학 센터의 도널드 레델마이어 박사는 의사들의 인지와 진단의 관련성에 각별한 관심을 보인다. 그는 '육안 검사'라고 불리는 현상, 즉 의사가 '환자가 보여주는 것들 속에서 실체는 없지만 불안한 무엇'을 식별해 내는 결정적인 순간에 주목한다. 물론 그러한 본능적 인식은 틀릴 수도 있다. 그러나 무시해서는 안 된다. 왜냐하면 이를 통해 의사는 자기에게 주어진 정보가 부적절하게 '짜 맞추어졌다'는 사실을 깨달을 수도 있기 때문이다.

의사들은 속기로 환자들을 일정한 틀에 짜 맞춘다. 가령, '당뇨 및 신부전 환자를 의뢰합니다'라거나 '폐렴으로 인한 고열과 기침 증세를 보이는 약물중독자 응급실 내원'이라는 식이다. 종종 정확한 틀을 선택하여 모든 임상 데이터가 깔끔하게 맞아떨어지기도 한다. 하지만 자각이 있는 의사들은 주어진 틀을 그대로 받아들일 경우 심각한 오류가 발생할 수 있음을 알고 있다. 앤 도지는 스무 살 때부터 폭식증과 거식증이라는 단 하나의 틀에 짜 맞춰져왔다. 앤을 진찰한 의사마다 모두 그 틀로 그녀의 병을 받아들였는데, 이는 충분히 이해가 가는 부분이다. 모든 데이터가 그 테두리 안에 깔끔히 들어왔기 때문이다. 그러니 임상적 관점에서 그녀의 초상화를 다시 그릴 이유, 다른 각도에서 그 그림을 다시 봐야 할 뚜렷한 이유가 없었던 것이다. 단 한 명의 의사만을 제외하고는.

"마치 범죄에서의 DNA 증거 같은 것이죠. 환자는 '말씀드렸듯이 전 결백합니다'라고 말합니다."

여기에서 바로 진정한 의술, 탁월한 임상의를 만드는 언어와 감정에 대한 민감성이 요구된다.

내시경으로 촬영한 앤의 뒤틀린 소장 사진들을 내게 보여주면서 팔척 박사는 의자에서 거의 일어나다시피 했다. "이 사진을 보고 얼마나 흥분했는지 모릅니다." 그는 추리 사건을 해결한 탐정의 달콤한 흥분, 범인을 지목하는 순간의 떳떳한 자긍심을 맛보았다. 그러나 생명을 구하는 일의 기쁨은 지적 흥분과 만족감을 훨씬 넘어서는 것이었다.

2004년 12월의 그날은 지성과 직관, 세밀한 관심, 경청, 심리적 통찰력이 하나로 결합된 날이었다. 물론 사정은 달라질 수도 있었다. 앤 도지는 거식증과 폭식증이라는 병력에 과민성대장증후군까지 발병한 환자로 남았을지도 모른다. 그런데 팔척 박사는 스스로에게 물었다. '과연 이 환자에게서 내가 무엇을 놓치고 있을까? 그리고 내가 놓칠 수 있는 최악의 가능성은 무엇인가?'

만약 팔척 박사가 이런 질문을 하지 않았다면 어떻게 되었을까? 그렇다면 앤 도지나 그녀의 남자친구 혹은 가족 중 누군가가 그 질문을 했을지도 모른다. 그보다 훨씬 전에 말이다. 물론 환자도 그렇고 환자 가족이나 친구가 의사는 아니다. 그들은 의사가 되기 위한 훈련도 받지 않았고 경험도 없다. 그래서 많은 일반인들이 질문하는 것을 주저한다. 하지만 질문하는 것은 전혀 망설일 필요가 없는 정당한 행위다. 그러므로 환자는 질문하는 방법을 익히고 의사들처럼 사고하는 법을 배워야 한다. 앞으로 이어질 장과 에필로그에서는 의사들의 사고 과정에서 어떤 오류들이 발생할 수 있는지, 그러한 인식의 오류를 막기 위해 환자와 환자의 가족이나 친구들이 어떤 말을 해줄 수 있는지 살펴볼 것이다.

앤 도지의 경우, 단순했지만 궁극적으로 목숨을 구한 질문을 던진 이는 바로 팔척 박사였다. 그는 그 질문에 대답하기 위해 더 멀리 나아가야 했다. 앤은 그런 팔척 박사의 뜻에 동의하여 추가 혈액 검사와 침습성 시술을 받기로 했다. 그러기 위해서 앤은 팔척 박사의 기술뿐만 아니라 그의 진심과 동기까지도 신뢰해야 했다. 이는 로터 교수 팀의 연구가 보여주는 또다른 측면이다. 즉 언어는, 음성 언어와 비음성 언어 모두 정확한 진단에 필수적인 정보를 제공하며, 환자의 마음을 움직여 의사의 권고에 순응하게 할 수 있다. 물론 '순응'은 권위주의의 냄새를 풍기는 부정적 암시를 주고, 환자를 전능한 의사의 지시에 따르는 수동적 존재로 만들 수 있다. 그러나 로터 교수 팀의 연구에 따르면, 신뢰와 호감이 없었을 경우 앤 도지는 혈액 검사와 내시경 검사를 더 해보자는 팔척 박사의 제안을 거부했을 것이다. 그리고 그녀는 의사들이 경멸조로 말하는 '불순응' 환자가 되었을 것이다. 그랬다면 지금까지도 자신이 바로 토해 내기는 하지만 정말 매일 3,000칼로리를 꼬박꼬박 섭취하고 있노라고 의사들에게 호소하고 있을 것이다.

앤 도지의 이야기를 끝내고 그의 성공이 아닌 실수담으로 화제가 넘어갔을 때, 마이런 팔첵 박사를 향한 나의 존경심은 더욱 커졌다. 거듭 말하지만 어떤 의사든 실수에서 자유롭지 못하다. 어떤 의사도 항상 옳을 수는 없다. 모든 의사는, 아무리 뛰어난 의사일지라도 잘못된 판단을 내리거나 잘못된 치료법을 선택할 수 있다. 이는 '의료 과실'의 문제가 아니다. 의료 과실에 대해서는 일반 서적들도 많이 다루고 있고, 국립과학원(National Academy of Sciences) 의학연구소에서 발표한 보고서에서도 다양한 분석이 시도되고 있다. 의료 과실은 약물의 용량을 잘못 처방하거나 환자의 엑스레이 사진을 거꾸로 보는 식의 실수다. 오진은 이와 다르다.

오진은 의사의 정신을 들여다보는 창이다. 이는 왜 의사들이 자신들의 가정에 의문을 제기하지 못하는지, 때때로 폐쇄적이고 왜곡된 사고를 하는지, 지식의 틈을 보지 못하는지 그 이유를 드러낸다. 오진을 연구하는 전문가들은 최근 대부분의 의료 과실이 기술적 실수가 아니라 의사의 사고의 결함에서 비롯된다는 결론을 내렸다. 환자에게 심각한 해를 끼친 오진 사례들을 분석한 한 연구에 따르면, 무려 80퍼센트 정도의 오진 사례가 앤의 경우처럼 환자를 좁은 틀 안에 가두고, 자신의 고정관념에 벗어나는 정보들을 무시한, 일련의 인지적 오류에서 그 원인을 찾을 수 있다고 한다. 부정확한 진단 사례 100건을 분석한 또다른 연구는, 의학 지식의 부족이 과실의 원인으로 작용한 사례가 이들 중 오직 네 건에 불과했음을 보여주었다. 즉, 의사들이 임상 정보에 대한 무지 때문에 휘청거렸다기보다는 인지적 함정에 빠져서 정확한 진단을 내리지 못한 것이다.

안타깝게도 이러한 인지적 오류는 높은 오진율을 낳는다. 의사들이 환자들의 증상에 대한 소견서를 평가하고 다양한 질환을 연기한 배우들로 구성된 모의 환자들을 진찰한 1995년의 한 보고서에 따르면, 오진율은 최고 15퍼센트에 이를 수 있다고 한다. 이 같은 결과는 부검을 바탕으로 한 고전적인 연구 결과와도 일치하는데, 부검 분석을 통해 밝혀진 오진율도 10~15퍼센트에 달한다.

나 역시 지난 30년간 의사 생활을 해오면서 범했던 오진을 모두 기억한다. 최초의 오진은 매사추세츠 종합병원의 내과 레지던트로 있을 때였다. 이것은 로터 교수와 홀 교수의 연구에서도 설명한 오진이다. 당시 내 환자 가운데 못으로 철판을 긁는 듯한 목소리로 끊임없이 고통을 호소하는 중년 부인이 있었다. 어느 날 그 부인이 윗가슴이 아프다며 새로운 통증을 호소했다. 나는 그 통증의 원인이 무엇인지(음식, 운동, 기침) 알아내려고 노력했지만 소용없었다. 그래서 다시 흔히 하는 검사로 흉부 엑스레이와 심전도 검사를 지시했다. 두 검사 결과는 모두 정상이었다. 나는 하는 수 없이 제산제를 처방했다. 하지만 부인의 호소는 계속되었고 결국 나는 내 귀를 닫아버렸다. 사실 발상의 전환을 하지 못한 것이다. 몇 주 뒤, 응급실에서 호출이 왔다. 그 환자가 박리성 대동맥류, 즉 심장에서 몸 전체로 혈액을 전달하는 대동맥에 치명적인 파열이 있었다는 것이다. 그녀는 사망했다. 대동맥 박리는 발견한다 해도 치명적일 때가 많지만, 그것을 진단해 내지 못한 나 자신이 도저히 용서가 안 되었다. 그녀의 목숨을 구할 수 있는 기회가 있지 않았던가.

의사와 환자 사이의 호감과 비호감에 대한 로터와 홀 두 교수의 연구는 30년 전 그날의 사건을 일부 설명해 준다. 그때 미리 알았더라면, 의사의 듣고 사고하는 능력에 감정이 어떤 영향을 미칠 수 있는지를 알았더라면 얼마나 좋았을까. 환자를 싫어하는 의사는 환자가 증상을 얘기하는 중에도 계속 말을 자르고 자신에게 편리한 진단과 치료법을 선택해 버린다. 오판임에도 그에 대한 확신은 점점 커지고 심리적 애착도 발전한다. 그러면서 점점 강하게 왜곡된 결론에 집착한다. 환자에 대한 부정적인 감정으로 인해 그 결론을 포기하기가 점점 더 힘들어지고, 환자는 전혀 다른 틀 속에 짜 맞추어진다.

이러한 의사의 왜곡된 사고는 치료의 질 저하로 이어진다. 놀라운 사실은 의사의 부정적인 감정의 결과뿐만이 아니다. 대부분의 환자가 의사의 부정적 감정을 쉽게 포착한다는 사실을 보여주는 연구 결과에도 불구하고, 그러한 부정적 감정이 자신들의 치료에 어떤 영향을 미치는지 이해하는 환자는 극히 드물며, 따라서 이들은 의사들의 변화를 거의 이끌어내지 못한다. 오히려 환자들은 고통을 호소하고 의사들의 인내를 시험하는 자신을 비난한다. 환자는 의사에게 예의를 지키되 이 문제를 자유롭게 제기해야 한다. 예컨대 이런 식으로 말할 수 있다. "선생님과 저 사이에 의사소통이 잘 이뤄지지 않는 것 같습니다." 이는 의사에게 호환성에 문제가 있음을 알리는 신호다. 의사와 관계를 지속하려 하는 환자의 솔직한 태도는 문제를 해결할 수도 있다. 그러나 내가 다른 의사들에게 만일 당신이 환자의 입장에서 의사의 부정적 감정을 감지한다면 어떻게 하겠느냐고 물어보자, 모두들 단호히 다른 의사를 알아보겠다고 대답했다.

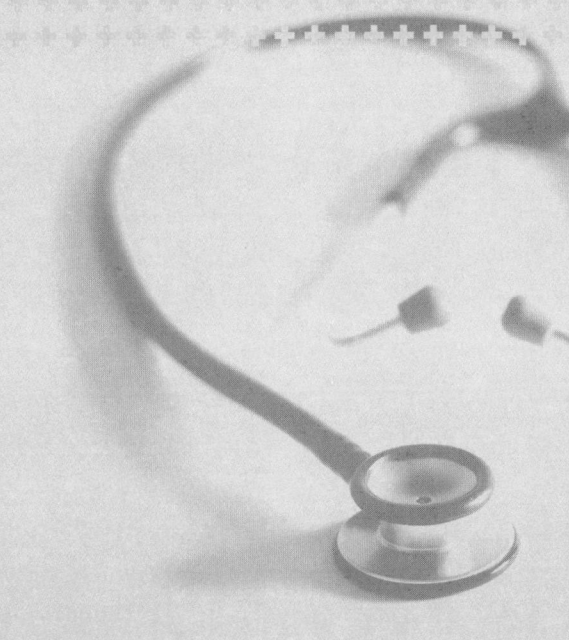

1. How Doctors Think

완벽하지 않은
인간의 판단

++++++++
대부분의 오류는 생각의 실수다.
그리고 이러한 인식의 오류를 유발하는 일부 요인은
내면의 감정, 즉 잘 인지하지도 못하는 감정들이다.
++++++++

1976년 6월의 어느 무더운 아침, 나는 빳빳하게 다려진 흰 가운을 입고 검정색 가방에 청진기를 넣은 뒤 세 번째로 거울 앞에 가 넥타이가 똑바로 매어졌는지 확인했다. 그리고 더위에도 아랑곳없이 경쾌한 발걸음으로 케임브리지 스트리트를 따라 매사추세츠 종합병원 정문을 향해 걸어갔다. 오랜 세월 기다려온 바로 그 순간, 인턴으로 출근하는 첫날이었다. 마침내 의사 흉내를 끝내고 진짜 의사로서 첫 발을 내딛는 순간이었다.

의대에 들어가서 처음 2년 동안, 우리들은 강의실과 실험실에서 현미경과 페트리 접시를 가지고 실험도 하고, 교과서와 매뉴얼을 통해 해부학, 생리학, 약리학, 병리학을 배웠다. 그 다음 2년간은 환자들의 침상을 돌며 배웠다. 환자의 주호소와 관련 증후들, 과거 병력과 이와 관련된 사회적 데이터, 과거 및 현재의 치료법 등 환자의 병력을 체계적으로 정리하는 법을 익혔다. 다음은 검진 실습을 했다. 정상, 비정상인 심장 소리를 듣고, 간과 비장을 촉진하고, 목과 팔다리의 맥박을 체크하고, 신경의 윤곽과 망막혈관이 퍼진 모양을 관찰했다. 그리고 매 단계마다 우리의 스승들, 즉 주치의들은 세심하게 지도해 주셨다.

의대 생활 4년 동안 나는 늘 열성적인 학생이었다. 언젠가 환자의 생명을 책임질 수 있는 사람이 되려면 모든 사실 하나하나와 세세한 사항들까지 전부 배워두어야 한다는 생각에 사로잡혀 오직 공부에만 매진했다. 강의실에서는 늘 맨 앞자리에 앉아 긴장증 환자인 양 고개 한번 움직이는 일 없이 집중했다. 내과, 외과, 소아과, 산과, 부인과에서 임상 과정을 거칠 때도 마찬가지로 오직 한 가지 일념뿐이었다. 모든 것을 머릿속에 담겠다는 의지로, 강의를 듣거나 병실 회진을 돈 뒤에는 수없이 많은 메모를 했다. 밤이 되면 하루도 빠지지 않고 그 메모들을 인덱스카드에 옮겨 적고, 주제별로 나누어 책상 위에 정리해 두었다. 주말에는 그 내용들을 외우려고 노력했다. 나의 목표는 머릿속에 백과사전을 저장해 놓고, 환자를 만났을 때 그 머릿속 백과사전을 열어 정확한 진단과 치료법을 찾아내는 것이었다.

매사추세츠 종합병원의 불핀치 빌딩에 있는 한 회의실에 신입 인턴들이 모였다. 불핀치 빌딩은 여덟 개의 이오니아식 기둥과 바닥에서 지붕까지 이어지는 창문들이 돋보이는 아주 근사한 회색 화강암 건축물로, 1823년에 그 역사가 시작된 유서 깊은 건물이다. 1846년 최초의 마취 시술을 선보인 원형극장으로 유명해진 '에테르 돔'이 있는 곳도 바로 불핀치 빌딩이다. 1976년까지도 그 건물에는, 동굴 같은 병실 하나에 얇은 커튼 하나를 칸막이로 삼은 병상 스무 여 개를 들여놓은 개방 병실들이 있었다.

내과 과장인 알렉산더 리프가 우리를 맞아주었다. 그의 말은 간단명료했다. 우리는 이제 인턴으로서 배우는 동시에 환자를 볼 권리를 가진다고 했다. 그의 목소리는 속삭임에 가까웠지만 우리 귀에는 크고 분명하게 들렸다. "MGH(매사추세츠 종합병원)의 인턴십 프로그램은 매우 까다로운 과정이며, 앞으로 여러분들이 의료인의 길을 걷는 동안 큰 성공을 거두길 기대한다." 곧이어 수석 레지던트가 개인별 일정을 나누어주었다.

임상 센터는 불핀치, 베이커, 필립스 세 곳이 있었고, 열두 달 동안 우리는 그 세 곳을 돌아가며 근무하기로 되어 있었다. 세 임상 센터는 모두 독립된 건물에 있었는데, 각각의 임상 센터는 미국 사회의 계급 구조를 그대로 반영했다. 불핀치의 개방 병동은 개인 주치의가 없는 사람들, 주로 노스엔드의 가난한 이탈리아인들과 찰스타운과 첼시의 아일랜드인들이 이용했다. 인턴들과 레지던트들은 불핀치 병동의 사람들, '나 홀로' 환자들을 돌보는 일에 강한 자부심을 가지고 있었다. 베이커 빌딩은 보통 두세 명이 병실 하나를 나눠 쓰는 '준개인' 환자들을 수용했으며, 그들은 주로 보험이 있는 노동자 및 중산층 사람들이었다. '개인' 진료는 찰스 강이 내려다보이는 근사한 11층짜리 건물인 필립스 하우스에서 이루어졌는데, 그곳의 모든 병실은 독실이거나 특실이었다. 소문에 따르면, 특실의 경우 옛날에는 시종과 시녀도 딸려 있었다고 한다. 아주 부유한 사람들만 그곳을 이용할 수 있었는데, 까다롭게 선별된 그들의 주치의들은 대개 비콘 힐 기슭에 개인 진료소를 두고 있었고 그들도 보스턴의 상류층 사람들이었다.

나는 베이커 진료부터 시작했다. 인턴 두 명과 레지던트 한 명으로 팀이 꾸려졌다. 리프 박사와의 면담 뒤 우리 팀은 바로 플로어로 가 환자 차트 속에 파묻혔다. 레지던트가 담당 환자들을 세 그룹으로 나누고, 중증 환자들은 자신이 맡았다.

당직은 3교대로 한 명씩 서게 되었는데, 내 순서는 첫날 저녁부터였다. 당직인 날은 혼자서 새 입원 환자는 물론 플로어의 모든 환자를 책임져야 했다. 이튿날 아침 7시에 셋이 다시 만나 밤사이의 일을 검토하기로 했다.

"명심해. 요새를 지키려면 강철 인간이 되어야 해. 정말 도움이 필요하면 호출해도 좋은데, 아마 그 시간 난 집에서 자고 있겠지? 밤새 당직을 서고서 말이야."

레지던트가 반농담처럼 내게 말했다. 인턴이라도 가장 위급한 상황에만 지원을 요청해야 한다.

가운 왼쪽 주머니를 만지니 의대 시절의 인덱스카드들이 묵직하게 손에 잡혔다. 나는 속으로 생각했다. 이 카드들이 내 배가 침몰하지 않게 든든한 바닥짐이 되어주겠지. 그 뒤의 시간은 대부분 환자들의 차트를 읽고 그들을 찾아가 인사하는 일로 보냈다. 그러면서 마음속 긴장의 끈이 조금씩 느슨해지기 시작했다. 그러나 동료 인턴과 수석 레지던트가 퇴근하면서, 내가 당직을 서는 중에 자신들의 환자에게 문제가 생길지도 모르니 유의해 달라고 당부하는 것을 보자 다시 긴장의 끈이 조여졌다.

책과 현실의 경계

베이커 병동에 황혼의 고요가 내려앉았다. 아직 만나보지 못한 환자가 몇 명 남아 있었다. 나는 632호실로 가서 들고 간 환자 명부와 병실 문에 적힌 이름을 확인한 뒤 노크를 했다. 목소리가 들려왔다.

"들어오세요."

"모건 씨, 안녕하십니까. 모건 씨를 담당하게 된 신입 인턴 닥터 그루프먼이라고 합니다."

내게는 여전히 '닥터 그루프먼'이라는 이름이 낯설었지만, 가운에 꽂힌 이름표에 그렇게 적혀 있었다.

윌리엄 모건은 차트에 약물 치료로는 조절이 힘든 고혈압을 앓고 있는 '66세의 흑인 남성'으로 기록되어 있었다. 그는 가슴 통증을 호소하며 이틀 전 입원한 환자였다. 나는 머릿속 백과사전을 뒤져 흑인들은 고혈압 발병률이 높으며, 심장확장과 신부전 같은 합병증이 유발될 수 있다는 사실을 찾아냈다. 최초의 응급실 진단과 뒤이은 혈액검사 및 심전도 검사 결과는 협심증, 즉 관상동맥 폐색에 따른 통증을 잡아내지 못했다. 모건 씨는 힘주어 악수를 하며 씩 웃었다.

"그럼, 오늘이 첫 출근인가요?"

나는 고개를 끄덕였다.

"차트 기록을 보니 우편배달 일을 하시는군요. 저희 조부께서도 우체국에서 근무하셨습니다."

"집배원이셨나?"

"아닙니다. 우편물 정리와 우표 판매를 하셨습니다."

윌리엄 모건은 자신도 처음에 그 일로 시작했지만 '가만히 있지 못하는 성격'이라 아무리 날씨가 고약해도 실내보다는 실외에서 일할 때가 더 좋았다고 했다.

"무슨 말씀이신지 압니다."

바로 그 순간 나 역시 (이렇듯 홀로 환자들을 책임지면서) 실내에 있느니 바깥에 있고 싶다는 생각을 하면서 대답했다. 그리고 그날 실시한 엑스레이 검사 결과를 알려주었다. 위장관조영술 결과에서도 식도나 위에 대한 이상 소견이 나오지 않았다.

"좋은 소식이군요."

인사를 하고 막 나가려는 순간, 모건 씨가 침대에서 벌떡 일어나 앉았다. 눈이 휘둥그레지고 입이 헤벌어졌다. 그의 가슴이 격렬하게 헐떡이기 시작했다.

"모건 씨, 왜 그러십니까?"

그는 아무 말도 못하고 고개만 가로저으며 필사적으로 숨을 들이켰다. 나는 무언가 생각해 내려고 애썼지만 아무 생각도 나지 않았다. 머릿속의 백과사전이 사라져버렸다. 손바닥이 축축해지고 목이 탔다. 몸도 움직일 수가 없었다. 두 발이 마치 바닥에 붙어버린 듯했다.

"환자 분이 몹시 괴로우신 모양입니다."

그때 저음의 굵은 목소리가 들려왔다. 나는 뒤를 돌아보았다. 짧은 흑발에 검은 눈을 하고, 카이저수염을 기른 40대 남자가 내 뒤에 서 있었다.

"존 번사이드라고 합니다. 여러 해 전에 여기서 수련 생활을 했는데, 옛날 친구들을 좀 보고 가려고 들렀습니다. 버지니아에서 심장학 전문의로 일하고 있습니다."

카이저수염과 깔끔하게 정돈된 머리 때문에 존 번사이드 선생은 꼭 남북전쟁 시절의 사람처럼 보였다. 순간 남북전쟁에 참전한 장군들 가운데 같은 이름의 유명한 장군이 있었다는 사실이 떠올랐다. 번사이드 선생은 능숙하게 내 주머니에서 청진기를 빼내 모건 씨의 가슴으로 가져갔다. 몇 초 뒤, 모건 씨의 심장 위를 짚어보고는 귀에서 청진기를 뗐다.

"자, 들어보세요."

마치 수도꼭지에서 물이 한꺼번에 터져 나오는 듯한 소리가 들렸다. 이어 잠시 수도꼭지가 닫히는가 싶더니 다시 열리고 또다시 같은 패턴이 되풀이되었다. 번사이드 선생이 말했다.

"방금 전 대동맥판막 파열이 일어났습니다. 심장외과의가 오셔야 합니다. 빨리요."

번사이드 선생은 모건 씨를 지키고 나는 간호사를 찾으러 내달렸다. 그 간호사가 다른 간호사에게 수술 팀에 호출해 달라고 부탁한 뒤, 소생용 카트를 끌고 나와 함께 병실로 달려갔다. 번사이드 선생이 모건 씨의 입속에 재빨리 기도를 삽입하고 간호사는 앰부 백으로 산소를 공급하기 시작했다. 이어 다른 간호사들이 도착하고, 심장외과 레지던트도 달려왔다. 모두들 서둘러 모건 씨를 수술실로 이동시켰다. 번사이드 선생이 자기는 이만 가보겠다는 인사를 했다. 나는 고맙다고 했다.

베이커로 돌아와 간호사실에 몇 분을 앉아 있었다. 정신이 멍했다. 방금 있었던 사건이 비현실적으로 느껴졌다. 환자 중 한 명을 처음 만나 대화를 나누는데 지진이라도 일어난 듯 모건 씨가 벌떡 일어서고, 이어 번사이드 선생이 마치 '데우스 엑스 마키나(deus ex machina, 기계를 타고 내려온 신이라는 뜻으로, 초자연적인 힘을 통한 사건 해결을 의미함-옮긴이)'처럼 등장했다. 가운 주머니 속 인덱스카드의 무게가 느껴졌다. 학생 시절 의사 흉내를 내면서 받은 'all A.' 그러나 오늘의 나는 영락없는 'F'였다.

그날 저녁 잡무들을 처리하면서 나머지 시간을 보냈다. 설사 환자의 칼륨 수치를 확인하고, 혈당 수치가 지나치게 높은 당뇨 환자의 인슐린 투여량을 조절하고, 빈혈증을 앓는 중년의 여환자에게 혈액 두 팩을 수혈하라고 지시했다. 그러는 사이에도 내 생각은 계속 모건 씨의 일로 돌아갔다. 대학 시절 생리학 시간에는 심박출량과 폐의 가스 교환과 관련한 공식들을 배웠고, 약리학 시간에는 다양한 약물 투여가 심장 근육에 어떤 작용을 하는지 배웠다. 병실 회진에 참여해서는 몇 시간씩 환자들의 심장 소리를 들었다. 그런데 오늘의 경우 모건 씨의 가슴에서 들리는 소리가 대체 무엇인지, 뭘 어떻게 해야 하는지 아무 생각도 나지 않았다. 높은 점수는 무의미했다.

MGH 선정위원회가 내게 인턴십 기회를 주기로 한 결정은 실수였다. 오랜 세월에 걸친 준비에도 불구하고 내 머리는 텅 비고 두 발은 바닥에 붙어버렸다.

감사하게도 나머지 밤 시간은 무사히 지나갔다. 세 명의 환자가 내원했으나 중증 환자는 없었고, 응급실에서 검사를 끝내고 베이커 병동으로 올려 보냈다. 새벽 3시쯤 수술실에 전화를 걸었다. 모건 씨는 개심술을 잘 견뎌냈으며, 인공판막도 제자리에 잘 자리잡았다고 했다. 안도감에 나의 두 어깨가 축 처졌다.

사고의 전환

인턴으로 보낸 그 첫날 밤은 내게 대학에서 배운 방식과는 다른 방식으로, 그동안 살면서 중요하다고 생각했던 방식과는 다르게 사고해야 한다는 교훈을 심어주었다. 물론 그 전에도 모건 씨와 같은 환자들을 본 적이 있었다. 의대 시절 우리는 이른바 가공의 사례들, 즉 서류상의 환자들을 놓고 공부했다. 가령 주치의가 다음과 같은 자세한 설명이 들어간 용지를 나누어준다.

"혈압 조절이 어려운 병력을 지닌 66세의 전직 우편배달부인 흑인 남성으로, 몇 주간의 지속적인 흉통 악화를 호소하며 내원함. 1차 검사에서는 협심증이 제외됨. 입원 3일째 격심한 호흡 곤란을 일으킴."

주치의는 그런 다음 모건 씨에 대한 좀더 자세한 정보(혈압 상승의 폭, 과거 혈압 조절에 실패한 약물)를 제공하고 우리가 문제를 체계적으로 분석하도록 이끈다. 첫째, 주 증상은 격심한 호흡 곤란. 둘째, 현재 병력에서 협심증은 제외. 셋째, 병력은 두드러지게 조절이 어려운 고혈압. 넷째, 신체 검진. 이때 청진기를 통해 들려오는 소리에 대한 교수의 자세한 설명이 이어진다. '수포음(水泡音)'으로 표현되는 숨소리는 폐 속에 액체가 있음을 암시하고, 또다른 심장 소리인 'S3'는 심부전을 나타낸다. 대동맥판 역류일 경우에는 (혈액이 좌심실에서 대동맥으로 갔다가 다시 심장으로 역류하면서) 크레셴도(점점 세게)와 데크레셴도(점점 여리게)로 번갈아가며 웅얼거리는 소리가 난다.

교실 여기저기서 학생들의 손이 번쩍번쩍 올라오고 저마다 문제가 무엇인지 자신의 의견을 제시한다. 교수는 학생들이 제시한 가정들을 칠판 위에 적으며 '감별 진단'을 시도한다. 즉, 그러한 병력과 검사 소견이 있는 남성의 갑작스러운 호흡 곤란에 대한 추정 원인들을 정리한 상세 목록을 만드는 것이다. 이러한 감별 진단을 통해 교수는 먼저 정확한 원인을 지목하고, 그런 다음 환자가 수술실에서 심폐바이패스를 받을 때까지 호흡 및 심장 기능을 회복시킬 수 있는 방법들을 열거한다.

지난 2년간 실습생 자격으로 병실 회진에 참여했을 때도 주치의는 이와 비슷한 지적 전략의 표본을 보여주었다. 그리고 우리들이 임상 정보와 치료법을 침착하고 신중하게 다루고 단선적인 분석을 시도하도록 이끌었다.

콜로라도 대학교 인지과학연구소의 로버트 함 박사도 주장하는 내용이지만, 아이러니하게도 우리의 스승인 그 주치의도 실제로 윌리엄 모건과 같은 환자를 만난다면 이와 같은 방식으로 사고하지 않을 것이다. 그런 긴박한 순간에 과연 '추론'이라는 작용이 일어날지 의문이라고 함 박사는 말한다. 주치의가 학생들을 가르치는 상황에서 유효한 진단에 도달하는 데 걸리는 시간이 대략 20~30분이라면, 실제 노련한 임상의의 경우는 대체로 20초 안에 환자에게 어떤 문제가 발생했는지 알아낼 것이다. 함 박사를 비롯해 의사들의 인지 작용을 연구하는 연구자들에 따르면, 만일 내가 존 번사이드 선생에게 그의 머릿속에서 어떤 일이 일어나고 있느냐고 물었다면 그는 아마 대답하기가 무척 힘들었을 것이라고 한다. 그것은 아주 순간적으로 일어나는 일이기 때문이다.

노바스코샤의 핼리팩스에서 응급의로 일하는 팻 크로스케리 박사는 처음에는 대학에서 발달심리학을 가르쳤으나, 최근에는 의사들의 인지 작용을 연구하고 있다. 그는 내게 '불완전한 인간의 판단'은 이른바 패턴 인식에 좌우된다고 설명했다. 환자의 문제를 푸는 핵심 단서들(병력 청취나 신체 검진, 엑스레이 검사 또는 실험실 검사를 통해 얻은)이 하나의 패턴으로 합쳐지면 의사는 그 패턴을 특정 질환 또는 신체 이상으로 인지한다는 것이다. 패턴 인지는 '즉각적인 지각 내용을 반영'한다고 크로스케리 박사는 말했다. 수초 내에, 대체로 의식적인 분석 과정 없이 일어나며, 환자에 대한 의사의 시각적 평가에 크게 의존한다. 또한 단서들을 단선적이고 단계적으로 결합하는 방식으로 일어나는 게 아니라, 마치 자석처럼 사방에서 단서들을 끌어당긴다.

인턴으로 맞은 그 첫날 밤, 나는 또한 사고는 행위와 떼려야 뗄 수 없는 관계임을 깨닫게 되었다. 매사추세츠 공과대학의 도널드 A. 숀 교수는 다양한 직업군에서 나타나는 인지의 유형을 연구했다. 의학은 경제학과는 달리 '행위와 사고의 동시 진행'을 요구한다고 그는 주장한다. 경제학자는 우선 방대한 양의 데이터를 모으고, 그 데이터를 꼼꼼히 분석하며, 그러한 정보 수집과 분석이 끝난 뒤에야 결론을 이끌어내고 제안한다. 그러나 임상의는 많은 양의 정보를 수집한 다음, 여유를 가지고 어떤 진단이 가능할지 다양한 가정을 세울 수 없다.

임상의는 환자를 만나는 순간부터 진단을 생각한다. 환자를 만나서 인사를 나누는 순간에도 얼굴의 혈색, 고개의 기울기 또는 눈과 입의 움직임, 앉거나 일어서는 자세, 목소리의 특징이나 호흡의 깊이를 파악하는 등 환자의 상태를 계측한다. 이어 환자의 눈을 살피고, 심장 소리를 듣고, 간을 눌러보고, 첫 엑스레이를 판독하면서, 의사의 문제 인식은 점점 발전해 나간다.

연구 결과에 따르면 의사들은 대체로 환자를 만나는 순간에 이미 두세 가지의 진단 가능성을 떠올린다고 한다. 일부 소수의 남다른 능력을 지닌 의사들은 네댓 가지의 가능성을 두고 저울질할 것이다. 그렇지만 모두들 불완전한 정보군에서 가정을 설정한다. 이를 위해 의사들은 지름길을 이용한다. 이른바 '휴리스틱'(명확한 실마리가 없을 때 사용하는 편의적·발견적인 방법-옮긴이)이다.

크로스케리 박사는 의사가 익숙지 않은 환자를 검사하거나 시간에 쫓기거나 기술적 방법에 한계가 있을 때 휴리스틱을 동원한다고 했다. 지름길은 상황의 불확실성과 요구에 대한 의사의 반응이다. 의사의 사고와 행위를 하나로 결합해야 하는 임상 의학에서 그것은 실질적으로 도움이 되는 필수 도구다. 크로스케리 박사의 표현을 빌리자면 그것은 '신속하고 경제적'이며, 불완전한 인간이 내리는 의사결정의 핵이다.

문제는 대학에서는 이러한 지름길을 가르치지 않는다는 것이다. 사실상 지름길이라는 것이 강의실이나 병실 회진에서 보고 들은 주치의의 교육 내용에서 크게 벗어나기 때문에 대체로 꺼리게 된다. 윌리엄 모건과 비슷한 가공의 환자를 설정하고 배울 때라면, 먼저 그 환자의 문제를 이루고 있는 모든 구성 요소들을 체계적으로 분석하고, 교수의 지시에 따라 그 분석 내용을 급성 심부전의 발병 원리에 비추어볼 것이다. 이어 심장 근육의 수축적 변화와 파열된 판막을 통한 이상 유출에 관해 활발한 토론이 이어질 것이다. 의사라면 당연히 생리학, 병리학, 약리학을 알아야 한다. 그러나 휴리스틱에 대해서, 즉 지름길의 힘과 필요성, 그 함정과 위험에 대해서도 배워야 한다.

이 책에서는 더 나아가 휴리스틱이 과연 어떠한 방식으로 성숙한 의학적 사고의 토대를 제공하는지, 어떻게 생명을 구하는지, 또 어떻게 임상의 의사결정에서 중대한 오류를 유발할 수 있는지 살펴볼 것이다. 무엇보다 중요한 사실은 올바른 지름길이 최적의 감정 상태에서 이용되어야 한다는 것이다. 의사는 자신이 어떤 휴리스틱을 사용하며, 더 나아가 자신의 내면 감정이 그 방법에 어떤 영향을 미칠지를 반드시 인식해야 한다.

의사들의 수련 과정은 물론 의사결정 연구에서도 의사의 내면 감정이 사고에 미치는 영향에 대해서는 소홀히 다뤄지는 경향이 있다.

"사람들은 대체로 의사들의 의사결정은 감정이 전혀 개입되지 않는 객관적이고 이성적인 과정일 것이라고 생각하지요."

팻 크로스케리 박사의 설명이다. 그러나 사실은 그 반대다. 의사들의 내면 상태와 긴장도는 의사결정 과정과 행동에 개입할 뿐만 아니라 강한 영향을 미친다. 크로스케리 박사는 정신운동 기술을 연구하는 심리학자들이 개발한, 과제 수행의 효율성에 관한 '여키스 도슨의 법칙(Yerkes-Dodson law)'에 대해 언급했다. 이 법칙은 종 모양의 곡선으로 표시된다. 세로축은 '수행'을 상징하며, 가로축은 '각성' 정도, 즉 아드레날린 및 기타 스트레스 관련 화학 물질에 의한 긴장도를 나타낸다. 상승 이전의 곡선 기저부에서는 긴장도가 아주 낮다. "누구든 최고점에 있고 싶을 겁니다. 사고와 수행 성적이 가장 좋은 지점이니까요." 그 지점을 크로스케리 박사는 '생산적 불안', 다시 말해 고도의 정신 집중이 이뤄지고 신속한 반응을 일으키는 최적의 긴장도 및 불안도라고 불렀다.

보고, 직접 하고, 가르친다

모건 씨 병실에서 그 참담한 사건을 겪고 난 뒤 30년이 지난 어느 날, 나는 그날의 나를 닮은, 극도로 불안에 떠는 실습생 세 명을 주시하고 있었다. 그들은 심한 복통을 호소하며 응급실로 찾아온 스탠이라는 이름의 40대 남자를 보고 있었다. 그는 미열이 있고 혈압이 계속 떨어지는 상태였다. 실습생들이 검진을 시작하자 남자는 그들에게 통증 좀 멎게 해달라며 소리를 질렀다.

"제발요."

스탠이 강력히 요청했다.

"제발 이 통증 좀 멎게 해줘요."

실습생들은 정신이 없어 보였다. 한 명이 주사기를 집어 스탠의 팔에 꽂힌 정맥선으로 모르핀을 주입했다. 1분도 안 돼 남자의 호흡이 멈춰버렸다. 실습생들은 심폐소생술을 실시하며 도움을 요청했다. 다행히 스탠은 살아 있는 환자가 아니다. 부드러운 피부 질감이며 진짜 같은 목소리, 손목의 뚜렷한 맥박은 물론 그럴듯하다. 스탠은 최첨단 마네킹이다. 정상적인 생리 현상 및 다양한 질환의 징후를 보이고, 치료에 사람처럼 반응할 수 있도록 프로그램되어 있다.

하버드 의과대학의 학생과장 낸시 오리올 박사는, 그날 세 명의 실습생도 그동안 스탠을 본 다른 학생들과 다르지 않았다고 했다. 지금까지 모든 팀이 정확한 진단을 비켜갔다는 것이다. 스탠의 혈압이 떨어진 이유는 췌장의 급성 염증 때문이었다. 학생들은 이러한 이상에 대해 정확한 치료법으로 대처하지 못했고, 혈압을 회복시키기 위한 정확한 방법과 용량의 정맥주사를 지시하지 않았다. 게다가 스탠의 통증 호소와 조치 요구에 대응하는 과정에서, 그에게 치명적일 수도 있는 용량의 모르핀을 주사한 학생들도 많았다. 오리올 박사가 말했다.

"그루프먼 선생이 모건 씨 병실에서 겪은 일은 바로 실습생들이 스탠을 두고 겪은 일입니다. 학교에서 배운 내용이 전부 삭제되었나 싶었죠."

최첨단 마네킹 스탠을 상대로 한 시뮬레이션은 강의실의 분석적 학습과 여키스 도슨 곡선의 정상에서 일어나는 패턴 인지 사이에 가교 역할을 하도록 고안되었다. 그러나 오리올 박사를 비롯한 많은 이들이 당연히 수긍하듯이, 실습생이 더 이상 실습생일 수만은 없는, 위기에 처한 살아 숨쉬는 환자를 책임져야 할 최초의 순간이 그들에게 닥쳐올 것이다.

극도의 각성은 윌리엄 모건 같은 환자와의 첫 만남에서뿐만 아니라 인턴 및 레지던트 시절 내내 일어난다. 젊은 의사들은 그러한 수련 시절을 거치며, 여키스 도슨 곡선의 가장자리에서 수행의 효율성이 높은 지점으로 옮겨 가는 법을 배운다. 오늘날의 인턴들도 마찬가지겠지만 우리 시절의 인턴들은 주로 '보고, 직접 해보고, 가르친다'는 격언을 따르면서 그러한 방법을 터득했다. 응급실에서든 중환자실에서든 일반 병동에서든 환자를 본다. 그는 심장마비일 수도, 폐색전증일 수도, 아니면 뇌출혈이나 대발작일 수도 있다. 만일 운이 좋아서 낮 시간 환자라면, 수석 레지던트가 집에서 잠자는 대신 바로 현장으로 호출되어 신속히 상황을 판단해 지시를 내리고 환자를 구할 조치를 취할 것이다.

그 모습을 '보면서' 인턴은 레지던트의 지시에 따라 부분적으로 '직접 해보기' 시작한다. 심장이나 폐를 청진하고 동공 확장을 확인하고 꽉 다물린 입속에 기도를 삽입한다. 수석 레지던트가 내리는 지시에도 귀를 기울인다. 그는 손상된 폐에 산소를 공급하거나 심부전에 따른 혈압 강하를 안정화시키고, 출혈을 멈추게 하거나 발작이 일어나는 뇌의 방전을 막기 위해 조치한다. 운이 정말 좋다면 이러한 급박한 상황 속에서도 수석 레지던트가 몇 가지 구체적인 설명을 해줄지도 모른다. 호흡관을 잘못해서 식도로 넣는 일 없이 기관으로 무사히 삽입하기 위해 어떤 기술을 썼는지, 항응고제의 투여량을 어떻게 조절하여 폐색전증에 대처했는지, 떨어지는 혈압을 회복시키고 발작을 제어하기 위해 어떤 약을 처방했는지 이야기해 줄 수도 있다. 따라서 다음번에는 그를 따라 하기가 좀더 수월해진다. 점차 생각과 행동을 동시에 진행하기 시작하는 것이다.

번사이드 박사는 불과 15초 만에 윌리엄 모건의 문제가 무엇이고 어떤 조치를 내려야 할지 파악했다. 반면 어떤 의사들은 15년에 걸쳐 앤 도지의 사례를 고민했다. 앤 도지는 영양실조로 서서히 죽어가고 있었다. 윌리엄 모건은 급성 심부전으로 곧바로 죽었을 수도 있다. 앤 도지의 병을 치료하기 위해서는 식단에서 한 가지 물질, 글루텐을 빼야 했다. 윌리엄 모건은 가슴을 열고 새로운 판막을 삽입하는 등 복잡한 조치를 필요로 했다.

이러한 대조적인 상황에 비추어 앤 도지와 윌리엄 모건의 사례에서 의사들은 서로 다른 방식으로 접근할 것이라고 생각할지도 모른다. 분명한 사실은, 시점과 과제의 성격에 따라 얼마나 신중한 분석이 필요할지, 아니면 얼마나 신속한 직관적 사고가 필요할지가 결정된다는 점이다. 하지만 내가 보기에 두 사례에는 이 모든 차이를 넘어서는 중요한 유사점들이 존재한다. 마이런 팔척 박사와 존 번사이드 박사는 모두 하나의 임상 패턴을 인식했다. 그리고 두 사람 모두 자신의 내면 감정을 조절해야 했다.

팔척 박사는 '정신과적'으로 낙인 찍힌 환자들에 대해 의사들이 가지는 부정적 감정을 피해야 했다. 즉, 이러한 환자들을 짜증스럽고 비정상적이며, 신경증적이고 망상증적인 사람들로 인식하는 고정관념을 버려야 했다. 또한 사실을 말하지 않는 짐스러운 존재로 여겨서 그들이 아무리 신체적 고통을 호소해도, 흉부도 장도 뼈도 아닌 마음에서 비롯되는 증상이므로 그다지 심각하게 반응할 필요가 없다고 보는 시각에서 벗어나야 했다. 실제로 심리적 장애가 있다고 간주되는 환자들은 내과의나 외과의, 부인과의의 관심을 끌지 못한다는 사실을 보여주는 연구 결과가 얼마든지 있다. 그 결과 그들의 신체 질환은 종종 진단되지 않거나 진단이 미뤄지곤 한다. 의사의 부정적 감정은 사고를 흐리게 한다.

번사이드 박사 역시 과제가 있었다. 신속하고 효율적인 사고와 행동을 위해 각성도를 낮추는 일이었다. 이렇듯 두 경우 모두 감정의 온도를 정확히 맞춘 것이 생명을 구했다. 인지와 감정은 불가분의 관계다. 이 두 가지는 어떤 환자를 만나든 함께 개입한다. 윌리엄 모건의 사례와 같은 극단적 상황에서는 좀더 분명하게 개입하고, 앤 도지의 사례와 같은 지루한 만성 질환에서는 좀더 은밀하게 개입한다.

동료들에게 윌리엄 모건의 병실 사건을 들려주면서, 나는 의사가 자신의 내면 상태를 통찰하는 일이 얼마나 중요한지를 더욱 분명하게 실감했다. 우리들이 가진 두려움과 불안은 비슷했다. 그러나 우리들이 거의 인식하지 못한, 실습생 때도 인턴과 레지던트 시절에도 본격적인 의사 생활을 하면서도 거의 대화에 올리지 않은 사실이 있었다. 그것은 두려움과 불안 외에도 또다른 감정들이 의사인 우리의 인지와 판단, 그리고 행동과 반응에 미치는 영향력이었다. 의료 현장에서 우리가 저지르는 실수는 주로 기술적인 오류라고 나는 오랫동안 믿어왔다. 가령, 약의 용량을 잘못 처방한다거나 다른 환자에게 갈 혈액을 수혈한다거나 '왼팔' 엑스레이 사진을 '오른팔' 사진으로 읽는다거나 하는 식의 실수를 생각했던 것이다.

그런데 부정확한 진단과 치료에서 이러한 기술적 실수가 차지하는 비중은 극히 일부에 지나지 않음을 보여주는 연구 결과가 점점 늘어나고 있다. 대부분의 오류는 생각의 실수다. 그리고 그러한 인식의 오류를 일으키는 일부 요인은 우리의 내면 감정, 선뜻 인정하기 힘들뿐더러 제대로 인식조차 하기 힘든 우리의 감정이다.

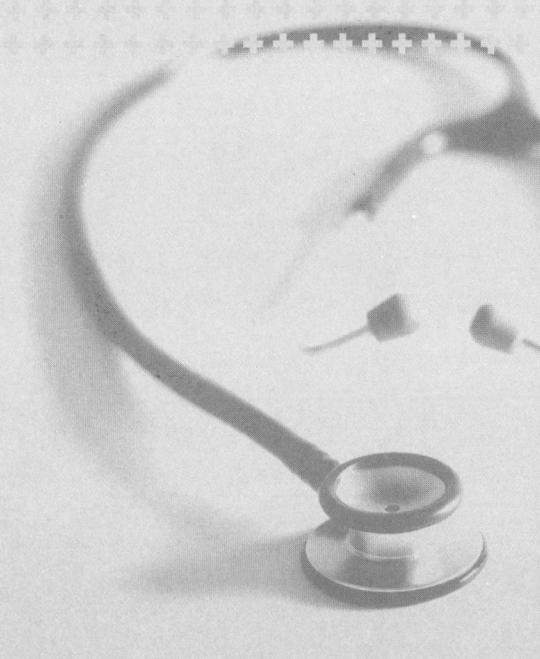

2. 실수에서 깨달은 뼈아픈 교훈

How Doctors Think

++++++++
의사가 환자에게 애정을 가지는 것은
혐오감을 가질 때보다 더 위험할 수 있다.
++++++++

몇 년 전 어느 봄날 오후, 노바스코샤의 핼리팩스 근방에 있는 숲을 걷던 에반 매킨리는 심한 가슴 통증 때문에 걸음을 멈췄다. 담황색 금발에 뚜렷한 이목구비를 지닌 그는 군살 없는 몸매와 건강을 자랑하는 40대 초반의 산림 감시원이었다. 며칠에 걸쳐 통증이 조금씩 커지기는 했어도 그날처럼 심한 적은 없었다. 땀이나 현기증이 나지도 않았고, 열이 나는 것 같지도 않았다. 하지만 숨을 쉴 때마다 점점 통증이 심해졌다. 매킨리는 천천히 길을 되짚어 사무실이 있는 오두막으로 돌아왔다. 앉아서 통증이 누그러지기를 기다렸지만 통증은 계속되었다. 그전에도 산림 감시원 일을 하면서 험하고 가파른 산길을 오르거나 무거운 등짐을 지고 걷거나 하면 근육통이 오곤 했다. 그렇지만 그날은 달랐다. 그는 즉시 병원에 가서 진찰을 받아보기로 했다.

우연히도 그날 팻 크로스케리 박사는 응급실 근무였다. 박사는 매킨리를 대략적으로 살펴보았다. 밝은 올리브색 조종사 재킷과 바지를 입은, 강인한 근육질의 남성. 대부분의 시간을 야외에서 보내는 사람처럼 얼굴이 붉고 이마에는 땀이 전혀 없었다. 그가 지난 며칠 동안 어떤 식으로 가슴 통증이 커지고 오늘은 얼마나 심해졌는지 설명하는 동안 크로스케리 박사는 세심히 귀를 기울였다. 설명을 다 듣고 난 뒤에는 증상들을 좀더 자세히 설명해 달라고 부탁했다. 매킨리는 가슴 가운데 부분만 계속 아프고 통증이 팔이나 목, 등으로는 내려가지 않았다고 했다. 자세를 바꾼다고 통증이 심해지는 건 아니었고, 최대한 깊게 심호흡을 해도 어지럼증이 생기지는 않았다.

이번에는 매킨리의 심폐 질환 위험 인자 리스트를 점검했다. 흡연 경험은 전혀 없고, 심장마비나 뇌졸중이나 당뇨에 대한 가족력도 없었다. 크로스케리 박사가 '좌식 생활'이라는 용어를 언급하며 웃자, 그도 같이 웃었다. 또 특별히 스트레스를 받을 만한 일도 없었다고 했다. 가족 관계도 좋고, 하는 일도 좋아하고, 과체중인 적도 없었다고 설명했다. 다음은 신체 검진. 먼저 초진 간호사가 기록한 바이탈 사인이 정확한지 확인했다. 혈압 110/60에 맥박 60회로, 건강한 남성에게 예상되는 정상 수치였다. 크로스케리 박사는 특히 심호흡할 때의 폐와 심장 소리를 주목해 들었지만 모두 정상이었다. 근육 발달도 좋았고, 늑골과 흉골 사이의 연결 부분을 눌렀을 때도 통증을 느끼지 않았다. 종아리와 허벅지에도 부종이나 압통이 없었다. 마지막으로 크로스케리 박사는 심전도 검사와 흉부 엑스레이, 혈액 검사를 지시했다. 이 혈액 검사에는 심장의 손상 여부를 알아보는 혈중산소량 및 심장 효소 분석이 포함되어 있었다.

"가슴 통증에 대해 우려할 만한 점은 전혀 없는데요. 현장에서 너무

무리를 하셔서 근육에 이상이 간 것 같습니다. 의심했던 심장성 흉통 가능성은 희박합니다."

크로스케리 박사의 말에 매킨리는 깊은 안도의 숨을 내쉬며 집으로 돌아갔다.

다음 날 오전 시간은 비번이라, 크로스케리 박사는 끝내려고 마음 먹고 있던 소설을 읽으며 보냈다. 그는 대단한 운동 애호가로, 1976년 캐나다 몬트리올 올림픽 조정 경기에 출전한 경험도 있다. 그리고 지금까지도 건강을 유지하고 있다. 그날도 핼리팩스 항 주위를 6킬로미터 정도 뛰고 나서 저녁 일찍 응급실로 출근하다가 우연히 동료 한 명을 만났다.

"어제 자네가 진찰한 남자 말이야, 아주 흥미로운 환자야. 오늘 오전에 급성 심근경색으로 다시 왔잖아."

가슴이 쿵 내려앉았다. 크로스케리 박사는 응급실 차트 기록을 다시 살펴보았다. 그 동료는 크로스케리 박사를 위로하려 했다.

"내가 그 환자를 봤더라면 자네처럼 그 모든 검사를 지시하지도 못했을 거야."

하지만 크로스케리 박사에겐 그저 싸늘한 위로로만 느껴질 뿐이었다. 자신이 실수가 전혀 없는 완벽한 의사가 되어야 하기 때문이 아니었다. 그보다는 자신의 사소한 인지적 오류로 인해 그 산림 감시원이 생명을 잃을 수도 있었음을 알았기 때문이다. 매킨리 사례를 자세히 설명한 뒤 크로스케리 박사가 내게 말했다.

"전혀 생각을 못했어요. 도대체 왜 그 생각을 못했을까요? 말도 안 되는 행동이나 부주의 때문은 아니었어요. 그 남자가 얼마나 건강해 보이는지, 그 사실 자체에 생각이 압도되었기 때문이지요. 그래도 목숨을 잃지 않았으니 얼마나 다행스러운지."

크로스케리 박사의 목소리가 잠깐 흔들렸다.

흉통은 환자들이 응급실을 찾는 두 번째로 흔한 원인이다(첫 번째가 복통이다). 미국과 캐나다의 응급실에서 에반 매킨리와 같은 환자들이 받는 검사는 매년 600만 건이 넘는다. 높은 빈도에도 불구하고, 흉통은 임상의가 진단을 내리기 가장 힘든 증상 중 하나로 꼽힌다. 돌이켜보면, 크로스케리 박사는 에반 매킨리를 진찰할 당시 그가 불안정 협심증 상태(관상동맥 질환에 따른 점강적 흉통으로, 이는 보통 심장마비를 예시한다)에 있다는 것을 알았다. 크로스케리 박사는 스스로를 가르치듯 이야기했다.

"심전도에서는 불안정 협심증 소견이 없었어요. 사실 그런 사례들의 50퍼센트가 그렇지요. 심장효소 검사에서도 불안정 협심증 소견이 없었는데, 그건 그때까지 심장 근육 손상이 없었기 때문이고, 흉부 엑스레이에서 나오지 않은 건 심장이 아직 펌프질을 멈추기 전이었기 때문이죠. 그러니까 폐의 수액 정체도 없었죠."

이성과 본능 사이

팻 크로스케리 박사의 실수는 '대표성 오류(representativeness error)'라고 불린다. 이는 하나의 원형에 사고가 이끌려 그 원형에 반하는 가능성들을 고려하지 못하고, 결국 증상의 원인을 잘못 짚으면서 발생하는 오류다. 크로스케리 박사는 매킨리의 군살 없는 몸과 세련된 올리브색 유니폼에서 눈을 떼지 못했으며, 그의 체격과 반듯한 이목구비를 보고는 청년 시절의 클린트 이스트우드를 떠올리지 않을 수 없었다고 했다. 당시 그의 머릿속에는 온통 건강과 활력에 대한 것들뿐이었다. 물론 매킨리의 협심증에는 특이점들도 있었다. 통증이 관상동맥 질환의 전형성을 드러내지 않았고, 신체 검진이나 각종 검사 소견에서도 심장을 의심케 하는 부분은 없었다. 그런데 바로 이것이 문제의 핵심이라고 크로스케리 박사는 강조했다. "마음속에 늘 예외성을 염두에 두어야 하고, 스스로에게도 그렇고 환자에게도 너무 서둘러 아무 문제가 없다며 안심시키려 해서는 안 됩니다." 현재 크로스케리 박사는 에반 매킨리의 사례를 통해 실습생과 인턴들에게 그러한 오류에 대해 가르치고 있다.

의사들이 더욱 빈번하게 저지르는 또다른 실수는, 환자가 자신들의 부정적인 선입견에 부합할 때 범하게 되는 이른바 '귀인 오류(attribution error)'라는 것이다. 토론토 대학교에서 의사들의 인지 작용을 연구하는 도널드 레델마이어 박사는 최근 회진 중에 만난 한 환자의 이야기를 들려주었다. 찰스 카버라는 그 환자는 해운회사에서 은퇴하고 작은 아파트에서 혼자 살고 있는 70대 노인이었다. 최근 몇 달 사이 카버는 피로감에 시달리고 복부가 부풀어 오르기 시작했다. 그런데 그 노인이 응급실을 찾았을 때, 인턴은 그의 숨에서 술기운이 묻어난다는 사실을 알아차렸고, 환자도 매일 저녁 럼주 한 잔씩을 즐긴다고 솔직히 털어놓았다. 그때는 이미 복부뿐만 아니라 발과 다리도 부어오른 상태였다. 면도도 안 하고 옷도 갈아입은 지 오래되어 여기저기 구겨져 있었다. 인턴은 그가 목욕한 지도 꽤 오래되었을 것이라고 생각했다.

당시 회진을 돌던 레델마이어 박사에게 보고된 내용은 간단했다. "성명 찰스 카버, 나이 73세의 오랜 음주 경력을 지닌 은퇴한 해운

업자로 피로감 증가와 수액 정체 소견이 보입니다."

인턴은 노인의 간을 촉진한 뒤 간이 확장되어 있으며 딱딱하고 혹이 잡힌다고 레델마이어 박사에게 설명했다. 레델마이어 박사는 그에게 노인의 문제와 관련해 이것저것을 물어보기 시작했다. 곧이어 그 인턴의 머릿속에는 오직 한 가지의 진단 가능성만이 존재한다는 사실이 명백해졌다. 알코올성 간경변증. 레델마이어 박사는 나머지 팀원들에게 이와 다른 의견을 제시해 보라고 요구했다. 그들의 눈에는 부담스러워하는 기색과 더불어, 다른 흥미로운 사례도 많은데 왜 이렇게 악취가 풀풀 풍기는 럼 중독의 늙은 선원 앞에서 귀한 시간을 낭비하는지 모르겠다는 표정이 역력했다.

"그 인턴의 생각은 어서 이 술꾼을 잠재우고, 약한 이뇨제를 처방해서는 되도록 빨리 집으로 보내버리자는 것이었습니다."

찰스 카버와 같은 환자가 의사를 부를 때 보통 어떤 감정이 드는지를 이야기하면서 레델마이어 박사는 "정말 혐오스럽지요"라고 말했다. 그 혐오감이 환자를 밀쳐낸다. 물론 의사라면 환자를 진단하고 치료하는 것이 당연한 의무이지만, 의식적으로든 무의식적으로든 그러한 의무를 빨리 끝내고 집으로 보내버리고 싶은 마음이 들기도 한다. 특히 스스로 자신을 돌보지 않는 듯한 인상을 주는 환자들, 가령 간경변증을 앓는 알코올중독자나 말기 폐기종을 앓는 골초들, 당뇨를 앓는 고도 비만자들은 시간과 정성이 아깝다는 생각이 들 정도다. 또는 앤 도지 역시 찍혔던 낙인이기도 한 정신질환자들이나, 아무리 의사의 지시를 잘 따르고 있다고 말해도 신뢰받지 못하는 환자들도 마찬가지다. 어떤 의사는 스스로를 돌보지 않는 환자들을 보면 자신이 시시포스가 된 듯한 느낌을 받는다고 했다.

레델마이어 박사 자신도 본능적 혐오감에서 자유로울 수는 없다. 그는 그러한 감정을 인식하게끔 늘 스스로를 훈련시켰으며, 그의 표현을 빌자면 "머릿속에 붉은 깃발을 꽂아두었다." 그래서 레델마이어 박사는 그날 회진에서도 뒤로 물러서지 않았다. 그는 카버의 간 질환을 설명할 다른 가능성을 생각해 내도록 인턴과 레지던트들을 강하게 밀어붙였다. 그리고 특이 질환, 예컨대 폐나 간 질환을 유발할 수 있는 유전 질환인 알파-1 안티트립신결핍증이나 구리 침착으로 간과 뇌를 손상시키는 또다른 유전 질환인 윌슨 병에 대한 검사를 진행하도록 지시했다.

놀랍게도 결과는 윌슨 병이었다. 레델마이어 박사는 물론 모두가 놀라움을 감출 수 없었다. 박사가 웃으며 당시를 회상했다.

"다들 나더러 대단하다고 했지요. 실은 그리 대단한 일도 아니었습니다. 귀인 오류를 범하지 않으려고, 또 환자를 지겨운 알코올중독자로 치부하며 서둘러 손을 털어버리지 않도록 의식적으로 노력했을 뿐입니다."

사실 카버는 알코올중독자도 아니었노라고 덧붙였다. 매일 럼주 한 잔을 마신 건 사실이지만 오직 한 잔뿐이었고, 그의 딸도 그러한 사실을 확인해 주었다고 했다. 이제 그는 매일 밤 럼주 한 잔과 함께 조직 내 과도한 금속 침착을 막아주는 구리 킬레이터제(chelator)를 복용하고 있다.

앞서 설명한 크로스케리 박사의 전형적인 실수는 혐오감과 정반대의 극단을 보여준다. 크로스케리 박사는 에반 매킨리의 특성을 많이 공유한 사람이었다. 두 사람 모두 일을 사랑하며, 야외 활동이 삶에서 중요한 부분을 차지하는 열정과 에너지로 충만한 사람이다. 환자에 대한 강한 긍정의 마음은 일반적으로 바람직한 태도로, 인간주의 의학의 토대로 간주된다. 모든 사람은 자신의 담당의가 진심으로 자신을 좋아하고 특별한 존재로 바라봐주며, 자신의 고통에 정서적으로 반응하고, 질병 자체의 흥미로운 생리학적 측면뿐만 아니라 인간으로서의 자신의 존재에도 끌리기를 바란다. 보통 그러한 긍정적인 감정은 의사와 환자의 관계는 물론 환자가 받는 치료의 질을 향상시킨다. 그러나 언제나 그런 것은 아니다.

의사들은 감정에 의존하지 않도록 늘 주의해야 한다. 환자에 대해 강한 감정이 생길 경우, 설사 그것이 긍정적인 감정이라 해도 의사들은 경계해야 한다. 의사들은 당연히 환자를 깊이 염려하고 좋은 결과를 바란다. 그런데 바로 이 때문에 문제를 철저히 파헤치지 못할 수도 있다. 특히 자신이 좋아하고 존경하거나, 혹은 자신과 동일시하는 환자들에게 유리한 결론을 이끌어내려고 편법을 동원하는 식의 판단을 내릴 수도 있다. 크로스케리 박사 역시 한결같이 매킨리에게 유리한 진단을 암시하는 1차 수집 정보(표준 심전도 검사, 흉부 엑스레이, 혈액 검사)에 의존했다. 그리고 추가 검사 계획을 세우지 않았다.

사람은 누구나 내키지 않는 대안들보다는 자신의 바람이 이루어지는 쪽으로 생각하고 싶어한다. 이른바 '감정적 오류(affective error)'로 불리는 본능적 경향이다. 뿐만 아니라 자신의 바람이 실현될지도 모른다고 어렴풋이 느끼는 순간, 그것이 아무리 단편적인 느낌일지라도 자신이 바라는 대로 이뤄진다는 쪽으로 생각을 유도한다. 간단히 말해, 우리의 욕망을 충족시켜 주는 정보를 지나치게 옹호하게 되는 것이다. 팻 크로스케리 박사처럼 최고 실력을 갖춘 임상의도 그러한 오류에서 결코 안전할 수 없다.

에반 매킨리의 사례를 듣노라니 마이런 팔척 박사와 나누었던 대화가 떠올랐다. 앤 도지의 이야기를 듣고 나서, 나는 팔척 박사에게 요사이 오진을 내린 적이 있느냐고 물어보았다. 잠깐 동안 박사의 얼굴이 침울해졌다. 이내 팔척 박사는 연초에 만났다는 유대인 노인의 이야기를 들려주었다.

"멋지고 즐거운 성격의 노인이었습니다."

조 스턴이라는 이름의 그 노인은 80대 후반이라는 나이가 무색하게 브루클린 근방을 직접 운전해 다니면서 성인 대상 교육 강좌들을 수강할 정도로 정정했다. 그런데 몇 주 동안 소화가 잘 안 된다고 했다. 구체적으로는 가슴이 타들어가듯이 아프다고 호소했다. 이는 흔한 증상으로, 이런 환자는 주로 일반의나 인턴들이 본다. 그러나 그 노인과 집안끼리 아는 사이라 팔척 박사가 직접 진료를 담당했다. 넉 달에 걸쳐 제산제와 그 외에 다른 약물들을 처방했다. 그런데 약간 호전을 보이다 말 뿐이었다.

조 스턴과 함께하는 시간이 얼마나 즐거웠던지, 그가 진료를 받으러 올 때마다 팔척 박사는 늘 정해진 시간을 초과했다고 한다. 팔척 박사가 당시를 떠올렸다.

"유머감각이 얼마나 뛰어난 분인지 모릅니다. 우린 유대어를 써가며 서로에게 훈수를 놓았지요. 우린 정말 잘 통했습니다. 전 속으로 생각했어요. '꼭 침습성 검사까지 받으시게 해야 하나?' 그래서 넉 달 동안 약물만 조금씩 바꿔드렸습니다."

팔척 박사가 잠시 말을 멈추더니 다시 이어갔다.

"그런데 한번은 병원에 오셔서는 현기증이 나고 기력이 하나도 없고 하시는 겁니다. 분명 이번에는 뭔가 달랐죠. 빈혈증이 생긴 겁니다."

박사는 상부 위장관 내시경 검사를 실시했다. 앤 도지도 받았던 시술로, 광섬유 내시경이 스턴의 목을 넘어 식도를 지나 위까지 구불구불 들어갔다. 거기서 팔척 박사가 본 것은 의심할 여지가 없었다. 위림프종 특유의 주름이 잡힌 커다란 종양들이었다. 생검 소견도 이를 확인해 주었다. 처음부터 종양은 그곳에 있었고, 스턴의 지속적인 소화불량과 위산 역류는 바로 그 때문이었다.

"치료가 가능한 종양이었습니다. 그래도 계속 자책감이 들었죠. 전 다만 제가 좋아하는 연로하신 그분이 불편하고 고통스러운 과정을 겪게 하고 싶지 않았습니다. 그런데 바로 그 때문에 중요한 진단을 놓친 겁니다."

다행스럽게도 에반 매킨리의 경우처럼 결과는 좋았다. 진단이 지연된 것이 스턴에게 해가 되지는 않았다. 스턴의 병은 곧 누그러졌다. 팔척 박사가 이야기를 마친 뒤, 나는 그에게 수년 전 내가 직접 겪었던, 브래드 밀러의 사례를 이야기해 주었다.

호감의 유혹

브래드 밀러는 어려서부터 달리기를 좋아했다. 얼마나 좋아했는지, 시간과 장소도 가리지 않았고, 운동화를 신었거나 말거나 무조건 달렸다고 그의 어머니가 농담을 할 정도였다. 남부 캘리포니아에서 성장한 그는 약 5킬로미터를 달려 통학을 했고, 주말이면 컬버 시티에서 버스를 타고 서해안으로 가 따뜻한 모래사장에서 전력질주를 하곤 했다. 브래드는 동부에 있는 대학에 진학했다. 뉴헤이븐의 살얼음 깔린 보도나 울퉁불퉁한 길에도 아랑곳하지 않고 캠퍼스에서 기차역 사이를 멀리 돌아 달렸다. 대학 육상부에는 들어가지 않았지만 자신의 실력이라면 대학 팀 수준에도 결코 뒤지지 않으리라 자신했다. 그러나 그런 건 중요하지 않았다. 달리기는 그 자체로 자신의 일부처럼 느껴졌다. 학부와 대학원 과정의 스트레스를 견뎌내는 내내, 브래드에게 달리기는 일종의 강장제였다. 그는 박사학위를 취득하고 난 뒤, 자신이 심혈을 기울인 논문을 손에 쥐고 로스앤젤레스로 돌아왔다. 논문은 제임스 조이스의 작품에 영향을 미친 고대 및 현대 여성의 원형에 대해 꼼꼼하게 주해를 달아가며 연구한 내용이었다. 그리고 그곳의 한 대학에 영문과 교수로 들어가면서 그는 자신의 인생이 상당히 산뜻하게 출발하고 있다고 느꼈다.

"선생님, 낯이 많이 익네요."

UCLA 메디컬센터의 입원실에 들어서던 첫날, 그가 내게 건넨 말이다. 당시는 1979년 초겨울이었고 나는 혈액종양학 전임의 과정에 있었다. 그의 얼굴을 자세히 보았지만 누군지 기억나지 않았다. 그가 말했다.

"대학 근처에서 친구 두서너 분과 함께 달리시는 걸 봤어요. 저도 달리기를 좋아합니다. 아니 좋아했지요."

거의 매일 저녁 나를 비롯한 젊은 의사들은 함께 모여 웨스트우드 언덕을 달렸다. 하이랜드 애비뉴를 따라 이어지는 경사로는 특히 병원에서 캠퍼스 꼭대기까지가 가팔랐다. 그 언덕길은 나의 체력을 시험했다.

"그중에 헐떡거리던 사람이 바로 저였을 겁니다. 그래서 브래드 씨께 인상적으로 보였겠죠."

브래드는 살짝 미소지었다.

"다시 달리실 수 있도록 가능한 한 최선을 다하겠습니다. 화학요법은 힘드시겠지만 용량을 줄이지는 않을 겁니다. 그래야 힘드셔도 효과를 보실 수 있습니다."

6주 전쯤부터 브래드는 왼쪽 무릎에 통증을 느끼기 시작했다. 처음에는 앞으로 있을 마라톤 경주에 대비해서 무리하게 훈련한 탓이라고 생각했다. 그런데 잠시 쉬면서 소염제를 먹어봐도 통증은 사라지지 않았다. 브래드는 스포츠의학 전문의를 찾아갔다. 그 의사는 브래드의 다리를 검사하더니, 달리기 전에 먼저 스트레칭을 하도록 하고 무릎에 부목을 대는 게 좋겠다고 했다. 브래드는 의사의 말을 성실히 따랐지만 통증은 점점 더 심해지고 다리도 뻣뻣해지는 듯했다. 그러자 의사가 이번에는 엑스레이를 찍어보자고 했다. 검사 결과를 본 의사는 무릎 바로 위쪽의 대퇴골이 끝나는 지점 주위로 혹 같은 것이 보인다고 했다. 그러면서 자신의 분야를 넘어서는 것 같다며 전문의를 찾아가보라고 했다. 그 의사는 자신이 본 것의 심각성을 숨기기 위해 에둘러 표현하지 않았다.

브래드의 다리 종양은 골육종, 즉 뼈암이었다. 전국에서 손꼽히는 실력을 자랑하는 UCLA 종양외과는 이러한 유형의 육종 치료를 위한 실험적 프로그램을 최초로 시도한 곳으로 유명했다. 예전이었다면 브래드 같은 환자는 다리를 절단해야 했지만, 새로운 화학요법제인 아드리아마이신이 개발되면서 많은 환자들이 효과를 보았다. 종양학자들은 이 항암제가 크랜베리 색을 띠고 매우 독하기 때문에 '붉은 살인약'이라고 부르기도 했다. 부작용으로 극심한 구역질, 구도, 수포, 혈구 감소를 유발할 뿐만 아니라, 반복적인 투약은 심장 근육에 손상을 가져와 심장마비를 일으킬 수도 있었다. 따라서 세심한 관찰이 필요했다. 한번 심장이 손상을 입으면 펌프 기능을 회복시킬 뾰족한 방도가 없기 때문이다. UCLA의 실험적 전략은, 절단하지 않고 종양의 크기가 외과적으로 제거할 수 있는 정도까지 줄어들기를 기대하면서 용량을 조절해가며 아드리아마이신을 투여하는 것이었다.

우리는 그날 오후부터 치료를 시작했다. 구토 방지를 위한 약물을 투여했는데도 브래드는 몇 시간에 걸쳐 걷잡을 수 없는 구토에 시달렸다. 일주일도 안 돼 백혈구 수치가 눈에 띄게 감소했다. 이 같은 면역력의 감소는 감염 위험이 높다는 것을 의미했다. 감염을 예방하기 위해 우리는 브래드를 외부와 격리시켰다. 방문자는 반드시 마스크를 쓰고 가운을 입고 장갑을 껴야 했다. 식단도 날음식의 박테리아에 노출될 위험을 줄이는 쪽으로 바꿨다.

"입에 안 맞으시죠?"

나는 손도 대지 않은 쟁반 위의 음식을 보며 물었다.

"입 안이 아파서요. 씹을 수 있더라도 맛은 영 없어 보이는군요."

브래드가 속삭이듯 대답했다. 화학요법으로 인해 구강 궤양이 생긴 것이다.

입 안의 통증을 줄여주기 위해 마취 효과가 있는 특수 치약을 주었지만 별 도움이 못 되는 듯했다. 나는 음식이 영 시원찮아 보인다는 말에 공감이 갔다.

"어떤 음식이 당기세요? 콩팥 튀김?"

브래드가 무슨 말인지 알겠다는 듯한 표정을 지었다.

"기운을 내는 데는 조이스만 한 게 없지요."

처음 만났을 때, 나는 그에게 신입생 세미나에서 제임스 조이스의 『율리시스』를 공부한 적이 있다고 얘기했다. 당시 교수는 그와 관련해 아일랜드 역사, 특히 파넬과 '부활절 봉기(1916년 아일랜드의 민족주의자들이 영국에 대항해 일으킨 무장봉기-옮긴이)'에 대해 설명해 주었다. 그러면서 은연중에 가톨릭 전례를 언급하고, 대부분의 학생들이 미처 생각하지 못한 수많은 암시를 주었다. 『율리시스』에서 주인공 레오폴드 블룸이 콩팥 튀김을 즐겨 먹는다.

브래드는 우리 병동에서 특히 호감이 가는 환자였다. 나는 매일 아침 레지던트들과 실습생들을 대동하고 회진을 돌 때마다 그를 검진하면서 의료진의 소견 내용을 확인하고 실험 결과를 검토했고, 이를 바탕으로 증상 목록을 만들었다. 그러고 난 뒤에는, 기운을 북돋워주고 치료의 고통에서 잠시나마 벗어나게 해주고 싶어 그의 병실에 한참을 머물렀다.

프로토콜에 따르면 아드리아마이신 투약 3주기를 끝내고 나면 CT 검사를 하게 되어 있었다. 종양의 크기가 충분히 줄어들었으면 수술을 진행하지만, 종양이 줄어들지 않거나 크기가 더 커진다면 절단하는 것 외에는 방법이 없었다. 절단 후에도 폐나 다른 기관으로 전이될 가능성이 있기 때문에 결코 안심할 수 없는 상태였다.

화학요법 3주기를 거치며 혹독한 고통을 겪은 브래드는 대화가 힘들 정도로 기력을 잃었다. 어느 날 아침에는 미열이 37.9도까지 올라갔다. 아침 회진 때 레지던트들은 혈액 및 소변 배양 검사를 실시했으며, 신체 검진 소견도 '무병소(nonfocal, 병소 없음)'였다고 보고했다. 즉, 확실한 감염원을 찾지 못했다는 뜻이었다. 화학요법을 받는 환자들은 백혈구 수치가 감소하고 나면 종종 미열 증상을 보이기도 한다. 미열의 원인을 밝혀낼 수 없다면, 의사는 언제부터 항생제를 투여할지 임의적으로 판단해야 한다.

"피로감이 전보다 훨씬 더 심하십니까?"

브래드가 고개를 끄덕였다. 나는 감염원을 밝혀줄지도 모르는 증상 목록을 다시 한 번 검토했다. 두통이 있는지, 시력 이상이 있는지, 비강 압박, 인후통, 호흡 곤란 증세가 있는지 물어보았다. 브래드의 대답은 모두 아니오였다. 가래가 끓어오릅니까? 아니오. 복통은, 설사는, 배뇨 통증은? 역시 모두 아니오였다.

브래드가 너무 피곤해서 혼자서는 일어나 앉을 수가 없다고 말하자, 레지던트 한 명이 그의 한쪽 어깨를 붙들고 실습생 한 명이 다른 쪽을 붙들어 일으켜 앉혔다. 브래드는 마르고 키가 큰, 장거리 육상선수의 몸을 가지고 있었다. 아드리아마이신 투여량은 체중보다는 몸의 표면적을 기준으로 정해지기 때문에, 체격이 좋아 신체 표면적이 넓은 브래드는 고용량을 투여받고 있었다. 몇 가닥 남지 않은 그의 머리카락은 땀범벅이 되고 얼굴은 잿빛이었다.

그의 눈과 귀, 코와 목을 검사했지만 주목할 만한 점은 없었다. 다만 뺨 안쪽과 혀 아래쪽에 치료 부작용으로 인한 작은 궤양이 몇 개 보였다. 폐를 검사할 때(폐는 깨끗했다)는 심호흡을 하느라 힘겨워했고, 심장 소리도 좋았다. 심부전을 암시할 만한 '분마음(gallop)'도 들리지 않았다. 복부도 부드러웠고 방광 쪽의 압통도 없었다.

"오늘은 이 정도면 충분할 것 같습니다."

브래드의 모습이 너무 초췌해서 쉬게 하는 게 나을 것 같았다. 그는 고맙다는 뜻으로 고개를 끄덕였다.

얼마 뒤 혈액과 실험실에서 한 백혈병 환자의 골수 생검 결과를 보고 있는데, 호출이 왔다. 내가 전화를 걸자 레지던트가 급히 보고했다.

"브래드 밀러 씨가 맥박이 없습니다. 체온이 40도까지 올라 지금 중

환자실로 옮기는 중입니다."

패혈성 쇼크였다. 박테리아가 혈류를 타고 퍼지면 혈액순환 마비가 올 수도 있다. 이런 경우 건강한 사람도 치명적일 수 있는데, 브래드처럼 화학요법으로 백혈구 수치가 현저히 떨어져 면역력이 손상된 환자들은 목숨을 잃기도 한다.

"감염원은 확인됐나?"

"왼쪽 둔부에 종기로 보이는 것이 있습니다."

박테리아와 싸울 백혈구가 부족한 환자들은 좌우 둔부 사이처럼 일상적으로 오염되는 지점이 감염되기 쉽다.

그날 아침 브래드의 회진 장면을 떠올린 순간 아무 말도 할 수가 없었다. 그 종기는 분명 몇 시간 전에도 그 지점에 있었을 것이다. "오늘은 이 정도면 충분한 것 같습니다." 천만에, 전혀 충분하지 않았다. 둔부와 직장을 검사할 테니 잠깐 돌아누우라는 말을 나는 하지 못했다.

"다시 배양에 들어갔고 광범위 항생제 투여를 시작했습니다. 중환자실 팀이 인계할 겁니다."

"좋아. 잘했네."

수화기를 내려놓자마자 나는 스스로를 더욱 호되게 질책했다. 형편없어. 엉망이야.

브래드를 보면 안타까운 마음이 들었고, 깊은 연민 때문에 나는 규칙을 어겼다. 나는 면역 결핍 환자를 볼 때마다 항상 일정한 절차를 따랐다. 보통의 경우라면 그 절차에 따라 환자의 정수리에서 발끝까지 훑으면서 모든 틈과 주름과 구멍과 기관을 철저히 검사했을 것이다. 하지만 브래드에게는 더 이상 괴로움을 주고 싶지 않았다. 나는 그의 이불을 들춰보지 않았다. 결국 그것이 치명적 실수가 되고 말았다.

남은 일을 마저 끝내고는 바로 중환자실로 달려갔다. 브래드는 인공호흡기에 의지한 채 눈을 크게 뜨며 '안녕하세요'라는 신호를 보냈다. 식염수 외에도 심장 수축력과 혈관 긴장도를 높여 혈압을 유지시키는 혈압상승제가 들어가고 있었다. 아드리아마이신에도 불구하고 그의 심장은 아직까지 견디고 있었다. 패혈성 쇼크에서 흔히 일어나듯이 혈소판 수치가 떨어진 상태라 혈소판 수혈도 받고 있었다. 중환자실 담당의가 이미 브래드의 부모에게 그의 상태가 얼마나 위중한지 이야기한 상태였다. 그들은 중환자실 옆방에서 고개를 떨어뜨린 채 앉아 있었다. 나를 못 본 것 같아 그냥 지나치려다, 애써 방 안으로 발걸음을 돌려 몇 마디 위로의 말을 건넸다. 그들은 아들을 보살펴줘서 고맙다며 인사를 했다.

불안한 밤을 보낸 뒤, 나는 이튿날 아침 평소보다 일찍 병원에 도착했다. 레지던트들이 환자들의 차트 확인을 미처 끝내기도 전이었다. 회진은 보통 때보다 한 시간이나 늦게 끝났다. 나는 보고받은 모든 정보를 하나하나 점검하고 또 점검했다. 회진 팀원들이 점점 불안해 하는 것이 보였지만 나는 마음의 안정을 되찾아야 했다. 그것만이 내가 아는 유일한 방법이었다.

브래드 밀러는 살아났다. 백혈구 수치를 서서히 회복했고 감염증도 치료되었다. 중환자실에서 나온 그에게, 그날 아침 좀더 철저히 검사를 해야 했다는 이야기를 전했다. 그렇지만 왜 그러지 못했는지 그 이유는 말하지 않았다. CT 스캔 결과, 절단 없이 수술을 진행할 만큼 육종이 줄어들어 있었다. 그러나 허벅지 근육의 상당 부분을 종양과 함께 제거해야 했다. 수술 후에도 달리기는 무리였다. 그후 이따금씩 캠퍼스에서 자전거를 타고 가는 브래드의 모습을 보았고, 그때마다 나는 조용히 감사의 기도를 올렸다.

환자에 대한 염려와 책임

1925년 하버드 의과대학의 프랜시스 웰드 피보디 박사가 한 연설 가운데, 임상 의학에서 가장 유명한 말로 꼽히는 구절이 있다.

"환자 치료의 비법은 환자를 돌보는 마음에 있다."

이는 의심할 수 없는 사실이지만, 실제로는 그만큼 명쾌하게 떨어지지 않는다.

피보디 박사는 의사들에게 그들을 길들이는 수련의 방식에 대해 경고했다. 의사라면 당연히 감정을 제어하는 법을 배운다. 그래야만 수없이 보게 되는 끔찍한 장면들과 책임져야 하는 무자비한 처치에 대한 본능적인 반응을 제어할 수 있다.

자동차 사고를 당했거나 화재 현장에서 화상 입은 사람의 목숨을 살리기 위해 응급실에서 어떤 일들이 행해지는지 생각해 보라. 의사가 눈앞에 있는 사람에 대해 지나치게 많이 생각한다면 어떻게 피가 철철 흘러넘치는 복부에 장갑 낀 손을 집어 넣을 것이며, 숯덩이가 된 살에 호흡관을 꽂을 수 있겠는가? 이보다는 덜 급박한 상황(광범위한 전이가 일어난 유방암에 걸린 젊은 여성에게 화학요법을 실시하거나, 간 기능이 멈추고 시력을 잃은 당뇨 환자의 팔에 투석 션트(shunt)를 삽입하는 등)에도, 치료를 방해할 수 있는 고민에서 자신을 분리해야 한다.

이처럼 감정에 영향을 받지 않으려면 피보디 박사의 말대로 치유자로서 의사에게 부여된 완벽한 역할은 잠시 접고, 그 역할의 한 측면인 전술가의 자리로 내려와야 한다. 깊은 감정을 느끼면 주춤하거나 무너질 위험이 있다. 그러나 감정이 제거되면 환자의 마음을 제대로 돌보지 못한다. 여기서 우리는 역설에 직면한다. 감정은 환자의 영혼에는 눈뜨게 하지만, 환자의 문제에는 눈멀게 할 위험이 있다.

나는 카렌 델가도 박사에게 이러한 역설을 어떻게 생각하는지 물어보았다. 델가도 박사는 저명한 내분비 및 대사 질환 전문의로, 현재 한 대형 수련 병원에서 당뇨, 불임, 갑상선기능저하증과 같은 호르몬 및 대사장애 환자들을 치료하고 있다. 나는 의학 지식이 깊고, 따뜻한 연민과 정, 관대함으로 환자를 대하는 그녀야말로 모든 의사들의 본보기가 되지 않을까 생각한다. 귀인 오류의 경험이 있느냐는 나의 질문에, 델가도 박사는 1970년 수련의 시절에 만난 한 환자를 금세 기억해 냈다.

이른 새벽에 한 청년이 응급실로 실려 왔다. 경찰이 근교의 미술관 계단에서 자고 있는 그를 발견해 데려온 것이다. 그는 면도도 안 했고 옷도 더러웠으며, 초진 간호사가 질문을 해도 일어나 앉거나 똑똑히 대답하지 않는 등 상당히 비협조적이었다. 그날 밤 다른 환자들을 보느라 바빴던 델가도 박사는 일단 '육안 검사'만 하고는, 복도에 있는 수송용 침대에 누워 있어도 되겠다고 판단했다. 날이 밝으면 아침을 얻어먹고 다시 거리로 돌아갈 또 한 명의 집 없는 히피겠거니 생각한 것이다. 몇 시간 뒤 간호사 한 명이 그녀의 소매를 잡아끌며 말했다.

"선생님, 어서 그 남자분 좀 봐주셔야 할 것 같아요."

델가도 박사는 잠시 주저했다. 그러나 그녀는 환자의 심각한 문제를 감지한 응급실 간호사의 말을 존중할 줄 아는 의사였다.

"혈당 수치가 얼마나 높던지." 델가도 박사가 그 순간을 회상하며 말했다. 청년은 당뇨성 혼수 직전이었다. 미술관 앞에서 잠들었던 것은, 힘이 없고 정신이 혼미해서 아파트로 돌아갈 수가 없었기 때문이다. 경찰과 초진 간호사에게 제대로 대답하지 못한 것도, 통제 불능 상태로 악화된 당뇨병의 특징인 대사 변화 때문이었다. 게다가 알고 보니 그는 부랑자가 아니라 학생이었다.

"의사로서 가장 힘든 일은 실수를 통해서, 그것도 사람의 생명을 담보로 한 실수를 통해서 가장 큰 교훈을 얻는다는 거예요."

그 일로 혼이 난 뒤로, 호출을 받고 응급실로 달려가 단정치 못하고 비협조적인 사람을 진찰할 때면 언제나 그 청년을 떠올렸다. 그러나 그 일은 하나의 전형에 부합하는 하나의 경험이었을 뿐이라고 덧붙였다.

"마음속에 품고 다니는 모든 전형을 일일이 꼽아볼 수는 없는 노릇이죠. 또 자신이 지금 눈앞의 사람을 어떤 전형적 틀에 꿰맞추고 있는지 항상 인식한다는 것도 불가능한 일이구요. 하지만 의사라면 누구나 각각의 전형화에 따른 실수를 범하고 싶지 않을 거예요."

오히려 환자와 환자 가족들이 의사가 치료 과정에서 패턴 인식에 의존하고, 판단을 내리기 위해 어쩔 수 없이 전형에 의지한다는 사실을 항상 의식하고 있어야 한다는 것이 델가도 박사의 생각이다. 그러한 사실을 알고 있으면 의사가 귀인 오류를 피하도록 도울 수 있다.

그것이 실제로 가능한 일일까? 나는 그녀에게 물어보았다.

"물론 일반인들에겐 쉽지 않은 일이죠. 환자나 환자 가족은 의사의 생각에 의문을 제기하는 것을 주저해요. 특히 그들의 문제 제기가 의사의 생각이 개인적인 편견이나 선입견으로 왜곡되었다는 사실을 암시하게 될 경우에는 더욱 그렇죠."

델가도 박사는 설사 그렇다 해도 요령을 잘 발휘하면 의사로 하여금 자신이 전형에 의존하고 있다는 사실에 주목하게 만들 수 있다고 생각한다. 실제로 그녀의 환자 중 한 명이 그렇게 한 적이 있었다.

엘렌 바네트라는 환자가 짜증을 돋우는 여러 증상을 호소하며 델가도 박사를 찾아왔다. 델가도 박사를 찾는 환자들 중에는 무기력증이나 갑작스러운 체중 증가처럼 정확한 진단을 내리기 힘든 증상을 호소하며, 자신의 문제가 호르몬이나 대사 불균형일 거라고 얘기하는 사람들이 많다. 그러나 대개의 경우 그렇지 않다. 엘렌 바네트는 이미 다섯 명의 의사에게 진찰을 받은 상태였고, 그 의사들이 전부 자신을 피한다고 느끼고 있었다.

"뭐랄까, 폭탄을 안고 있는 느낌이에요. 온몸이 뜨겁게 달아오르면서 피부가 근질근질해져요. 정말이지 온몸에 개미들이 기어다니는 것처럼 근질근질하고, 어떤 때는 끔찍한 두통이 같이 올 때도 있어요. 몸에서 폭탄이 터지는 것 같다니까요. 물론 제가 폐경기에 있다는 건 알아요. 다섯 명의 의사가 전부 그걸 원인으로 꼽았으니까요. 게다가 두 명은 제가 제정신이 아니라고 했죠. 솔직히 말씀드리면, 사실 제가 제정신은 아니죠."

엘렌이 쓴웃음을 지으며 말했다.

"그래요, 압니다. 폐경기 여성은 화끈거림을 느끼죠. 그래도 이건 좀 다른 것 같아서요. 제 느낌은 단순한 폐경기 증상 그 이상이에요."

델가도 박사는 그녀의 말을 들으면서 끊임없이 고통을 호소하고, 스스로를 괴짜라고 상당히 정확히 묘사하는 이 감상적인 폐경기 여성의 경우, 얼마나 귀인 오류를 범하기 쉬운 환자인지 깨달았다. 그래서 박사는 엘렌 바네트를 더 이상 한 명의 전형적인 환자로 치부하지 않았다. 또 그녀가 자신에게 뭔가 중요하고 의미심장한 이야기를 들려주고 있으며, 그 '폭탄'이라는 것이 폐경기의 일반적인 화끈거림과 호르몬 변화로 인한 편두통과는 다른 것이라고 생각했다.

"아주 광범위하게 검사했어요. 결과는 정말로 폐경기가 맞았고, 그녀가 별난 생각이 많은 괴짜라는 것도 맞았어요. 그런데 소변에서 폐경기 증상이나 괴짜 증세와는 다른 게 나온 거예요. 카테콜아민 수치가 상상을 초월할 정도로 높았죠. CT 스캔을 해보니 왼쪽 신장 위에 갈색세포종이 보이더군요."

갈색세포종은 비교적 드문 내분비계 종양으로, 혈류와 혈압에 극심한 동요를 일으킬 수 있는 아드레날린과 같은 화학 물질인 카테콜아민을 생산한다. 이 경우 혈액순환의 변화가 폐경기의 화끈거림 증상을 흉내 내기도 하고 편두통처럼 심한 두통을 촉진시키기도 한다. 카테콜아민은 또 불안이나 절망, 심지어는 공격성 같은 심리적 증상을 일으키기도 한다. 제 때에 치료하지 않으면 뇌졸중이나 심부전을 일으킬 수도 있다.

"그 환자는 수술을 받았고 종양도 제거했어요. 지금은 두통이나 화끈거림 같은 증상도 훨씬 누그러져서, 일반 폐경기 증상으로 볼 정도가 되었고요. 하지만 그녀 자신도 인정하듯이, 괴짜인 건 여전하죠."

델가도 박사는 다른 환자나 환자 가족들도 엘렌 바네트의 접근법을 적용할 수 있다고 생각한다. 엘렌은 상대를 무장 해제시키는 유머 감각을 바탕으로, 자신이 어떤 사회적 전형에 들어맞는 사람인지를 알고 있으며 그 전형성 때문에 의사들이 자신의 호소를 충분히 고민하지 않았다는 의견을 전달했다. "그 환자가 불쾌거나 건방지다고 느끼지는 않았어요. 그래서 저도 그런 식으로 반응하지도 않았고, 마음이 멀어지거나 짜증스럽지도 않았죠. 오히려 그 환자의 말에 더욱 신뢰가 갔고, 덕분에 귀인 오류도 피할 수 있었습니다."

엘렌 바네트 같은 환자가 의사에게 불러일으키는 부정적인 감정은 쉽게 드러난다. 그러나 크로스케리 박사가 에반 매킨리에게, 팔척 박사가 조 스턴에게, 내가 브래드 밀러에게 가졌던 긍정적인 감정은 그 위험성을 인식하기가 더 힘들다. 나는 특히 델가도 박사가 많은 환자들에게 깊은 애정을 갖는 의사라는 사실을 감안해 혹시 그녀도 그러한 덫, 즉 감정적 오류의 덫에 걸린 적이 있는지 물어보았다. 델가도 박사 역시 그런 적이 있다고 했다.

"갑상선 암을 앓는 노인 환자 분이 계셨는데, 방사성옥소 치료를 고려하고 있었어요. 그 치료가 어려운 병참술이 요구되는 데다 실제로 환자의 생명을 망가뜨릴 수도 있어서 치료를 그만둘까 고민하고 있으니, 그분이 제게 이런 말씀을 하시는 거예요. '우리가 친구라는 이유로 불편한 검사를 면제해 주려고 하지 말아요.'"

의사의 애정이 때로 그의 손을 멈추게 할 수도 있다는 사실을 아는 환자 가족이나 친구들은 상황이 아주 위급해지면 그제야 용기를 내어 자신들의 우려를 이런 식으로 표현하기도 한다.

"선생님께서 얼마나 마음을 써주시고 계시는지 정말 깊이 감사드려요. 또 힘들고 고통스럽다고 해도, 꼭 필요하기 때문에 취하시는 조치일 거라는 사실을 충분히 이해합니다."

이러한 이야기를 할 수 있다면, 그는 의사의 판단에 감정이 과연 어떤 식으로 영향을 미칠 수 있는지를 아는 사람이다. 델가도 박사의 경험을 곰곰이 생각하면서, 나는 그날 아침 회진에서 브래드 밀러를 만났던 순간을 떠올렸다. 과연 그때 브래드는 안간힘을 써서라도 우리가 그동안 맺어온 관계를 생각한 뒤 의사인 내게 이런 식으로 경고할 수 있었을까? 아마 불가능했을 것이다. 검사에 철저를 기하는 일은 나의 의무였고, 규칙을 깨뜨릴지도 모르는 나의 감정을 감시하는 일 또한 나의 책임이었다.

환자를 비롯해 그의 가족과 친구들 모두 의사와 함께 감정의 바다를 헤엄치는 사람들이다. 따라서 모두들 위험한 감정의 조류를 경고하는 깃발이 꽂힌 중립 해안에서 한시도 눈을 떼서는 안 된다.

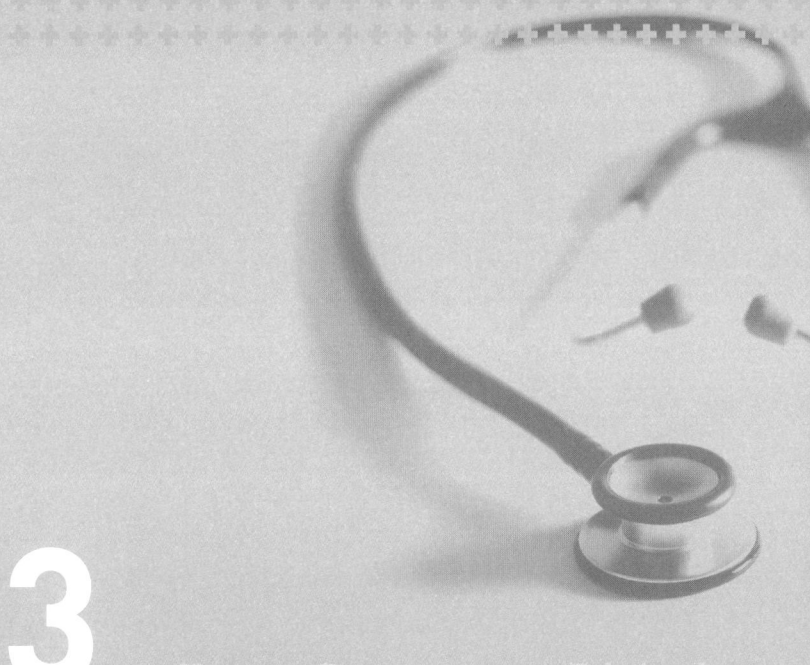

3.
How Doctors Think

응급실의 곡예사들

++++++++
의사는 어떤 환자를 만나든
분주하고 혼란스러운 분위기에 정신을 빼앗기지 않기 위해
의식적으로 생각과 행동의 속도를 늦춰야 한다.
++++++++

노바스코샤 핼리팩스에서 서쪽으로 약 5,224킬로미터 거리에 애리조나의 튜바 시티가 있다. 핼리팩스는 1794년에 세워진 캐나다 최초의 영국 도시로, 인구 35만 중 대다수가 영국 혈통이다. 튜바 시의 인구는 6천에 불과하지만 10만이 넘는 나바호족과 호피족들의 중심 도시다. 핼리팩스는 항구를 중심으로 유리와 강철로 지어진 현대적인 고층 빌딩들이 사방을 에워싸고, 바다에서는 날카로운 북극광이 반사된다. 튜바 시티는 우뚝 솟은 대지 위에 자리잡고 있고, 주변의 관목 숲과 부드러운 파스텔 톤의 고대 퇴적암들이 눈길을 끈다. 핼리팩스의 댈후지 대학교 의과대학은 기초의학과와 연구진들로 명성이 높다. 튜바 시티의 병원은 야트막한 암갈색 건물 여러 채로 이루어져 있으며, 인디언 보건청 건물도 이곳에 자리잡고 있다. MRI 스캐너가 있는 가장 가까운 병원을 가려면 자동차로 한 시간은 달려가야 한다.

이러한 지리와 규모, 자원과 문화의 차이에도 불구하고 해리슨 알터 박사 같은 튜바 시티의 응급실 의사들과 핼리팩스의 팻 크로스케리 박사 같은 응급실 의사들은 같은 임상 유형을 인식하고 똑같은 인지적 오류를 경계해야 한다.

올해로 마흔네 살인 해리슨 알터 박사는 처음부터 의사가 되려고 한 것은 아니었다. 원래는 브라운 대학교에서 비교문학을 공부했으나, 4년 뒤 버클리 의대에 들어갔다. 오클랜드 하이랜드 병원에서 레지던트 과정을 마치고 시애틀의 워싱턴 대학교에 들어가 로버트 우드 존슨 재단의 장학금을 받으며 의사들의 의사결정에 대해 연구했다. 워싱턴 대학교에서 2년 동안 교수 생활을 하던 중 소외 지역에서 헌신하는 의사들과 함께 일하고 싶다는 생각이 들었고, 그 소망대로 아내와 어린 자녀 셋을 데리고 튜바 시티의 아담한 노란색 치장벽토 집으로 이사한다.

ABC 원칙

2003년 4월의 어느 날, 호피족 학교에 다니는 나단 탈럼프케와라는 열 살짜리 남자아이가 구급차로 실려 왔다. 당시 알터 박사는 응급실에서 일하고 있었다. 학교에서 4학년 아이들이 쉬는 시간이 끝나고 줄지어 교실로 들어가던 중, 한 아이가 목말을 타기 위해 나단의 등 위로 뛰어올랐다고 한다. 나단은 키 146센티미터, 몸무게 52킬로그램의 육중한 아이였고 거칠게 몸을 굴리며 노는 것을 좋아했다. 그런 아이가 웬일인지 고통스러운 비명을 내지르며 바닥으로 나뒹굴었다.

"아이는 척추가 완전히 고정된 상태로 척추 교정판에 누운 채 내원했습니다."

알터 박사는 그날을 회상하면서, 손상되었을지 모르는 신경에 자극이 가해지지 않도록 환자를 고정 앙아위(supine position)로 눕히는 방법을 설명했다. "완전히 겁에 질려서는 끙끙 앓는 소리를 내며 흐느끼고 있었죠." 알터 박사는 재빨리 사건의 경위를 파악하고 나단에게 몇 가지 중요한 질문을 했다. "팔다리도 움직일 수 있고 척추나 엉덩이 쪽에 따끔거리거나 전기가 통하는 듯한 느낌도 없는데, 등 가운데 한 군데만 너무 아프다고 하더군요." 아이의 말을 들은 알터 박사는 그 정도면 아이를 척추 교정판에서 병상 위로 옮겨도 괜찮겠다고 판단했다.

곧이어 알터 박사는 검진을 시작했다. 하부 흉추를 누르는 순간 나단의 입에서 비명이 터져 나왔다. "엑스레이를 찍으러 보냈고, 결과는 예상대로 압통 지점인 10번 흉추에 쐐기 압박 골절이 있었습니다. 흔히 여든쯤 되는 할머니들한테서나 보던 골절이 열 살짜리 아이한테 나타나다니. 정말 이런 일은 있을 수 없다고 생각했습니다."

알터 박사는 늘 환자를 볼 때마다 수련의 시절에 배운 ABC 기본 원칙을 되뇐다고 했다. (사실 응급실의 기본 원칙에는 D와 E도 있다.) "A는 기도(airway) 유지를 의미합니다. 즉, 입과 목, 기관과 기관지가 모두 열려 있어야 한다는 뜻입니다. B는 호흡(breathing) 유지를 나타내는 것으로, 환자의 폐가 충분한 산소를 확보하여 혈류 속으로 전달해야 한다는 뜻입니다. C는 순환(circulation) 유지를 의미하는데, 이는 심장 박동이 지속되어 간과 신장, 뇌와 같은 주요 기관까지 혈액이 전달될 수 있도록 혈압이 유지되어야 함을 뜻합니다. D는 장애(disability)를 의미하는데, 이는 근육의 힘과 반사 작용은 물론 정신적 반응까지 포함해 신경 기능을 점검하라는 얘기입니다. 마지막으로 E는 노출(exposure)을 의미하는데, 이는 한 부분의 문제에만 집중하느라 다른 신체 부위를 간과해서는 안 된다는 뜻입니다."

나단의 경우에는 이 모든 알파벳 원칙이 만족스럽게 지켜졌다고 알터 박사는 판단했다.

알터 박사는 혈구 수, 칼슘 농도, 골효소 등 각종 검사를 지시했다. 결과는 모두 정상이었다. 이어 CT 촬영을 지시했고 결과는 컴퓨터로 애리조나 대학교의 방사선과로 전송되었다. 응급실로 바로 회신이 왔다. "10번 흉추 압박 골절을 제외하고는 정상." 그래도 불안이 가시지 않았다. 이번에는 나단을 구급차에 태워 MRI 촬영을 위해 한 시간 반 거리에 위치한 플래그스태프로 이송했다. 그날 알터 박사는 MRI 결과도 CT 소견을 확증한다는 것을 알게 되었다. 허탈성(collaspsed) 척추 한 곳뿐 다른 이상 소견은 없었다.

알터 박사는 근방의 한 소아과 전문의에게 전화를 걸었다. "가끔 이런 경우가 있어요." 그 전문의는 심각한 문제는 없으니 아무 걱정 말라며 다시 한 번 박사를 안심시켰다. 알터 박사는 그 정보를 받아들일 수밖에 없었지만 불안은 계속되었다고 했다. 그는 소아과 전문의에게 며칠 뒤 나단을 만나겠다는 약속을 받아냈다. 약속 당일, 나단은 약간의 등 통증을 빼고는 몸 상태가 한결 좋았다. 소아과 전문의는 나단의 부모에게도 걱정하지 말라고 했다. 이상한 점이 없는 건 아니지만 놀다가 생긴 우발적 사고일 뿐이라는 것이었다.

시애틀 시절 알터 박사는 베이스 분석법, 즉 불확실성 속에서 수학적 방식으로 의사결정을 하는 방법을 훈련받았다. 따라서 그는 환자를 볼 때 모든 진단 가능성들을 산술적으로 계산한다. 그런데 나단의 경우에는 그러한 가능성을 산정할 수 없었다. 과체중인 점만 빼면 신체 건강한 열 살짜리 호피족 소년의 10번 흉추 압박 골절을 설명하는 데 참고할 만한 데이터베이스가 전혀 없었다. 그래서 알터 박사는 그 문제를 정교한 수학적 접근법 대신 상식적으로 접근하고자 했다. "아주 사소한 사건이었어요. 한 학생이 목말을 타겠다고 나단의 등에 올라탄 것뿐이었으니까요. 이 사실만으로는 그런 부상을 설명하기 힘들어 보였죠." 그런데 소아과 전문의는 더 이상 설명이 필요 없다고 생각하는 듯했다. "당황스러웠습니다. 모름지기 전문가의 의견 아닙니까? 마땅히 권위를 인정해야 했죠."

나단의 이야기 속에서 익숙한 울림이 들려왔다. 내가 응급의학을 배웠거나 소아과 전문의여서가 아니라, 전문의들이 곧잘 "가끔 이런 경우가 있어요"라고 말하는 것을 들어왔기 때문이다. 이는 자신만만하고 오랜 경험에 기초한 말로, 더 이상 알아보지 않아도 된다는 소리로 들린다. 그러나 그런 말은 답을 찾기 위해 모든 노력을 다 기울인 후, 지속적으로 환자를 모니터링한 끝에 나와야 마땅하다. 만일 대수롭지 않게 내뱉는다면, 이는 안심이 되는 정보로 들리기는커녕 걱정스러운 무지를 드러낼 뿐이다. 더 이상 아무 생각도 하지 말라는 소리기 때문이다.

알터 박사는 계속 밀고 나갈 수밖에 없었다. 더는 다른 방법이 없을 때까지, 할 수 있는 한 최선을 다했다. 그래도 생각을 멈출 수가 없었다. 할 수 없이 그는 임상에서 주로 쓰이는 표현으로, 문제가 '스스로 정체를 밝힐 때'까지 기다리기로 했다.

그 정체는 몇 주 뒤에 밝혀졌다. 나단이 침대에서 일어나려다 통증을 견디지 못하고 쓰러진 것이다. 나단은 다시 응급실로 옮겨졌다. 검진을 해보니 알파벳 원칙 중 D에는 분명 문제가 없었다. 나단의 다리는 무력하지 않았고 반사 기능에도 문제가 없었다. 알터 박사는 다시 엑스레이 촬영을 지시했다. 네 군데 쐐기형 척추 골절이 보였다. 알터 박사는 나단을 피닉스에 있는 한 병원으로 이송했다. 정형외과 전문의가 골 생검을 해서 병리학 실험실로 보냈다. 피닉스의 병리학자가 현미경으로 관찰하니 뼈 속에 크고 둥그런 세포들이 가득 퍼져 있었다. 세포마다 검푸른 색에 나선형의 핵을 가진 것이 서로 비슷했다. 특수 검사를 실시하여 그 세포들 안의 효소들과 표면의 단백질을 확인했다. 드디어 확실한 진단이 떨어졌다. 급성 림프구성 백혈병. 백혈병이 척추를 약화시켜 목말을 타는 것만으로도 무너져내린 것이다. 그제야 납득이 갔다. 알터 박사의 짐작대로 소아과 전문의의 말은 이치에 닿지 않았다.

"그 누구도, 어떤 의사나 환자도 '가끔 이런 경우가 있다'는 말을 중대한 사고에 대한 최초의 답으로 받아들여서는 안 됩니다. 혹시 그런 말을 하는 의사가 있다면 문제를 해결하거나 문제가 사라질 때까지 좀더 지켜보자고 해야 합니다."

인식의 선별

나단이 쓰러진 그해 겨울, 어느 날 블랑쉬 베게이라는 이름의 60대 나바호족 부인이 호흡 곤란을 호소하며 응급실로 실려 왔다. 다부진 체격에 청회색 머리를 하나로 올려 묶은, 인디언 보호거주지 내 식료품점에서 근무하는 여성이었다. 집들이 다닥다닥 붙은 그 지역에 몇 주 동안 바이러스가 돌면서, 그 부인과 같은 환자 수십 명이 바이러스성 폐렴으로 이미 병원을 다녀간 뒤였다. 처음엔 '지독한 코감기' 겠거니 생각했다고 부인은 말했다. 그래서 오렌지주스와 차를 많이 마시고 아스피린 몇 알을 복용했지만 웬일인지 증상은 점점 더 심해지고 급기야는 견딜 수 없는 지경에 이르렀다.

알터 박사는 38도의 미열과 호흡 주기가 정상의 거의 두 배에 달한다는 사실에 주목했다. 폐를 청진해 보니 공기의 유출입이 빠르기는 하지만 점액이 쌓이면서 생겨나는 이른바 거친 '수포음'은 들리지 않았다. 혈액 검사 결과도 나왔다. 백혈구 상승은 나타나지 않았으나, 전해질 소견은 혈액의 산성화를 말해 주었다. 이는 주요 감염증을 앓는 환자에게 보이는 일반적인 소견이었다. 흉부 엑스레이 사진에는 바이러스성 폐렴의 특징적 소견인 흰 빗금들이 나타나지 않았다.

알터 박사는 '무증상 바이러스성 폐렴'이라는 진단을 내렸다. 그리고 베게이 부인에게 감염의 초기 단계, 즉 무증상 단계라 아직 흉부 엑스레이 사진상에 세균 흔적이 나타나지 않았다고 말했다. 지난 몇 주간 보아온 다른 환자들과 마찬가지로 베게이 부인 역시 병원에 입원해 정맥주사로 수액과 약물을 공급받으며 열을 내려야 했다. 더구나 부인의 나이를 고려하면 폐렴이 심장에 큰 무리를 줄 수 있고 때로는 심장마비로 이어질 수도 있으므로, 신중을 기하기 위해서는 지속적인 감시가 반드시 필요했다고 알터 박사는 말했다.

알터 박사는 내과 전문의에게 베게이 부인을 인계하고 다른 환자를 보기 시작했다. 중년의 나바호족 남자로, 역시 열이 있고 호흡 곤란을 겪는 환자였다. 그런데 몇 분이 안 돼 그 내과 전문의가 오더니 알터 박사를 옆으로 끌고 갔다.

"바이러스성 폐렴 환자가 아닌데요. 아스피린 중독이에요."

그로부터 몇 년이 지났는데도 알터 박사는 당시의 일을 힘겹게 회상했다. "아스피린 중독이라면 독물학의 기본이죠. 수련 시절 내내 수차례 배운 내용입니다. 게다가 누가 봐도 명백할 만큼 전형적인 사례였죠. 빠른 호흡, 혈액 내 전해질의 변화도 그렇고 말이에요. 그런데 그걸 놓친 겁니다. 제가 오만했죠."

전형적 질환이 있기 때문에 전형적 인식의 오류가 존재한다. 알터 박사의 오진은 그러한 오류에서 비롯되었으니, 이른바 '가용성(availability)'이란 휴리스틱을 이용한 사례다. 예루살렘 히브리 대학교의 심리학자 아모스 츠버스키와 대니얼 카네만 교수는, 20년이 넘은 독창적인 논문에서 이와 같은 편의주의적 접근법을 탐구했다. 카네만 교수는 그러한 사고 형태들이 시장에서 어떠한 방식으로 비합리적 의사결정을 유발하는지를 밝혀낸 공로로 2002년에 노벨 경제학상을 수상하기도 했다. 츠버스키 교수 역시 1996년에 불운의 죽음을 맞이하지만 않았더라면 분명 노벨상 수상의 영광을 함께 누렸을 것이다.

'가용성의 오류'란 관련된 예들이 얼마나 쉽게 떠오르는가에 따라 어떤 일의 빈도나 확률을 판단하려는 경향을 말한다. 알터 박사가 무증상 폐렴이라는 진단을 쉽게 내릴 수 있었던 까닭은 지난 몇 주간 그와 유사한 수많은 감염 사례를 보아왔기 때문이다.

모든 환경에서 그렇듯 의료 현장에도 생태학이 존재한다. 예컨대, 알코올 남용 환자들은 주로 시카고의 쿡 카운티나 오클랜드의 하이랜드, 맨해튼의 벨뷰와 같은 도심의 병원들에 집중되어 있다. 가령, 이 중 어느 한 곳에 근무하는 인턴이 일주일에 걸쳐 열 명의 알코올중독자를 진찰했다고 하자. 그들 모두는 알코올성 진전섬망(DT, delirium treme), 즉 금단에 따른 심한 떨림 현상을 보였다. 그러면 인턴은 신경과민 증세를 보이는 열한 번째 알코올중독자 역시 DT 소견을 보일 확률이 매우 높다고 판단하려 할 것이다. 통제 불능의 떨림에 대해 내릴 수 있는 진단들은 많지만, 그중에서도 DT 소견이 가장 쉽게 머릿속에 떠오르기 때문이다. 여기서 DT는 가장 가까운 시일의 경험에 비추어볼 때 가용성이 가장 높은 가능성이다. 그는 DT에 익숙해 있고, 그러한 익숙함은 그의 사고를 그쪽으로 이끈다.

알터 박사는 베게이 부인 사례의 배경생태학이 일으킨 이른바 '왜곡된 패턴 인지'를 경험했다. 그는 중요한 정보를 모두 통합하는 대신 몇 가지 특징적 증상, 예컨대 열이나 빠른 호흡, 혈액 속 산·염기 균형의 변화만을 골라냈다. 모순되는 데이터(흉부 엑스레이상의 흰 빗금 무늬 부재, 정상 백혈구 수)는 감염의 초기 단계임을 반영할 뿐이라고 합리화했다. 그러나 그러한 모순들을 보고 그는 자신의 추측이 틀렸음을 알아차렸어야 했다.

그러한 선별적 인식을 '확증 편향(confirmation bias)'이라고 부른다. 정보를 선택적으로 수용하거나 무시함으로써 자신의 신념을 확증하려는 오류는 츠버스키, 카네만 두 교수가 이야기했던 '정박(anchoring)'과 맥을 잇는다. '정박'은 일종의 편의주의적 사고방식으로, 자신이 있어야 할 곳에 닻을 내렸다는 확신에 차서 다른 가능성은 고려하지 않고 오직 한 가지 가능성만을 신속하고도 단호하게 잡는 것이다. 자신이 보고 싶은 표지만 볼 뿐 자신이 아직 바다에 떠 있다고 말해 주는 표지는 무시하기 때문에 눈으로는 지도를 보고 있어도 정신이 우리를 속이게 된다.

이러한 왜곡된 지도 읽기는 이미 목적지에 도착했다는 잘못된 추측을 '확증한다'. 데이터를 선택적으로 살펴본다는 점에서 감정 오류 역시 확증 편향과 닮아 있다. 감정 오류는 특정한 결과에 대한 바람에 의해 일어나며, 확증 편향은 최초의 진단이 환자에게는 좋지 않을지 몰라도 정확성에는 문제가 없으리라는 기대로 일어난다.

내과 전문의가 정확한 진단을 내린 뒤, 알터 박사는 베게이 부인과 나눈 대화를 다시 한 번 머릿속에 떠올렸다. 일반의약품을 포함해 약물을 복용한 적이 있느냐는 물음에 베게이 부인은 '아스피린 몇 알'이라고 대답했다. 이 대답이 알터 박사에게는 그의 정박된 추측, 즉 부인의 병이 감기로 시작해서 폐렴으로 진행된 바이러스성 증후군일 것이라는 가정을 뒷받침하는 추가적인 증거로 들렸다. "그 '몇 알'이 구체적으로 어떤 내용인지 확실히 물어보지 않고 넘어간 거죠." 알고 보니 그 몇 알은 수십 알이었다.

아이러니하게도 나단의 경우에는, 특정 질환의 진단 가능성을 평가할 수 없다거나 척추 허탈을 유발하는 생물학적 메커니즘을 찾아낼 수 없다는 이유로 진단을 유보하고 사고를 고착시키지 않았다. 이 때문에 그는 소아과 전문의의 자신만만하고 허울 좋은 주장을 쉽게 받아들이지 못했다. 그런 그가 베게이 부인의 경우에는 백 퍼센트의 가능성을 부여하며 속단을 내렸다.

"이 일을 계기로 아무리 확신이 가는 답이 있어도 항상 한 발 뒤로 물러서서 단 몇 가지라도 다른 가능성을 고려해 봐야 한다는 교훈을 얻었어요." 이러한 전략은 겉으로는 단순해 보여도 인식의 오류에 대비하는 가장 강력한 방책으로 꼽힌다.

깊이 있는 관찰과 주의

해리슨 알터 박사나 팻 크로스케리 박사와 같은 응급실 의사가 되었다고 상상해 보라. 대체로 우리가 만나는 환자는 모르는 사람들이다. 따라서 순간의 인상에 의존할 수밖에 없다. 환자나 환자 가족까지 안면이 있고, 그들의 성격과 행동 습관을 알고, 오랜 기간 병의 경과를 관찰할 수 있는 일반개업의와는 사정이 다르다.

항상 그렇듯 정신없이 돌아가는 저녁 시간, 초진 간호사가 30분 사이 세 명의 환자를 맡긴다. 각 환자는 여러 가지 증상을 호소한다. 팻 크로스케리 박사는 그런 순간이면 자신이 마치 '접시돌리기' 묘기를 부리고 있는 듯한 기분이 든다고 했다. 여러 개의 막대기 위에 접시를 올려놓고 회전 속도가 느려지거나 접시가 떨어지지 않도록 계속해서 접시를 돌려야 하는 곡예사처럼 말이다.

사실상 접시돌리기보다 더 힘들다. 접시돌리기는 돌리는 동작만 하면 되고 접시들의 크기나 무게도 비슷하다. 그러나 환자는 당연히 같은 사람이 한 명도 없고 의사는 각각 다른 그 한 명 한 명에 대해 빠른 시간 안에 다양한 동작을 구사하면서 효과적인 진단을 내리고, 응급처치를 하고, 그 다음에는 환자에게 가장 안전한 조치가 무엇인지, 입원시킬 것인지 타 병원으로 이송할 것인지 아니면 집으로 돌려보낼 것인지를 결정한다.

그렇다면 진단과 처치와 조치를 제대로 수행하기 위해서는 무엇이 필요할까? 우선, 각 환자가 응급실을 찾게 된 주요 이유를 파악해야 한다. 그 이유가 겉으로는 명백해 보일지 몰라도 실제로는 아니다. 환자들은 초진 간호사나 의사에게 실은 더 심각한 진짜 문제와는 무관해 보이는 이유를 대기도 하고, 아니면 당장은 제일 큰 괴로움을 주지만 진짜 문제와는 무관할 수도 있는 증상을 말하기도 한다. 의사들은 모두 시간에 쫓기며 일하지만 응급실 사정은 특히 심하다. 그래서 앞서 알터 박사에게서 보았듯이, 의사가 선택하는 질문과 질문 방식은 환자의 대답에 일정한 틀을 부여하고 생각의 방향을 유도한다. 서둘러서 병력을 끌어내려고 하면 옆길로 샐 수도 있고, 환자의 이야기를 듣는 데 너무 많은 시간을 쓰면 다른 과제를 소홀히 할 수 있다.

길을 가다 발을 헛디딘 뒤로 발목이 아프다며 응급실을 찾아온 한 노인이 생각난다. 그는 뼈가 부러지지 않았는지 확인만 하고 진통제를 달라고 했다. 모두가 그의 발목에만 집중했다. 애초에 왜 발을 헛디디게 되었는지 그 이유를 생각하는 사람은 아무도 없었다. 한참 뒤에야 우리는 그가 빈혈증 때문에 힘이 없어 넘어졌다는 사실을 알게 되었다. 빈혈의 원인은 결장암이었다.

이처럼 문제를 더욱 악화시키는 것은 환자가 중요한 과거 병력을 기억하지 못할 수 있고, 그때 의사에게 병원 차트나 의무 기록 없이는 그 간극을 메울 만한 독립적 자료가 전혀 없다는 사실이다. 약물 치료의 경우가 특히 그렇다. 가령 현기증 환자가 "심장 약으로 파란색 알약과 분홍색 알약을 한 알씩 먹는다"라고만 말할 뿐 그 알약들의 이름이나 용량은 기억하지 못한다고 하자. 그러면 의사는 환자의 메스꺼움과 현기증이 약물요법에 따른 것인지 판단하기가 막막해진다.

환자가 호소하는 증상이 무엇인지 결정한 뒤에는 필요하다면 어떤 혈액 검사와 엑스레이 검사를 지시할지 결정해야 한다. 해리슨 알터 박사는 튜바 시티에서 3년을 보낸 뒤 오클랜드의 하이랜드 병원으로 돌아왔다. 그는 응급실의 인턴과 레지던트들에게 특정 질환이 의심되는 환자에게 어떻게 작용할지 모르는 검사는 지시해서는 안 된다고 강조한다. 그래야만 전체적인 평가에서 그 검사 결과가 차지하는 적정한 비중을 가늠할 수 있다.

그런데 이 일은 생각보다 쉽지 않다. 팻 크로스케리 박사와 에반 매킨리의 예를 들어보자. 당시 에반 매킨리가 호소한 흉통은 협심증의 전형적인 특징을 드러내지 않았다. 그런데 그의 동료도 지적했듯이, 크로스케리 박사는 심전도와 흉부 엑스레이뿐만 아니라 심장효소 검사까지 부가적인 검사들을 지시했다. 크로스케리 박사는 각 검사의 결과가 정상인지 비정상인지, 혹은 잘못된 소견인지를 판단해야 했다. 임상병리사나 엑스레이 기사, 심전도 기사도 실수를 한다. 나도 심전도 리드를 환자의 흉부 위에 제대로 올려놓지 않고도 그 사실을 알아차리지 못한 채, 그 환자의 심전도 경로에 심각한 문제가 있다고 결론 내린 적이 있다. 그런데 알고 보니 그게 아니었다. 그 심전도는 나의 실수가 만들어낸 인공적 결과물이었다. 그 밖에 더 포착하기 어려운 오류들도 있다. 가령 환자가 숨을 멈추지 않은 상태에서 흉부 엑스레이를 촬영하는 경우다. 그럴 경우 폐 하부에 폐렴 소견인 흰 빗금들이 나타날 수 있다.

한 환자의 증상과 신체 검진 소견과 혈액 검사, 심전도, 엑스레이 결과에 대해 의사는 수십 가지 판단을 내린다. 초진 간호사가 30분에 걸쳐 할당한 세 명의 환자에게 모든 판단을 내려야 한다고 생각해 보라. 모두 합하면 수백 가지에 다다를 수 있다. 곡예사는 접시 몇 개만 돌리면 된다. 좀더 정확한 비유를 들자면, 응급실에서는 모양과 무게가 다 다른 접시들을 몇 층씩 쌓아올려 놓고 돌리는 묘기가 될 것이다. 여기에 응급실의 생태, 즉 소맷자락을 붙들고 늘어지는 무수한 사람들과 접시를 돌리는 순간에도 끊임없이 끼어들며 정신을 흐트러뜨리는 각종 요구와 요청들까지 모두 더해보라. 뿐만 아니라 관리 의료(managed care) 시스템으로 인한 재정적 압박도 빼놓을 수 없다. 따라서 우선순위를 정하고 자원을 인색하게 할당할 수밖에 없다. 가령, 막대에서 몇 개의 접시를 내려놓으면, 다시 말해 검사 횟수를 제한하고 환자를 되도록 빨리 집으로 돌려보내면 그만큼 비용을 줄일 수 있다.

초진 간호사가 재진 환자를 맡겨주면 안도의 한숨이 나올 것이다. 응급실을 계속 들락거리는 사람들을 흔히 '상용 고객(frequent flyers)'이라고 부른다. 초진 환자의 한 쪽짜리 기록지와 달리 '상용 고객'의 차트는 풍부한 과거 병력과 검사 결과들로 묵직하며, 이는 일이 쉽게 풀릴 것 같은 느낌을 준다. 물론 그 묵직함이 일을 복잡하게 만들 수도 있지만 말이다.

환자의 편에 서서

맥신 칼슨은 핼리팩스에서 사무직원으로 일하는 30대 초반의 독신 여성이다. 그런데 2년 전부터 오른쪽 하복부에 날카로운 통증을 느끼기 시작했다. 그녀는 주치의에게 어렸을 적 경험했던 충수염이나 충수절제술 후의 통증과는 다른 것 같다고 말했다. 그런데 검사를 해도 문제가 밝혀지지 않았다. 그리고 그후 몇 달 동안 어떤 날은 변비에 시달리고 또 어떤 날은 변이 너무 급하게 나왔다. 의사는 섬유소가 풍부한 균형 잡힌 식사를 매일 규칙적으로 해보라고 권했지만 통증에는 별 효과가 없었다. 결국 맥신은 위장병 전문의를 소개받았다.

처음에 그 전문의는 궤양성 대장염이나 크론씨병 같은 염증성 장 질환을 의심했다. 그런데 각종 혈액 검사와 엑스레이 촬영을 거쳐, 위 내시경과 대장내시경으로 식도와 위, 십이지장과 대장을 관찰하는 등 아무리 광범위하게 검사해 봐도 이상 소견은 없었다. 위장병 전문의는 과민성대장증후군이 틀림없다며 고섬유질 식단의 중요성을 강조했다. 정신과 전문의 역시 맥신을 진찰한 뒤 스트레스는 과민성대장증후군을 악화시킬 우려가 있다며 항불안제를 처방했다.

오른쪽 복부에 격통이 시작된 지 1년이 지나자 이번에는 골반에서 통증이 느껴졌다. 처음에 주치의는 이 역시 과민성대장증후군의 증상이라고 했지만 맥신은 다르다고 주장했다. 그동안 경험해 온 순간적인 격통이 아니라 쥐어짜는 듯한 지속통이었다. 이번에는 부인과 전문의를 소개받았다. 그 전문의는 내진을 하더니 자궁과 난소 초음파를 지시했다. 이번에도 역시 이상 소견은 발견되지 않았다.

맥신의 골반통은 심해졌다가는 다시 수그러들고 이내 사라졌다. 그러다가 응급실로 실려 오기 2주 전쯤에는 오른쪽 복부에 규칙적으로 찾아들던 통증이 더욱 심해졌다. 당시는 8월이었고 주치의가 출타 중이라 맥신은 응급실을 찾았다. 응급실 의사들은 두 권 분량의 의무 기록을 받았다. 그들은 맥신을 진찰하고 혈액 검사 결과를 보고 난 뒤 다른 문제는 없다고 했다. 과민성대장증후군의 갑작스러운 재발일 뿐이라고 했다.

맥신 칼슨이 7일 만에 다시 응급실을 찾았을 때 팻 크로스케리 박사는 응급실 근무 중이었다. 크로스케리 박사가 당시를 회상했다.

"초진 간호사가 지겹다는 눈빛으로 그 환자에 대해 보고하더군요. 특별한 이상 소견이 없는 젊은 여성으로, 주치의를 비롯해 위장병 전문의, 부인과 전문의를 거쳐 광범위한 검사를 받고 기능적 이상을 진단받은 환자라고 했습니다."

완곡한 표현인 '기능적'이란 말은 임상 의학에서 정신신체증 환자를 의미한다. 간호사가 크로스케리 박사에게 말했다.

"정말 정력이 넘쳐요. 글쎄 쉬지도 않고 계속 찾아온다니까요."

그날 응급실은 매우 분주했고, 크로스케리 박사는 몇 명의 환자에게 응급처치를 하고 있었다. 하던 일을 마치고 맥신의 병실에 들어서는 순간 크로스케리 박사는 그녀가 얼마나 흥분해 있고 괴로워하는지 알 수 있었다. 그녀는 통증이 도저히 가시지를 않는다며 고통을 호소했다. 그날 저녁 서둘러 병원을 찾은 이유를 물었지만 새로운 증상은 없었다. 그녀를 진찰하면서 충수절제술 흔적을 보는 순간 '힘이 나는' 것 같았다며 그는 내게 말했다. 다행히 그녀의 통증 부위는 오른쪽 하복부였다.

"별다른 문제는 보이지 않는군."

크로스케리 박사가 초진 간호사에게 말했다. 그래도 혈액 및 소변 검사를 해보는 게 좋겠다고 했다. 그러자 간호사가 강력히 반발했다.

"그러실 필요까지 있나요? 이미 정밀 검사까지 받은 환자입니다."

크로스케리 박사는 당시 그러한 저항이 '손으로 만져질 정도'였다고 했다. 응급실은 눈코 뜰 새 없이 바빴고, 간호사는 맥신의 병상을 빼서 다른 환자를 받아야 했다. 그러나 크로스케리 박사는 뜻을 굽히지 않았다. 대략 한 시간 뒤 검사 결과가 나왔고, 모두 정상이었다.

"과민성대장증후군이 재발한 것 같다며 환자를 안심시켰죠. 나 역시 균형 잡힌 식단과 스트레스 관리의 중요성을 이야기했습니다. 또 언제든지 좋으니 주저 말고 다시 오라고 단단히 일렀죠."

크로스케리 박사는 경험을 통해 추가 진료를 받지 못하도록 환자를 위축시켜서는 안 된다는 사실을 잘 알고 있었다.

"그런데 아무도 자신을 믿어주지도 않고, 아무도 진단을 내리지 못한다면서 갑자기 울음을 터뜨리는 게 아닙니까. 통증이 점점 심해진다고, 일주일 전보다도 훨씬 더 심해졌다는 말을 계속 되풀이하더군요. 환자의 눈물에 마음이 약해지지 않을 사람이 어디 있겠습니까?"

그래도 박사는 맥신을 집으로 돌려보냈다. 잠시 뒤 그녀가 구급차에 실려 응급실로 왔다. "집으로 걸어가던 중 쓰러졌어요." 내출혈이 있었고 쇼크 직전이었다. 맥신은 수술실로 급히 실려 갔고, 수술 집도의는 그녀가 파열된 자궁외 임신 상태였다는 사실을 발견했다.

"그 사실을 세 번이나 비켜나갔고, 내가 그 세 번째였죠."

맥신 칼슨이 과민성대장증후군을 앓은 건 물론 사실이었다. 그녀는 많은 의사에게 광범위한 검사를 받았다.

그러는 가운데 그녀가 만나본 의사들의 선택권은 점점 줄어들었다. 팻 크로스케리 박사처럼 그 누구보다 주도면밀한 의사도 예외는 아니었다. 수련의 시절 모든 전문의가 검사하고 생각할 수 있는 검사들, 혈액검사와 엑스레이촬영과 그 밖의 진단 검사를 동원한 뒤에도 더 이상 답이 나오지 않는 사례를 완곡히 일컬어 "worked up the gazoo(철저히)"라고 표현한다.

핼리팩스의 응급실 용어로 표현을 쓰자면 맥신 칼슨은 "yin-yang out(철저히 검사하다)" 한 환자였다. 크로스케리 박사가 말했다.

"막 이런 생각이 들죠. 저기 캄캄한 어둠 속에 답이 숨어 있을 것 같은데 이제 더 이상 저 어둠 속을 뚫고 갈 길을 모르겠다, 알고 있는 모든 길을 떠올려 보지만 이미 모두 가본 길들이다, 이제 모든 길이 막다른 골목으로 보이고, 더 이상 새로운 길이 안 보이는 것입니다."

이처럼 가능한 모든 방법을 동원해 보았다는 생각으로 더 이상의 새로운 방법을 모색하지 않는 오류를 일컬어 크로스케리 박사는 "yin-yang out"이라고 표현했다.

응급실 생태계에는 환자와 환자 가족, 간호사뿐만 아니라 그 밖의 다른 의사들까지 포함된다. 얼마 전 하이랜드 병원에서 알터 박사가 담당의로 있을 때, 수련 중이던 레지던트가 인후통을 호소하는 30대 남성을 진찰했다.

"명백한 연쇄상구균 인후염 환자입니다."

레지던트가 알터 박사에게 말했다. '합병증 없는' 단순 질환이라는 이야기였다. 그 순간, 알터 박사는 그 레지던트가 빨리 다음 환자로 넘어가고 싶어한다는 사실을 감지했다. 좀더 자세히 설명해 보라고 했다.

"삼출성 인두염, 편도선 부근의 고름, 통증성 림프절 소견이 보입니다."

레지던트가 설명하자, 알터 박사는 자신이 직접 환자를 보겠다고 했다. 레지던트는 실망한 듯 한숨을 내쉬었다.

알터 박사는 우선 환자의 목을 들여다보았다. 고름의 징후는 없었다. 손가락으로 목 양쪽을 누르며 내려오면서 작고 부드러운 림프절이 만져졌으나 압통은 없었다. 조금 더 세게 눌렀다. 여전히 환자는 아무런 반응도 보이지 않았다. 레지던트가 이미 고용량의 항생제를 투여하고 추가 처방을 내린 상태였다.

알터 박사는 레지던트를 데리고 복도로 나가, 환자의 증상이 연쇄상구균 인후염으로는 보이지 않으며 바이러스성 인후염이 거의 확실시되고, 항생제 처방은 불필요하게 심각한 결과를 가져올 수도 있다고 이야기했다.

"지금 병원에 MRSA가 급속히 퍼지고 있네."

메티실린 내성 황색포도상구균(methicillin-resistant staphylococcus aureus)의 머릿글자를 언급하며 알터 박사가 레지던트에게 말했다. 이러한 종류의 포도상구균 감염은 현대 의학의 재난이 되었다. 이는 무차별적인 페니실린 처방에 대한 직접적인 결과로, 근절하기가 매우 어렵다.

"전 그 레지던트의 자동성에 문제제기를 했어요. 그 선생은 당장 환자를 처리해 넘기고 싶은 마음에, 가장 쉬운 방법으로 연쇄상구균 인후염이라는 딱지를 붙이고 항생제 한 방으로 끝내고 싶었던 겁니다."

잠시 뒤 또다른 남자가 인후염을 호소하며 들어섰다. 알터 박사는 그 레지던트에게 지시했다.

"23호실로 가서 저 환자를 보게."

박사는 다른 자상 환자의 팔을 봉합한 뒤 23호실로 가보았다. 레지던트가 퉁명스레 보고했다.

"이제 괜찮습니다. 선생님께서 좋아하시는 또다른 바이러스로군요."

알터 박사는 레지던트의 진단을 대충 승인하고 넘어가지 않았다. 면담을 나누면서 보니, 환자는 검사대 위에서 몹시 불안해 하며 머리를 편히 누일 자세를 잡지 못하고 계속 몸을 이리저리 뒤척였다. 입 안을 조사했지만 이상 소견은 없었다. 호흡도 편하고 천명, 즉 상부기도 폐색을 암시할 만한 잡음도 전혀 들리지 않았다. 그런데 환자의 불안감과 38.3도의 열이 영 마음에 걸렸다. 알터 박사는 잠시 서성이며 생각했다.

"제가 말씀드린 대로 이분은 바이러스성 인두염 환자고, 저희 하이랜드 병원에서는 이런 환자분들께 항생제를 처방하지 않지요."

레지던트가 잔뜩 비꼬아 말했다. 알터 박사는 그 말을 무시했다. 대신 목 양쪽을 2센티미터씩 손가락으로 꼼꼼히 누르며 내려갔다. 중간쯤 내려왔을 때 남자가 고통스러운 듯 움찔했다.

"목 CT 스캔을 해야겠네."

알터 박사의 지시에 레지던트는 한참을 대꾸 없이 서 있더니 이내 병실을 나가 스캔을 지시했다. 나중에 방사선과 전문의가 전화를 걸어 전해준 소식에 알터 박사는 별로 놀라지 않았다. 예상대로 목 안에 종기가 있었다.

"그러한 감염증은 사람을 죽일 수 있습니다. 항생제 정맥주사로 신속히 치료하지 않으면 상부기도를 막아 질식사를 일으킬 수도 있죠."

당시 하이랜드 병원의 응급실에는 16명의 주치의와 40명의 레지던트가 있었다. 그들 대부분은 열정적이고 진지하고 정직하며 정서적으로도 균형 잡힌 의사들이었다. 그러나 모두 그런 건 아니었다. 알터 박사도 이야기했지만, 그 레지던트의 행동은 부적절한 항생제 처방을 지적한 일에 대한 '보복'이었다. 그는 알터 박사를 조롱할 목적으로 두 번째 환자의 진단이 바이러스성 인두염이길 기대했고, 그러한 욕망은 불충분한 신체 검진으로 이어졌다. 그런 식의 부적절한 진찰과 미성숙한 행동은 알터 박사가 레지던트의 모든 말과 행동을 재차 삼차 확인하는 담당의가 아니었다면 환자의 생명을 위협했을지도 모른다. 어디서나 그렇듯 생태계는 부분적으로 대기의 영향을 받는다. 이 경우는 감정적 기온이 위험 수위까지 치솟아 오른 사례다.

생각과 행동의 속도

 사람들은 대부분 응급실에서의 판단은 즉각적으로 내려져야 한다고 생각하지만, 알터 박사는 이를 두고 '부분적으로 의사들이 조장하는 오해'라고 했다. 특히나 정신없이 돌아가는 상황에서 올바른 사고를 하려면 잠시 생각의 속도를 늦출 필요가 있다. 그래야 인식의 오류를 피할 수 있다. "우리는 어떤 일이 주어지든 깊이 고민하지 않고 척척 해치우기를 바랍니다. 마치 카우보이처럼 말이죠." 마치 신속하고 단호해야 생명을 구한다는 식이다. 그러나 알터 박사의 표현을 그대로 쓰자면, 어떤 환자를 만나든 정신없이 돌아가고 때로는 아수라장을 방불케 하는 주변 환경에 정신을 빼앗기거나 위축되지 않기 위해 의식적으로 생각과 행동의 속도를 늦추면서 '신중한 여유'를 가지고 진료한다.

 알터 박사는 또한 일반인들 역시 응급의학의 한계를 알고 현실적인 기대를 가져야 한다고 역설했다.

 "우리는 진단 전문의입니다만 포괄적 진단의는 아닙니다. 환자를 괴롭히는 문제가 우리의 임상 레이더망에 잡히지 않을 때가 있지요. 나단의 경우도 그랬지만, 정말 없었으면 하는 일은 환자가 '의사 말이 별문제 아니래'라는 얘기를 하며 응급실을 나서는 겁니다. 우리는 그 문제로 설마 사흘 안에 죽기야 하겠느냐는 논리로 스스로를 위로하고, 또 환자를 위로하려 하죠."

 응급실 의사의 '신중한 여유'는 환자나 환자 가족에게 분명히 보여줘야 한다. 환자를 면담하고 진찰하는 중에 다른 의사나 간호사, 사회복지사나 사무직원이 자꾸 끼어들어 의사의 정신이 분산되면 사고의 흐름이 잘못된 방향으로 빠질 수 있다. 또 환자가 대답을 하는데 의사가 말을 재촉하거나 끼어들면 환자는 의사가 증상에 대한 모든 정보를 듣고 싶어하는 건 아니라는 느낌을 받게 되는데, 이 역시 우려할 만한 일이다. 신속하고 즉각적인 반응은 정박과 가용성 오류의 가능성을 암시한다. 이는 응급실에서 가장 빈번히 일어나는 인식 오류들이며, 또 많은 경우 의사들은 오직 그것에 의지해 문제의 본질을 짚어내고, 정확한 진단을 내리고, 효과적인 치료법을 권한다.

응급실 의사에게 당연히 물어봐야 할 질문이 있다. 최악의 경우 어떤 일이 발생할 수 있는가? 이 질문은 신경증이나 하이포콘드리아(건강염려증)의 증후가 아니다. 사실 레지던트들은 어떤 환자를 만나든 항상 이 질문을 염두에 두도록 훈련받는다. 그런데 응급이라는 위중한 상황에 처하면 어느새 저편으로 밀려나곤 한다. 그때 환자나 환자 친구나 가족이 그러한 질문을 이용해 의사가 속도를 늦추고 폭넓게 사고할 수 있도록 이끌 수 있다. 그럼으로써 가용성이 가장 높은 정보에 고착된 생각에서 벗어나도록 의사의 사고를 자극할 수도 있고, 드물긴 하지만 앞서 본 레지던트처럼 홧김에 행동하는 의사가 전문가답게 행동할 계기를 마련해 줄 수도 있다.

팻 크로스케리 박사는 지금까지 응급실에서 두 번 정도 아찔한 진단을 내린 경험이 있다고 했다. 중년 여성인 두 환자는 초진 간호사에게 똑같이 신장결석이라는 진단을 받았다. 초진으로 무리 없는 진단이었다. 징후들도 일반적이었다. 옆구리에 격통이 시작되었고, 그 정도가 너무 심해 구토가 일어나고 이어 혈뇨도 보였다. 이런 문제는 결석이 없어질 때까지 진통제를 투여하고 정맥주사로 수액을 공급하면 대부분 해결된다. 그런데 최악의 시나리오를 상정하는 일이 얼마나 중요한지 그때 알았노라고 크로스케리 박사는 당시를 회상하며 말했다.

"다시 보니 신장결석이 아니라 박리성 복부 대동맥류더군요."

심장에서 흉부와 복부로 혈액을 전달하는 대혈관인 대동맥 한쪽에 파열이 생겼고, 그로 인해 격통이 일어난 것이다. 또 혈뇨는 파열 부분에서 혈액이 새서 신장으로 흘러들고 다시 소변으로 배출되면서 생긴 것이다. 크로스케리 박사는 자신의 진단이 대단한 것은 아니라고 했지만, 내 생각은 달랐다. 그 순간 나는 크로스케리 박사와 편안히 대화를 나누고 있는 게 아니라 응급실이라는 극도의 스트레스 속에서 한꺼번에 네댓 명의 환자를 보고 있는 듯한 느낌이 들었다.

일반인들이 의사의 정신 집중을 도울 만한 또다른 방법은 이렇게 묻는 것이다. 현재 증상이 나타나는 지점과 어떤 신체 부위들이 인접해 있습니까? 기초적인 질문으로 들릴지는 몰라도, 이런 질문이 '그늘과 빛' 오류를 막는 데 도움이 될 수 있다. 예컨대 맥신 칼슨의 경우 이런 식으로 말할 수도 있었을 것이다.

"네, 과민성대장증후군이라는 사실은 압니다. 수차례 진찰을 받으면서 그런 만성 질환이 있다는 얘기는 누누이 들었죠. 그런데 혹시 이 통증이 만성 질환이 아니라 다른 새로운 문제라면 제 몸의 어느 부위에서 그런 증상이 생길 수 있을까요?"

그러면 하복부의 조직과 기관이 일일이 열거되면서 생식 기관까지 내려가고, 이어 최근의 성관계와 생리가 없었다는 사실로 이어질 것이다. 베게이 부인처럼 호흡 곤란을 호소하는 환자나 맥신 칼슨처럼 통증을 호소하는 환자에게 의사의 생각까지 도와달라는 주문은 지나친 것으로 보일 수도 있다. 그러나 우리가 의사에게 하는 말의 내용과 방식이 의사의 생각을 조절할 수 있다고 생각해 보라. 그러한 영향력은 질문에 대답할 때뿐만 아니라 질문을 던질 때도 발휘된다.

4. 시간의 지배자

How Doctors Think

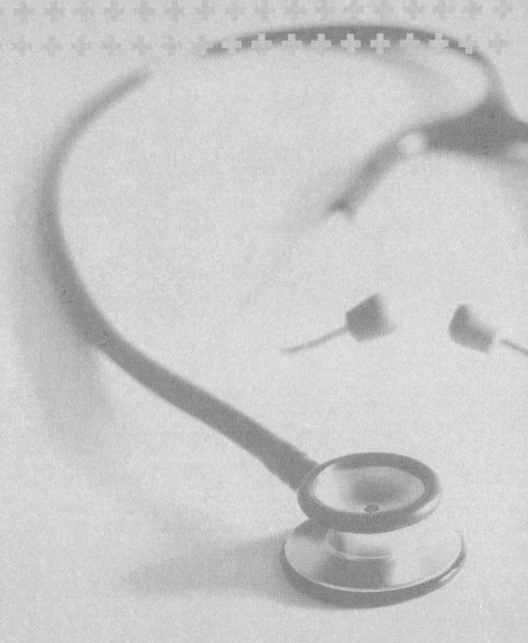

++++++++
문지기로서 환자를 어디로 인도할지를 알아야 한다.
그 입구들 가운데 한 곳은 중환자실로 통한다.
++++++++

지나가는 기차를 지켜보고 있다고 상상해 보라. 창가에 앉은 누군가의 얼굴을 찾고 있는데, 차량들이 계속 지나간다. 잠깐 딴 곳으로 눈을 돌리거나 정신을 팔기라도 하면 그 사람 얼굴을 놓칠 수 있다. 기차가 너무 속도를 내도 얼굴들이 흐릿해져 찾고 있는 그 얼굴을 볼 수 없을 것이다.

"이게 바로 1차진료의 현실입니다."

빅토리아 로저스 맥에보이 선생이 차분한 눈길로 나를 보며 말했다. 맥에보이 선생은 크고 마른 체격에 금발을 짧게 올려 친 50대 여의사로, 현재 보스턴 서부의 한 소도시에서 소아과 병원을 운영하고 있다.

"속담에 짚더미 속에서 바늘 찾는다는 말도 있지만 사실 그보다 훨씬 어려운 게 이 일이에요. 짚더미는 최소한 움직이지나 않죠. 그런데 아이들은 눈앞으로 끊임없이 밀려들어요. 영유아들은 성장과 발육을 체크하고, 취학 아동들은 예방접종일을 잘 지키는지 한 명 한 명 확인하면서 검사를 하죠. 그런데 이런 일을 기계적으로 반복하다 보면 어느 순간 건성건성 보는 때도 생겨요. 짜증 부리고 열이 있는 아이들은 헤아릴 수 없이 많아요. 그 아이들은 십중팔구 바이러스성이나 패혈성 인후염이죠. 모두 흐릿해지죠. 그러다가 한 번씩 수막염을 앓는 아이가 나타나죠.

소아과의 축복이면서 동시에 저주인 점은 병원을 찾는 거의 모든 아이가 알고 보면 건강하거나 문제가 있어도 아주 사소하다는 거예요."

맥에보이 선생의 자세한 설명이 이어졌다. 축복은 아이들이 건강하다는 것이고, 저주는 단순한 일상으로 인해 긴장감을 상실한다는 것이다. 맥에보이 선생은 이러한 사실을 늘 명심하고 아이들을 만날 때마다 스스로에게 중요한 질문을 던지곤 한다. "이 아이에게 심각한 문제가 있는가?" 이는 응급실의 팻 크로스케리 박사와 해리슨 알터 박사의 질문과 맥을 같이하는 물음이다.

"소아과의사라면 아이가 진료실에 들어오는 순간 그 질문을 떠올리는 게 당연하다고 생각해요."

환자 대부분이 자신의 느낌을 전달할 능력이 없는 영유아이기 때문에 의사의 관찰력이 특히 예리하지 않으면 안 된다.

기본적으로 소아과의사는 부모에게서 모든 정보를 얻는다. 이는 아이에 대한 부모의 친밀도와 질병에 대한 부모의 무의식적이거나 감정적인 반응을 동시에 고려해야 한다는 것을 의미한다. 부모의 반응은 극단적 양상을 띨 수 있다. 자신의 아이에게 심각한 문제가 있다는 사실 자체를 부정하는 부모가 있는가 하면, 불안이 지나쳐 대수롭지 않은 문제를 부풀려 생각하는 부모들도 있다. 어떤 부모는 아이가 기운이 전혀 없고 잘 먹지도 않는다고 한다. 그 말이 사실이라면 의사로서 크게 걱정하지 않을 수 없다. 그러나 검사대에 오른 아이는 재미있게 장난을 치고 얼굴에도 미소가 가득하다. "그러니까 완전히 부풀려진 얘기였던 거예요. 아이를 보는 순간 단박에 별문제가 아니라는 사실을 알았죠." 반대의 경우도 있다. 아이 어머니의 말로는 열이 약간 있는 걸 빼면 다 괜찮다고 했지만, 사지를 축 늘어뜨린 채 엄마 품에 안겨 거칠게 숨을 몰아쉬는 아이의 모습을 보고 맥에보이 선생은 깜짝 놀랐다. 아이는 폐렴이었다.

모든 소아과의사들이 그렇듯 맥에보이 선생 역시 진단의 열쇠가 될 만한 특징들을 찾는다. 아이가 잘 웃는지, 장난감 놀이를 잘하는지, 활발하게 걷거나 기는지, 아니면 청진기처럼 낯선 물건이 가슴에 와 닿아도 안 밀어내고 가만히 있는지를 관찰한다.

소아과에서의 패턴 인지는 행동으로 시작된다. 소아과의사는 아이를 세심히 관찰하면서 동시에 부모의 이야기를 해석한다. 이러한 방식의 정보 취합은 교과서에서 가르쳐주지 않는 기술이라고 맥에보이 선생은 말했다. 이러한 기술을 발휘하려면 아이 부모에 대한 자신의 감정을 인지하고 있어야 하기 때문이다. 많은 경우 첫인상이 맞아떨어지기는 하지만, 소아과의사는 신중해야 하며 아이 부모에게 받은 첫 느낌을 늘 경계해야 한다.

"부모들이 하는 얘기에 귀기울이지 않거나 진지하게 받아들이지 않는 건 소아과의사로서 정말 어리석은 행동이에요. 그렇지만 부모들의 얘기도 잘 걸러 들어야 해요."

나는 맥에보이 선생에게 우리 부부의 이야기를 들려주었다. 장남인 스티븐에 대한 이야기였다. 당시 우리는 캘리포니아에서 살다가 동부 해안으로 다시 돌아가는 길이었다. 7월의 마지막 주말이었고 우리 가족은 처가에 잠시 들르려고 코네티컷에서 내렸다. 생후 9개월밖에 안 된 스티븐은 비행기를 타고 대륙을 가로지르는 내내 몹시 보채면서 우유도 잘 먹지 않았다. 처가에 도착해 침대에 눕혀 재우려 했지만, 잠을 제대로 못 이루더니 평상시와 달리 시커멓고 냄새가 고약한 변을 보았다. 결국 우리는 시내에 있는 나이 지긋한 소아과의사에게 아이를 데리고 갔다. 그는 스티븐을 보더니 아이가 많이 아픈 것 같다는 아내의 말을 즉각 일축했다.

"첫아이라 괜한 걱정을 하시는 겁니다. 의사 부모들이 대부분 그렇습니다."

보스턴에 도착하자 이제는 아이에게 그렁거림이 있고, 다리가 가슴께까지 올라가 있었다. 스티븐을 데리고 보스턴 어린이병원 응급실로 달려갔더니, 장폐색으로 수술이 급하다고 했다. 아내와 나는 코네티컷의 그 의사가 자신의 오랜 경력만 믿고 속단을 내렸다고 생각할 수밖에 없었다. 그 덕에 아내 팜은 아이의 행동과 상태에 대한 유의미한 변화를 알려주는 신뢰할 만한 보고자가 아니라, 첫아이라 신경과민을 보이는 초보 엄마로 치부되고 말았다.

코네티컷의 그 소아과의사는 수십 년 동안 매일매일, 매 시간마다 지나가는 기차처럼 많은 아이들을 지켜보며 살아온 사람이었다. 역시 수십 년 동안 개업의 생활을 해온 맥에보이 선생에게 물었다.

"선생님은 늘 깨어 있기 위해 어떤 노력을 하십니까?"

"하루 진료를 시작하기 전에 늘 마음의 준비를 해요."

맥에보이 선생은 예전에 테니스 시합을 치르기 전에도 늘 그런 식으로 마음의 준비를 했다며 기억을 떠올렸다. 알고 보니 맥에보이 선생은 1968년 대학 재학 시절 전국테니스대회에 참가해 3위를 차지했고, 놀랍게도 윔블던 대회에까지 참가했다. 선수 시절 그녀는 정신을 집중하는 방법, 예기치 않은 스핀에 대처하는 법, 아무리 기술이 좋아도 결코 안주하지 않는 법을 배웠다. 스포츠를 통해 배운 기술들 외에, 개업의로 살아남기 위해서는 '양을 조절할 줄 아는 지혜'도 중요하다며 선생은 이렇게 덧붙였다.

"우리의 현실은 대부분의 소아과의사들이 적자를 면하려고 매일매일 너무 많은 아이들을 본다는 거예요."

지금 일을 시작하기 전 맥에보이 선생은 보스턴의 교외 지역에 다른 의사들과 함께 병원을 개원해서 분주한 나날을 보냈다. 당시 선생은 자신의 아이들 넷을 집에 두고 온 채 날마다 수십 명의 아이와 부모들을 보며 생활했다. 가장 괴로웠던 일은 야간 호출이었다. 20~30분 간격으로 호출이 왔고, 그런 호출은 다음 날 오전까지 계속 이어졌다. 전화로 누가 심각한 문제를 호소해 오면 시간에 상관없이 병원으로 달려가 그 아이를 봐주었다. "그런 식으로 몇 년을 지내고 나니까 지치기 시작하더군요. 도저히 견딜 수가 없었어요." 맥에보이 선생은 짜증과 냉소가 늘어가는 자신의 모습을 발견하기 시작했다. "그 끔찍한 일정에 치여서 어떤 때는 부모들한테 퉁명스럽고 날카롭게 대하고는 뒤에 가서 후회하곤 했어요. 일이 더 이상 즐겁지 않았죠. 가장 걱정스러웠던 점은 그로 인해 제가 생각하는 방식에 문제가 생기기 시작했다는 거예요. 부모들이 전화를 하면 쓸데없는 전화라는 생각이 들더군요. 너무 지쳤던 거죠."

맥에보이 선생의 고된 일과와 수면 부족 이야기를 듣다 보니, 내 인생의 최악의 시간으로 기억되는 인턴, 레지던트 시절이 떠올랐다. 몸은 지칠 대로 지쳤는데 도움을 필요로 하는 환자들과 당장의 조치를 요구하는 간호사들이 사방에서 끌어당기고, 나는 그저 그 상황에서 벗어나기만 하면 좋겠다고 생각하곤 했다. 그러다 보니, 증상의 심각성을 최소화하거나 임상병리학적인 이상 소견들도 심각한 문제의 징후가 아니라 만들어낸 것이라고 생각해 버리게 되었다.

"호출음이 들리면 바로 화부터 났어요. 정말 심각한 문제는 환자를 염려하는 마음이 사라졌다는 거였어요. 제 목표는 낮밤을 가리지 않고 그저 들어오는 모든 사람들을 빨리 내보내고 책상을 정리하는 것이었지, 치료가 필요한 사람을 신중하고 능숙하게 치료하고 그렇지 않은 사람은 안심시켜 주자는 게 아니었어요."

맥에보이 선생은 결국 그 일을 그만두었다. 풀타임 소아과의사라면 보통 하루에 25명이 넘는 아이들을 보지만, 이제 그녀는 진료하는 환자 수를 제한하고 있다. 물론 환자당 진료 시간을 단축해 양을 확보해야 한다는 압박도 있다. 현재 많은 1차진료의들이 그런 방식으로 진료하고 있으며, 그렇게 하지 않으면 정상적인 병원 운영이 어렵다고 생각한다. 이러한 현실 때문에 일부 의사들은 수입이 감소하고, 또 일부 의사들은 이른바 '컨시어즈(고객에게 최상의 서비스를 제공하는 전문가-옮긴이)' 진료제를 만들어 보험 급여에 프리미엄을 붙이는 대신 진료하는 환자 수를 제한한다. 또 어떤 의사들은 관리 업무를 주로 담당하면서 환자 수를 줄이고 수입을 유지한다.

맥에보이 선생은 마지막 방법을 선택했다. 그녀의 병원은 현재 파트너스 헬스케어 시스템(Partners Healthcare System) 및 매사추세츠 종합병원과 제휴 관계를 맺고 있으며, 이를 통해 무자비한 야간 호출

문제를 상당 부분 해소했다. 파트너스 시스템은 밤에 걸려오는 전화를 받을 수 있는 숙련된 소아과 간호사들을 고용했다. 기본적으로 그 간호사들이 부모와 상담을 진행하며, 의사와 직접 통화를 원하는 고객들에게는 의사를 연결시켜 준다. "제정신을 유지하려면 이런 방법밖에 없어요. 게다가 의사들이 녹초가 되는 일이 없으니 진료의 질도 훨씬 좋아졌죠."

맥에보이 선생은 반나절은 임상 진료에 직접 참여하면서 10여 명의 어린이 환자를 본다. 나머지 시간에는 주로 진료 후 관리 업무를 본다. 필요한 서류를 작성하고, 진료 내용을 기록하고, 의무 기록을 검토하고, 전문의들에게 보낼 의뢰서를 준비하고, MRI 같은 고가의 검사들과 관련해 보험회사들과 협의한다(가장 힘든 일이다). 최근에는 《하버드 의대 동창회 회보(Harvard Medical Alumni Bulletin)》에 논문을 발표해 크게 주목받기도 했다. 「믿을 수 없는 일들(Incredibles)」이라는 제목의 논문에서, 맥에보이 선생은 오늘날의 의료 환경에서 1차 진료의 역할을 제대로 수행하려면 오직 만화 속 영웅들에게나 있을 법한 초능력이 요구된다고 주장했다.

…… 강철 의사들! 속도는 총알보다 빨라도 돌멩이 하나 맞추지 못하는 신세들. 서류 작성? 당장 가져와! ……오늘도 어김없이 망토를 여미며 끝없이 늘어선 고통의 구덩이 속으로 뛰어들지만, 일정을 체크하고 생산량 달성을 확인할 때가 아니면 숨 돌릴 겨를조차 없다. 블랙베리와 휴대전화와 전자 의무 기록, 전문의 소견, 병리 소견, 상담 전화, 의뢰서 작성, 방사선과 요청, 울려대는 호출기, 휴대용 처방집, 환자만족도 설문조사, 보험회사들이 보내온 색상별 의약품 선호도 차트,

HMO(Health Maintenance Organization, 미국의 민간의료보험 조직)에서 보내온 진료 서비스 평가 등등과 씨름하는 사이 대기실에선 환자들이 불안에 떨며 순서를 기다린다. ……전문성에 대한 초능력을 요구하기 때문에 우리는 강철 눈의 전사로 변모하거나 버벅대기만 하는 흰 가운의 기죽은 젤리 덩어리로 전락했다. 우리는 문지기들일 뿐이다. 오랜 시간 지켜온 임상의의 자리는 호스피털리스트(주치의 없는 이들이 병원에 입원할 경우 그들을 담당하거나 일반개업의에게 연결시켜 주는 의사들-옮긴이)들에게 내주고, 시간을 잘게 쪼개 환자들에게 할당하고, 관리직으로 물러나 사선에서 살아남기 위해 제 이름 뒤에 MBA나 Esq.나 MPH(공중보건학 석사학위)를 덧붙이기에 여념이 없다.

친절한 문지기

슬프게도, 처음 1차진료의를 선택했을 때 의사들이 머릿속에 그린 그림은 결코 환자의 접근을 통제하는 문지기의 모습이 아니었다. 맥에보이 선생은 내게 이런 말을 했다. "솔직히 말해서 지금 나를 지켜줄 수 있는 건 바로 환자 가족들과의 관계예요." 현재 맥에보이 선생의 환자들 대다수는 이민자들이다. 병원이 위치한 곳도 중국어 및 이란어 사용권 지역이다. "아이의 언어 발달 수준을 판단하는 일은 소아과 전문의의 핵심 과제예요. 영어를 쓰지 않는 가정에서 자라는 아이들의 경우는 그 일이 훨씬 더 어려워지죠." 많은 경우 아이의 발달 수준과 관련해 부모들에게 정확한 정보를 얻어내기가 상당히 어렵기 때문이다.

"이 문제 역시 두 가지 경우로 나눌 수 있어요. 아이의 발달이 늦어질 경우 어떤 부모들은 상당히 신경증적인 반응을 보이면서 자폐증의 초기 증세가 아닐까 의심하고, 어떤 부모들은 지능 문제일지도 모른다는 두려움에 문제를 그럴듯하게 포장하기에 바쁘죠."

오늘날 우리 사회의 문화는 아이가 걸음마를 배울 때부터 성공의 기술을 가르쳐야 한다는 엄청난 압박을 가하고 있다. 아이가 성공의 궤도에서 조금이라도 벗어나는 것 같으면 부모는 큰 근심에 빠진다. 이는 더 이상 중산층이나 상류층만의 이야기가 아니다. 교육이 출세를 보장한다는 사실은 이미 우리 사회의 전반적인 인식이며, 아이들의 재능 중에서도 특히 과학기술 능력이 높이 평가된다.

최근 맥에보이 선생은 이란 출신인 야즈단 부부의 이야기를 곧이곧대로 믿었다가 '녹초가 되어버린' 일이 있었다. 집에서 이란어를 쓴다는 그 부부에게는 곱슬머리의 걸음마장이 딸 아자르가 있었다. 아자르가 처음 병원을 찾았을 때, 맥에보이 선생이 인사를 건네자 커다란 갈색 눈을 내리깔고는 진료 내내 아무 말도 하지 않았다. 함께 아이의 행동을 지켜본 야즈단 부인은 "아, 선생님, 아자르가 원래 집에서도 거의 말을 안 해요"라고 이야기할 뿐이었다. 나중에 다시 찾아왔을 때도 눈여겨보았으나 역시 아이는 말을 하지 않았다. 문제를 좀더 자세히 알아봐야겠다 싶어 아자르가 다니는 유아원에 연락해 보니, 아이는 유아원에서도 거의 말이 없고 말을 걸어오는 친구도 없다고 했다. 교사들은 언어 차이 때문에 아이가 말로 반응할 만큼 영어를 충분히 이해하지 못한 것 같다고만 추측했다.

"자폐증이었죠." 맥에보이 선생이 말했다. 그러나 자폐증이라는 진단이 최종적으로 확인되기까지는 거의 1년이 걸렸다고 한다.

"진료를 하다 보면 한정된 시간 때문에 힘든 점이 많아요. 그래서 아이가 수줍음을 많이 타서 말을 못한다고 오해할 수도 있었죠."

맥에보이 선생은 또 진단을 미루는 것이 어쩌면 속단을 피하고 싶은 심리의 반영일지도 모른다며 속내를 털어놓았다.

"부모들에게 의심의 씨앗을 심어주는 일 따위는 되도록 피하고 싶은 게 사실이에요. 자신의 아이가 정상이 아닐지도 모른다는 생각은 부모에게 재앙일 수도 있으니까요. 사실 각 연령에서 무엇을 정상으로 볼 것인가는 큰 차이가 있을 수 있죠."

그리고 보통 엄마든 아빠든 부모 중 어느 한쪽은 아이가 특수학교에 가면 좋은 대학에 갈 기회가 없을 거라고 속단해 버린다고 했다.

"그게 바로 소아과의사가 치러야 할 가장 큰 시험 중 하나예요. 부모에게 불필요한 두려움을 안겨줄 것인지, 심각한 발달장애가 될 수도 있는 문제를 무시할 것인지, 이 두 가지 가능성을 잘 조율해야 해요."

노련한 소아과의사는 바로 이 지점에서 정교한 솜씨를 발휘해야 한다고 맥에보이 선생은 말했다. 좀더 면밀한 관찰과 검사가 필요할 수 있다는 사실을 충분히 설득하면서, 가족에게 불필요한 불안을 안기지 말아야 한다는 것이다. 자신의 경우는 따로 시간을 내어 부모를 만나 실제로 지능이 높은 아이들 중에도 다른 아이들보다 글을 늦게 배우는 경우가 있을 뿐만 아니라, 아이들 중에도 수줍음을 많이 타는 유형과 사교적인 유형이 있고, 어떤 아이는 낯선 사람을 보고 스스럼없이 웃는가 하면 어떤 아이는 움츠러들기도 한다는 등 세세히 설명해 준다고 했다.

"저는 우선 정상이라는 것의 범위가 아주 넓다는 사실로 시작해서 시간이 지나면 모든 게 좋게 풀릴 수 있다는 점을 강조해요." 그러나 아무리 조심스럽게 말을 꺼내도, 두 돌도 채 안 된 아이가 말수가 적다며 다섯 명의 전문의를 찾아다니는 부모도 있다고 했다. 그래도 아이를 키워본 경험이 있는 부모는 보통 여유가 있어서, "괜찮아요, 말을 늦게 트는 아이도 있죠"라는 식으로 느긋하게 반응하는 편이다.

"사실 억울할 때가 많죠." 맥에보이 선생이 말했다. 부모에게 아이의 발달장애 문제를 꺼낼 때는 아무리 조심해도 강력한 반발과 때로는 분노에 찬 반응까지 각오해야 한다고 했다. "그럴 때 부모들이 저를 떠나더군요. 자신의 아이에게 자폐증이나 심각한 장애가 있을 수 있다는 얘기를 듣는 일 자체가 싫은 거죠."

맥에보이 선생은 아이들에게 쉽게 '꼬리표'를 붙이는 것을 경계했다. 일단 꼬리표가 붙으면 "아이가 완전히 다르게 보이기 시작한다"는 것이다. "실제로는 없을 수도 있는 심각한 장애를 거론한다는 것 자체가 사실 잔인한 폭력이나 다름없거든요." 그래서 그녀는 처음부터 특정 진단명을 거론하지 않고, 가령 이런 식으로 이야기를 꺼낸다. "글쎄요, 아이가 이렇게 자기 속도에 맞춰가다가 곧 따라잡겠지요. 그러니까 날을 정해 조만간 다시 한 번 들러주시죠. 그때 다시 확인해도 늦지 않을 겁니다." 언제 다시 볼 것인지는 판단의 문제다. "너무 서둘러 날을 잡지 않는 게 좋아요. 식물이 자라는 과정을 지켜보는 일처럼 적당히 시간을 둘 필요가 있죠. 6개월은 너무 길고 2~3개월 후쯤이면 좋겠네요." 그때 다시 아이의 언어 발달이나 사회성을 평가해도 늦지 않다. 이러한 시간 조정은 부모들에게 아이의 문제가 위급하지는 않다는 의사의 판단을 전달하는 메시지가 된다.

심리학적으로 어디까지가 정상인지, 그 범위를 너무 좁게 정의하면 발달 정도를 평가하는 일이 복잡해진다. 가령, 언짢은 기분을 우울증으로, 수줍음을 사회성장애로, 정확성에 대한 욕구를 강박장애라고 규정하는 경우가 그렇다. "요즘은 아이들에게 너무 많은 진단을 내려요. 인간의 모든 행동은 하나의 연속체인데 말이죠." 그래서 맥에보이 선생은 자신이 직접 아이를 충분히 관찰하고, 부모 입장에서 쏟아낼 수 있는 과도한 염려와 반발의 거센 물살을 헤쳐 나갈 준비가 될 때까지는 가급적 부모들에게 정신적 문제를 거론하지 않는다.

"정신의학적 꼬리표는 파괴적인 영향을 미칠 수 있습니다. 그래서 전 부모들이 그러한 꼬리표에 휘둘리지 않고 다른 쪽으로 시선을 돌리게 유도하고, 정말 중요한 것은 적극적인 대응, 즉 아이에게 가장 적합한 학습 유형과 사회적 환경을 파악하는 일이라고 말하죠."

맥에보이 선생의 적극적인 대응에 대해 듣다 보니, 몇 년 전에 만났던 제인 홈즈 번스타인 박사가 떠올랐다. 보스턴 어린이병원의 신경심리학자인 그녀는 정상과 비정상의 정의는 행동의 맥락과 깊은 연관을 맺는다고 강조한다. 또한 아이들을 대상으로 한 편의주의적 꼬리표 붙이기를 강력히 반대하며, 그 대안으로 자신이 실천하는 인지 검사와 놀이를 통한 정보 수집 및 평가 방식을 소개했다. 우선 다양한 조건 속에서 아이가 어떤 방식으로 대응하는지 구체적인 윤곽을 잡는다. 그런 다음 특정 장애, 가령 텍스트 해독이나 언어와 말의 조직, 감정적·반사회적 행동 조절에 있어서 부딪히는 어려움에 대한 극복 방법들을 일대일 맞춤식으로 조언한다.

물론 보편적으로 장애로 인정되는 심리적 증후군도 있다. 그런데 그러한 정신장애아의 경우 전문의에게 의뢰해 정신의학적 진단을 얻어내기가 무척 어려운 실정이라며 맥에보이 선생은 안타까워했다. 소아정신과 전문의들은 대부분 대기 환자 수가 너무 많을 뿐만 아니라,

실제 진료라고 해봐야 잠깐 환자를 진찰한 뒤 향정신약을 처방하는 일이 전부다. 정신 치료의 경우 보험 급여가 매우 낮기 때문이다.

1차진료의의 사정도 대체로 이와 비슷하다. 요즘 많은 1차진료의들은 자신의 진료가 이와 비슷한 이유로, 역시 이와 비슷한 수준의 속도전이 되고 있음을 느낀다. 1차진료의들에게 지불되는 보험 환급액 역시 심각한 수준이다. 이는 외과 전문의들이 의학계를 주도하며 보험업계와 이른바 '관행' 수가를 정의한 시절의 유산이다. 관행 수가 기준에 따르면 시술을 행하는 전문의, 가령 기관지절제술 같은 외과적 수술을 하는 전문의는 보험회사로부터 상당한 액수의 보험 급여를 받는다. 그러나 소아과나 그 밖의 1차진료 기관들, 일반개업의나 내과의 경우는 환자 한 명을 두고 한 시간 동안 씨름하며 여러 가지 복잡한 증상의 원인을 밝히거나, 혹은 어떤 질환이나 치료에 따른 정신적 부작용을 면밀히 조사한다 해도 그들의 보험 급여는 미미하다. 이러한 이유로 많은 일반 소아과의사들은 "마치 모래 산을 오르는 기분"이라고 맥에보이 선생은 말했다.

실제로 최근의 한 연구 결과에 따르면, 인플레이션을 고려해 지난 10년을 조사해 보았을 때 소아과 전문의와 같은 의사들의 소득은 줄었다고 한다. 이러한 소득 감소에 대해 많은 의사들은 진료 시간을 10분이나 15분으로 줄이고 1일 진료 환자 수를 늘리는 방식으로 대응했다. 이러한 대응은 진료의 속도를 높이고, 팻 크로스케리와 해리슨 알터 박사가 '접시돌리기 곡예를 펼치는' 응급실 의사들이 범하기 쉽다고 우려한 오류들을 양산한다. 시간에 쫓기면 인지적 오류가 늘어날 뿐만 아니라, 치료에 필요한 가장 기본적인 정보를 전달하는 과정에 문제가 생길 수도 있다. 909명의 환자를 진료한 45명의 의사를 대상으로 실시한 조사 결과에 따르면, 조사 대상 의사들 가운데 3분의 2가 신약을 처방할 때 복용 기간과 발생 가능한 부작용을 환자에게 말해주지 않았다. 또 정확한 복용량과 복용 횟수를 설명하지 않은 의사는 절반에 가까웠다.

때때로 이처럼 정신없는 속도는 의사들을 집어삼키고, 그들에게서 환자와 환자 가족을 떠나보내기도 한다. 댈러스의 한 교외 지역에 사는 내 친구는 오랫동안 다니던 소아과의사를 좋아했는데, 어느 날 보니 그 의사가 자신의 아이에게 세밀한 관심을 쏟지 않는다고 느끼게 되었다. "네 개의 진료실에서 동시에 아이들을 받더군요." 그 의사와 간호사들이 네 개의 진료실을 분주히 오가더라는 것이다. 또 진료를 받는 중에도 간호사가 불쑥 들어와 다른 아이에 대해 질문을 하곤 했다. 그러던 어느 날, 연례 정기 검진을 받고 돌아왔는데 저녁 때쯤 그 소아과의사가 전화를 걸어왔다. 그는 백신과 혼합하는 걸 깜박 잊고 염수만 주사했다며 친구 부부에게 미안하다고 했다. 그 친구 부부는 다음 날 아이를 다시 데리고 가 제대로 백신 접종을 시켰지만, 결국 다른 의사를 알아보기로 했다고 한다. "정말 그 선생님을 좋아했지만, 너무 바쁘고 신경 쓸 일이 많은 분이라 아이들에게 진짜 중요한 뭔가를 놓칠지도 모른다는 걱정이 들었거든요."

우리 부부도 노력한 끝에 한 소아과의사를 만났는데, 그는 아무리 일정이 빡빡해도 진료 중에는 철저히 아이들에게 집중하는 의사였다. 그를 처음 만난 곳은 두 아이가 놀고 있던 축구장 밖이었다. 많은 소아과의사들처럼 그 역시 따뜻하고 활달한 성격이었다. 동료들한테도 그에 대해 물어보았는데 다들 한결같이 실력이 뛰어난 의사라고 했다. 아내도 의사가 아닌 아이들 친구 엄마들을 만나 그에 대해 물었고 역시 칭찬을 들었다. 그의 병원 대기실은 늘 아이들로 가득하고, 직원들과 간호사들은 우리 아이들의 이름을 외운다. 때로는 대기실에서 기다려야 할 때도 있지만, 시간이 늦어지는 건 그가 할당된 시간보다 더 많은 시간을 필요로 하는 아이에게 신경을 쓰고 있기 때문이다. 그는 우리가 질문을 던지면 곰곰이 생각하면서 자신의 솔직한 의견을 얘기하고, 우리의 생각이 닿지 않은 부분까지 건드린다. 컴퓨터에 진료 내용을 기록하는 동안에는 잠시 대화를 중단한다. 그의 눈길은 시계가 아니라 언제나 우리의 눈을 향해 있다.

몇 년 전 나에게 치료를 받은 환자의 어머니가 이런 말을 했다.

"제 아들이 선생님에게 단 한 명뿐인 환자라고 생각하시면서 봐주세요."

처음에는 이런 이기적인 요구가 있을까 싶어 주춤했다. 그러나 이내 그분이 말씀하시는 의미를 깨달았다. 자신들과 있는 시간에는 오직 자신들에게만 집중해 달라는 요청이었다. 그러려면 무엇보다 그의 문제를 듣고 생각할 시간을 확보해야 했다. 그래서 병원에 오기 전에 미리 물어보고 싶은 점들을 정리해 달라고 부탁했다. 그런데 어느 날 그가 정리해 온 질문에 모두 대답하고 진료를 끝내려는데 그가 지나가는 말로 살이 '아프다'고 했다. 그러면서 별문제는 아닐 거라고, 요즘 집에서 가구를 다시 배치하고 있는데 그러다가 그쪽 근육에 무리가 간 것 같다고 했다. 그래도 나는 다시 그를 검사실로 데리고 갔고, 결국 림프종의 재발을 알리는 크고 딱딱한 림프절을 발견했다.

질문 목록은 유용하다. 어떤 상황에서는 알고리듬처럼 치료의 효율성을 높여주기도 하지만, 동시에 그만큼의 위험도 내포한다. 바로 의사 쪽에서 환자에게 개방형 질문들을 하지 않으리라는 것인데, 그렇다면 로터 교수와 홀 교수의 연구에서 확인된 최고의 정보원을 잃는 셈이다. 게다가 맥에보이 선생도 발달장애와 관련해 지적했고 나 역시 림프종 환자에게서 보았듯, 사람들은 대체로 가장 두려운 가능성을 마음속에서 밀어내고 싶어한다. 소아의학의 경우, 부모가 먼저 자신의 아이와 관련해 가장 두려운 문제가 무엇인지 스스로에게 물을 수 있다. 최악의 경우 어떤 진단이 내려질 수 있는가? 환자 본인이나 부모는 어쩌면 두려움 때문에 그러한 가능성을 인정하지 못할 수도 있다. 그렇다면 소아과의사가 시간을 들여서라도 그러한 우려를 대화를 통해 밖으로 끌어내야 한다.

좋은 의사는 시간을 관리할 줄 안다. 명백한 증상이라면 주어진 진료 시간 안에 정확한 원인을 규명해 환자와 환자 가족에게 분명하고 이해하기 쉬운 언어로 설명할 수 있다. 그러면 환자 가족은 궁금증을 속 시원히 해결하고 병원을 나설 것이다. 그러나 복잡한 문제는 그렇게 빨리 해결될 수 없다. 분별력 있는 의사라면 어떤 경우에 좀더 시간을 들여 환자에게 묻고 자신의 의견을 설명해야 할지 알 것이다. 그때는 진료 시간을 연장하든지 아니면 가능한 한 빠른 시일 내에 진료 일정을 다시 잡아야 한다. 설득력 있는 사고와 분명한 의사소통은 달리기 시합 같은 게 아니다. 관리 의료와 경제성의 원칙 때문에 아무리 시간적 압박이 있더라도 의사와 환자는 속도를 늦출 줄 알아야 한다. 정답을 찾으려면 시간이 걸리고, 서두르다 보면 인지적 오류가 생긴다.

임상에서 진정으로 필요한 것은

주디앤 빅비 선생 역시 문지기 의사다. 우리는 30년 전 그녀가 실습생이고 내가 레지던트일 때 만났다. 그녀는 현재 내과 전문의이자 보스턴 브라이엄 & 여성병원의 지역보건사업 및 여성건강센터의 총괄 책임자다. 일반내과의로 환자들을 보면서 동시에 병원에서 추진하는 보건사업 운영도 병행하고 있다. 보건사업은 주로 소외 지역에 거주하는 흑인 및 라틴계 여성들을 위한 의료 환경 개선에 초점을 맞추고 있다.

빅비 선생은 인턴과 레지던트 과정을 끝낸 뒤 일반내과 전임의 과정을 밟았는데, 그 과정에서 그녀는 몇 가지 임상적 의사결정 방법을 훈련받았다. "비판적으로 사고하는 방법, 특히 베이스 분석법을 적용해 검사 방법과 처치를 선택하는 법을 배웠어요."

그 교육 과정의 목적은 젊은 의사들에게 첨단 영상 기법 같은 수단을 효과적으로 이용하는 방법과 초기 소견에 따른 초기 진단을 어느 정도까지 끌고 가야 하는지를 가르치는 데 있었다. 그러나 다양한 인지 양상과 인지적 오류들에 대한 교육 내용은 없었다. 나는 문득 그러한 이론상의 원칙들이 실제 임상에서 어느 정도나 적용되는지 궁금해졌다.

"베이스 분석법을 자주 이용하지는 않아요. 그런데 환자가 받고 싶어하는 검사가 별 도움이 안 될 거라고 판단될 때는, 이따금씩 그 방법을 이용해 제가 그렇게 생각하는 이유를 설명하기도 해요. 베이스 확률 이론을 염두에 두고 환자가 최대한 이해하기 쉽게 설명하려고 하죠."

그날 빅비 선생은 마침 오랫동안 함께해 온 환자 한 명을 보고 오는 길이었다. 그는 중년의 건강한 백인 남성으로, 연례 검진에서 운동 검사를 받고 싶어했다.

"운동 검사가 심장 질환을 예측하는 것 외에 어떤 소용이 있을지에 대해 얘기를 나눴어요. 그러자 바로 이해하더군요. 그 검사를 받지 않아도 되는 이유를 알게 된 거죠."

다른 환자 이야기도 들려주었다. 여든이 넘은 흑인 할머니로, 관상동맥 질환과 신부전이 있고 지난 몇십 년간 수차례의 유방엑스선촬영에서 음성 판정을 받은 환자였다. 빅비 선생은 이 환자에게 유방암 검사를 다시 받을 필요가 없는 이유를 설명하기 위해 확률을 이용했다. 재검사에서 이상 소견이 나올 확률이 얼마나 낮은지, 설혹 종양이 발견되더라도 발병까지는 아주 오랜 시간이 걸릴 것이므로 문제가 될 가능성이 거의 없다는 사실을 설명했다.

빅비 선생은 둥근 얼굴에 아담한 체구로, 주의 깊은 눈빛이 인상적이며 목소리가 노래하듯 경쾌하다. 그 경쾌한 목소리는 곧잘 웃음으로 터져 나온다. 어린 시절을 보낸 곳은 롱아일랜드의 햄스테드로, 그녀의 가족은 그곳에 최초로 뿌리 내린 흑인 가정들 중 한 집이었다. 고등학교 졸업 무렵에는 전교생 가운데 흑인 학생이 차지하는 비중이 80퍼센트에 달했다. 그녀의 아버지는 유나이티드에어라인의 정비사였고, 어머니는 평생 전업주부로 살다가 만학의 길을 걸었다고 했다.

빅비 선생이 직접 환자를 만나는 시간은 하루 업무 시간의 3분의 1에 불과하지만, 그렇다고 해서 다른 1차진료의들이 느끼는 압박에서 자유로운 건 아니다.

"원래는 15분에 한 명씩 환자를 받아야 하는데, 제 경우엔 목표량을 못 채울 거예요. 제가 그런 스케줄을 제대로 소화하지 못하거든요. 전 도저히 15분에 한 명씩 환자를 받을 수 없어요."

빅비 선생은 정말이지 환자를 기다리게 하고 싶지 않다고 했다. 자신은 환자를 만날 때 대체로 문제에 대해 길게 생각하는 편이므로, 진료 스타일에 맞게 진료 일정을 잡는다고 했다. "어떤 환자를 보든, 저에겐 어느 정도 운신의 폭이 필요하더라고요."

병원 측에서 그런 운신의 폭에 불만을 갖지는 않느냐고 물어보았다. 물론 그런다고 해서 보험 급여를 주지도 않을 뿐더러, 경영진이 알면 비생산적이라고 힐난할 터였다. 빅비 선생이 웃으며 대답했다.

"이젠 괜찮아요. 혹시 제가 풀타임 의사였다면 그랬을지도 모르죠. 하지만 이젠 저도 내 방식으로 환자를 보겠다고 말할 수 있을 정도의 군번은 되거든요."

그러면서 빅비 선생은 1차진료를 이렇게 정의했다.

"1차진료는 주로 사람들에게 그들의 특정 행위를 인지시키고 행동의 변화를 이끌어내는 데 집중하는 일이에요."

그 행위는 흡연일 수도, 과식일 수도, 운동을 하지 않거나 유방암 검사를 받지 않는 일일 수도 있다. 어떤 행위든 상관없이 그녀는 1차진료의로서 환자가 처한 특정한 사회적 맥락을 고려해 그 행위를 어떻게 하면 건강하게 변화시킬 수 있을지 고민한다.

예컨대, 우리가 만나기 이틀 전 글로리아 매닝이라는 일흔네 살의 흑인 할머니가 병원에 입원했다고 한다. 매닝은 당뇨, 고혈압, 관상동맥 질환에 류머티즘성 관절염까지 상당히 진행된 상태였다. 그녀의 주치의인 류머티즘 전문의는 외래 때부터 봐온 의사로, 매닝은 발목 부종과 통증 악화를 호소했다. 복용하는 약도 메토트렉세이트와 플라케닐(plaquenil) 등 한두 가지가 아니었다. 류머티즘 전문의는 레미케이드 요법을 써보자고 했다. 레미케이드는 류머티즘성 관절염과 같은 자가면역 질환에 쓰이는 새로운 항체 의약품으로, TNF라고 불리는 염증 단백질을 차단함으로써 효과를 보인다.

빅비 선생이 매닝을 만났을 때는 이미 체중이 10킬로그램 가까이 증가한 상태로, 피곤해 보이고 호흡이 가빴다. "심부전이 분명했어요. 늘어난 체중이 전부 물이었던 거죠." 빅비 선생은 레미케이드 요법이 오히려 상태를 악화시켰을지도 모른다고 의심했다.

매닝은 몇 년 전에도 고혈압과 갑작스런 협심증 발병으로 입원한 적이 있었다. 빅비 선생의 말에 따르면, 당시 매닝은 '불순응 환자라는 꼬리표'가 붙은 환자였다. 이 꼬리표는 의사나 환자 양쪽에 시사하는 바가 크다. 의사는 자신의 말을 듣지 않는 환자를 싫어한다. 입원 기간 동안 혈압을 조절하기 위해 최적의 투약 용량을 결정하고, 동맥 경화를 일으킨 심장의 관상동맥으로 혈류를 촉진하며, 혈당 수치를 정상 범위 안에 들게 하고, 그런 뒤 입원 중의 호전 상태를 유지해 줄 식이요법 처방과 더불어 퇴원을 조치하기까지, 결코 쉬운 과정이 아니다. 그런데 환자가 퇴원 후 자신이 처방한 식이요법을 무시하고 약도 제대로 복용하지 않는 것 같으면(불순응하면), 도널드 레델마이어 박사의 말처럼 의사들은 분노와 혐오를 드러낸다.

"그동안 매닝은 새로운 의사를 만날 때마다 왜 약을 제대로 복용하지 않느냐, 그러니까 자꾸 병원을 들락거리는 것이 아니냐는 설교를 들어야 했어요."

그런데 이번에는 빅비 선생을 만났고, 그제야 그동안 모든 의사들이 간과해 온 한 가지 사실이 포착되었다.

"미시시피 출신에, 그 연령대의 흑인 여성이라면 글을 배울 기회가 없었을 가능성이 아주 크다는 사실을 알아야 했어요. 글로리아 매닝이 약 처방을 제대로 따르지 못한 이유는 불순응의 문제가 아니라 약병 라벨을 읽지 못했기 때문이니까요."

 빅비 선생은 매닝의 딸에게 연락해서 어머니가 퇴원할 때 반드시 함께 와서 외래 치료 계획을 듣도록 했다.

 "바로 어제가 매닝의 내원 일이었어요. 체중이 3킬로그램도 넘게 빠졌더라고요. 보통은 퇴원하면 다시 체중이 늘고 물이 차는데, 정말 대단한 일이에요. 이제 모든 게 제자리를 찾았어요. 이번에는 딸이 정확하게 복용하는지 체크하고 있거든요."

 빅비 선생은 이처럼 맥락의 고려가 얼마나 중요한지를 브라이엄 & 여성병원의 인턴들과 레지던트들에게 전해주려고 노력한다. 브라이엄 & 여성병원은 전국에서 손꼽히는 대학병원으로, 심장내과와 외과 등의 분야에서 최첨단 기술을 자랑한다. 이는 내가 실습생으로, 레지던트로, 전임의로 수련 생활을 한 병원들도 마찬가지였다. 그런데 어느 담당의가 사회적 맥락을 고려하라고 가르친 적이 있는지 떠올려보면, 전혀 기억나지 않는다. 고령의 환자가 불순응적인 태도를 보이면 그나마 한껏 아량을 발휘해 이것이 과연 치매 초기 증세일까 우울증일까를 생각했지, 1930년대 미시시피 시골에서 흑인 여성이 겪어야 했던 심각한 차별의 반영일 거라곤 전혀 생각하지 못했다.

 수십 년 경력의 의사라면 누구나 경험했을 법한 일이 빅비 선생에게도 있었다. 다른 의사들이 전부 놓친 진단을 잡아내 완전히 기운 줄 알았던 환자의 운명을 한순간에 역전시킨 것이다. 콘스탄스 가드너라는 환자는 기침이 멈추지 않아, 가까운 응급실에 가서 흉부 엑스레이를 찍었다. 응급실 의사는 폐에 많은 덩어리들이 퍼져 있는 것으로 보아 전이성 암인 것 같다고 말했다.

 "그 다음 날 저를 찾아왔어요." 빅비 선생은 가드너 부인의 이야기를 듣고 검진을 끝낸 뒤 흉부 엑스레이 사진을 확인했다. 그러고는 그녀에게 설명했다. "전이성 암은 아닌 것 같습니다. 베게너육아종증이라고 하는 희귀 자가면역 질환으로 보이네요." 이 질환은 호흡 기관뿐만 아니라 폐에도 염증성 덩어리들을 유발할 수 있다.

"사실 대단한 진단은 아니었죠. 단지 정확하게 감별 진단을 할 수 있느냐, 직접적인 가능성을 뛰어넘는 사고를 할 수 있느냐의 문제일 뿐이에요."

또한 다른 의사들과 마찬가지로 빅비 선생에게도 발길을 끊은 환자가 있었다. 여러 해 만나면서 좋은 관계를 맺어왔다고 생각한 흑인 할머니로, 해리 웨스트라는 이름의 환자였다. 웨스트 부인은 고혈압과 심장병을 지병으로 앓아오던 중 어느 날 호흡 곤란을 호소하며 브라이엄&여성병원 응급실로 실려 왔다. "심부전이었어요." 심장이 제대로 펌프질을 못해 폐에 물이 차고 있었다. 감염의 징후도 없고, 열도 없었으며, 백혈구 수치 상승도 없었다고 한다. 그런데 누군가 혈액 배양을 하자고 했다. 전신 감염, 그중에서도 특히 심장내막염을 확인하기 위한 검사였다. 심장내막염으로 심장판막이 손상되어 심부전이 일어날 수 있기 때문이다.

그러나 그것은 불필요한 검사였을 뿐만 아니라, 그것을 비롯한 일련의 사건이 이어지면서 결국 웨스트 부인은 빅비 선생을 떠났다. "3회 혈액 배양을 실시한 끝에 하나의 혈액에서 황색포도구균이 검출되었죠." 그것은 피부에서 흔히 발견되는 세균으로, 단 한 번의 배양에서만 균이 검출되면 보통 의미가 없다. "한 레지던트가 완전 공개의 정신에 입각해서 웨스트 부인에게 이렇게 말해 버린 거예요. '부인의 혈액을 배양한 결과 하나의 혈액에서 균이 검출되었습니다만, 걱정하지 마십시오. 오염 혈액이었거든요.'"

심부전 치료를 받고 퇴원한 웨스트 부인은 추적 검사를 받기 위해 외래로 다시 내원했다. 웨스트 부인은 매우 흥분된 목소리로 자신의 정확한 진료 기록을 알고 싶다고 빅비 선생에게 요구했다.

빅비 선생은 부인의 태도 변화에 순간 주춤했다. "여러 차례 대화를 시도했지만 대부분 결론 없는 논쟁으로 끝날 뿐 대체 무엇이 문제인지 통 모르겠더라고요. 웨스트 부인은 응급실에서 레지던트에게 정확히 어떤 말을 들었는지 기억하지 못했어요. 그러다가 나중에야 그 부인이 자신이 '나쁜 피'를 가졌다는 얘기를 들었다고 생각한다는 사실을 알게 되었죠." '나쁜 피'는 과거에 쓰이던 완곡어법으로, 특히 웨스트 부인이 자란 남부에서는 매독을 의미했다. 웨스트 부인은 그 레지던트가 그 의미로 얘기했다고 굳게 믿었으며, 당연히 심한 모욕감을 느꼈다.

"지금은 비록 혼자가 되었지만, 결혼 생활을 40년 넘게 했습니다. 그리고 기독교 신자입니다. 제가 왜 이런 말씀을 드리는지 아시겠습니까? 기독교 신자라는 말이 무슨 뜻이겠습니까?"

웨스트 부인은 자신의 진료 기록에서 그 말을 삭제해 달라고 요구했다. "당시 상황에서 '오염 혈액'이라는 말이 어떤 의미였는지, 레지던트가 채혈 과정에서 혈액을 오염시켰다는 얘기였다고 열심히 설명을 드렸죠." 그러나 웨스트 부인에게는 그런 설명이 위로가 될 수 없었다. 오히려 설명을 듣고는, 당시 응급실에서 그 레지던트가 자신의 혈관에 오염된 주삿바늘을 꽂는 바람에 자신의 몸이 더럽혀졌다는 결론을 내렸다.

"여태껏 살면서 그렇게 큰 소통의 간극을 경험해 본 적이 없어요.

전혀 다른 언어로 얘기하는 듯했으니까요. 그날이 웨스트 부인을 본 마지막 날이었죠."

빅비 선생은 웨스트 부인의 사례를 통해 젊은 의사들을 가르치고 있다고 했다. 그러면서 내게 이렇게 덧붙였다. "아이러니는 그 혈액배양이 사실 필요 없는 검사였다는 거예요. 그 환자분은 병원에서 심한 모욕을 받은 거죠."

빅비 선생은 의사와 환자의 소통에 대한 로터와 홀 교수의 주장을 잘 알고 있다면서, 언어에 대한 민감성은 모든 환자와의 관계에서 반드시 의식해야 할 문제이며 특히 해리 웨스트 부인과 같은 환자에게는 더욱더 중요한 의미를 지닌다고 역설했다. 이는 1차진료의에게는 큰 도전이 아닐 수 없다. 그들이 다루는 문제들은 대부분 의학적으로 일상적이라고 여겨지기 때문이다. "환자 중에 무릎 통증을 호소해 오신 여성이 있었어요." 빅비 선생이 한 환자를 떠올렸다. 엑스레이 촬영 결과 퇴행 소견이 보였다. 이는 노인에게 나타나는 흔한 노화 현상이었다. "일단 전화를 걸어 골관절염이라는 사실을 알려드렸죠. 나중에 다시 전화를 걸려는데 문득 그분의 상심이 얼마나 컸을까 하는 생각이 들더군요. 물론 저는 큰 문제가 아니라는 생각에 엑스레이 소견을 사실 그대로 얘기했죠. 하지만 그 환자한테는 관절염이라는 말이 곧 극심한 고통과 신체장애를 의미하지 않겠어요?"

맥에보이 선생 같은 소아과의사들은 발달장애나 심리장애의 가능성을 부모들에게 전하는 법을 터득하고, 빅비 선생과 같은 일반내과의들은 암 진단과 같은 나쁜 소식을 분명하게 전달해 줄 말을 고른다. 맥에보이 선생과 빅비 선생 둘 다 한결같이 강조한 점은 소란스러운 1차 진료 환경에서 의사에게는 대수롭지 않게 보일 수 있는 것이 환자에게는 비극으로 다가갈 수도 있다는 사실을 잊지 말라는 것이었다.

수년 전 터프츠 뉴잉글랜드 메디컬센터의 콘퍼런스에서 발표를 맡은 적이 있었다. 그때 딥 살렘 내과 과장이 대답하기 어려운 질문 하나를 던졌다. 당시 나의 발표 주제는 의술을 행하는 데 있어서 연민과 소통의 중요성이었고, 살렘 과장이 던진 질문 내용은 이러했다. 병원마다 탁월한 감수성과 배려로 환자를 대하는 1차진료의들이 있고, 그들은 단골 환자들에게 사랑을 받지만 임상 능력은 떨어진다. 환자는 이런 사실을 어떻게 알 수 있는가?

살렘 과장의 말에 충분히 공감이 갔다. 1970년대에 매사추세츠 종합병원에서 레지던트 생활을 할 때도 그런 의사들이 있었다. 그들은 비콘 힐에서 1차진료를 하면서 환자들을 필립스 하우스에만 입원시켰다. 그들 중 몇 명은 임상 능력이 뛰어났지만, 많은 이들은 아무리 잘 봐줘도 바닥 수준을 면치 못했다. 그런데도 그들만 찾는 환자들이 있었다. 그 불안한 의사들의 진료 구멍을 메우는 일은 레지던트들의 몫이었다. 나는 딥 살렘 내과 과장의 질문에 이렇게 대답했다.

"의사가 환자의 첫인상을 경계해야 하듯이, 환자도 의사의 첫인상을 신중히 받아들여야 합니다."

특히 자신이나 자녀의 주치의를 정할 때는 더욱 신중해야 한다. 다행스럽게도 요즘에는 과거보다 사회적 지위와 혈연을 업고 의대에 입학하는 학생이 줄었다. 직업에 있어서 능력이 중요한 사회가 되고 있는 것이다. 아이비리그 의과대학 입학위원회는 이제 성적이 떨어지는 학생은 받지 않는다. 살렘 과장에게도 말했듯이, 일반인은 친구들에게 물어보거나 간호사들뿐만 아니라 다른 의사들에게라도 주치의의 성격이 아닌 임상 능력을 물어보아야 한다. 경력은 인터넷을 통해서 나 의사협회에 연락해 알아보면 된다. 사실 살렘 과장이 원한 것은 이보다 훨씬 더 포괄적인 대답이었을 것이다. 그러한 대답은 이 책을 통해 어느 정도 찾을 수 있기를 바란다.

빅비 선생은 긍정적인 첫인상의 이면을 경험한 사람이다. "제가 흑인 여성이라는 이유로 많은 환자들이 진료를 받으러 왔다가도 저를 보고는 그냥 가버리곤 했죠." 빅비 선생은 현재 많은 레지던트들에게 멘토 역할을 하는데, 흑인이나 라틴계 의사들에게는 특별한 조언을 한다. "그들에게 항상 말합니다. 반드시 흰 가운을 입어라. 항상 이름표를 달고 있어라. 청진기가 잘 보이게끔 가지고 다녀라. 하지만 이런 노력이 무색하게도 식기를 회수하러 왔느냐고 묻는 환자들이 많죠. 사람들은 우리의 검은 피부색에만 주목할 뿐, 우리가 의사라는 사실을 알리는 가운에는 관심도 없어요."

빅비 선생은 현재 몇몇 유능한 스태프들과 주말 진료를 담당하고 있는데, 그 때문에 토요일 아침에 병원에 출근해서 환자들에게 의혹의 눈초리를 받은 적이 한두 번이 아니다. 병실에 들어서는 그녀를 흘깃거리며 노골적으로 경력을 물어오는 환자들도 있었다. 그러면 그녀는 즉시 "웨슬리 대학(힐러리, 올브라이트 등을 배출한 여자대학으로 미국 여성 지도자들의 산실-옮긴이), 하버드 의대, 매사추세츠 종합병원"이라고 읊어준다.

의학계도 이제는 소수민족의 비율뿐만 아니라 여성의 비율(요즘은 전국적으로 50퍼센트를 넘는다)이 크게 증가했지만 편견은 여전하다. 그러한 편견이 자신의 의사 생활에 영향을 미치고 있다고 빅비 선생은 말한다. 레지던트 과정을 마친 지 30년이 넘은 지금까지도 흑인 여성이기 때문에 실력을 증명해야 하고, 흠을 잡히지 않기 위해 노력해야 한다고 느끼기 때문이다. 일각에서는 아직까지도 그녀가 소수민족 할당제와 정치적 정당성의 추구 덕에 현재의 자리에 올랐다고 생각한다. "그러니까 자꾸만……." 빅비 선생의 목소리가 잠시 흔들렸다. "무슨 일이든 남보다 더 잘해서 인정받아야 한다고 생각하게 돼요. 정말이지, 이제는 떨쳐버리고 싶은 생각이에요. 그런 생각에서 자유로워졌으면 좋겠어요."

1차진료의 중요성

에릭 J. 카셀 박사는 1997년에 통찰력과 명쾌한 설명이 돋보이는 저서 『의사가 된다는 것: 1차진료의 진실(*Doctoring: The Nature of Primary Care Medicine*)』을 발표했다. 그는 뉴욕 코넬 대학교의 웨일 의과대학 주치의이자 맨해튼의 유명한 내과의사다. 1990년대에 들어 진료에 속도가 붙기 시작했다. 운전대가 보험회사들과 HMO, 병원 경영진들에게 넘어갔기 때문이다. 카셀 박사는 이들 조직이 제시하는 진료 지침이 대체로 환자를 위한 최선의 이익보다는 비용 절감에 초점이 맞추어져 있다고 보았다.

> 그러한 관점에서 보면…… 의사란 시장에서 언제든지 대체 가능한 상품으로 비쳐질 수 있다.

이 글을 읽다 보니, 그 무렵 병원에서 한 과를 책임지며 대학에서 연구를 진행하던 한 저명한 임상의과학자(임상과 연구를 병행하는 의사 출신 과학자-옮긴이)의 말이 떠올랐다. "누구든 환자를 볼 수 있다." 대부분의 오만이 그렇듯 그의 오만 역시 좁은 시야와 무지의 산물이었다. 대학병원들과 의대에서는 연구를 상당히 높이 평가한다. 그래야 의학저널들의 주목을 받고 보조금도 받을 수 있기 때문이다. 의료에 대한 이러한 오만과 무지는 진료 상담을 15분으로 규제하는 진료 지침을 설계하고 감독하는 경영자들에게서도 발견된다.

이에 대해 카셀 박사는 다음과 같이 꼬집는다.

1차진료에 대한 일반적인 생각의 오류는 그것을 단지 진입 의학으로 간주하여…… 그 결과 일반감기나 정신신체증(정신이 신체에 영향을 미쳐 나타나는 병-옮긴이) 같은 질환을 주로 다루는 기본적인 의학으로 본다는 데 있다. 그러나 이는 잘못된 생각이다.

심각한 질환을 찾아내는 일 역시 큰 도전 중 하나이지만, 많은 경우 병의 심각성 여부를 판단할 수 없다는 사실이야말로 문제가 아닐 수 없다.

자신이 모르고 있다는 사실을 아는 데는 고도의 지식이 필요하다. ……수련의들의 관점에서 보거나 적절한 조치에 요구되는 지식의 기반을 보면, 전문적일수록 오히려 질환은 점점 단순해진다.

이러한 결론이 일반적인 추론을 뒤엎고 있다는 사실을 카셀 박사도 인정한다.

고도로 전문적이고 복잡한 의학 지식, (특이 질환이나 복합화학요법 등과 같은) 치료법, 특수 장애나 기술과 관련한 전문적이고 실제적인 지식과, 흔히들 훌륭한 의사에게 기대하는 복합적이고 다방면으로 밝은 지식을 혼동해서는 안 된다. 게다가 흔히들 세부 전공으로 깊이 들어가야 폭넓은 의료 서비스를 받을 수 있다고 생각한다. 그러나 이러한 순진한 생각은 1차진료에 대한 다른 오해들이 그렇듯, 의사들이 '병'을 돌본다고 생각하기 때문에 생겨난다. 사람들은 흔히 질병이 가장 쉬운 것에서 가장 어려운 것까지 일종의 서열을 형성한다고 여긴다. 그래서 전문의들은 어려운 질환을 돌보고, 당연히 간단한 질환도 훌륭히 치료해 낼 거라고 생각한다. 그렇지 않다. 의사들은 병이 아니라 '사람'을 돌본다. 그들 중 일부는 병을 앓고, 모두에겐 나름의 문제가 있다. 복잡한 일에 익숙한 사람은 대체로 단순한 상황에서도 일을 복잡하게 처리한다. 가령, 며칠만 기다리면 될 텐데 괜히 각종 검사를 지시하고 엑스레이 촬영을 지시한다. 따라서 간단한 질병에 과잉 진료가 이뤄지고, 병원을 찾게 만든 진짜 문제를 해결할 단서들이 간과된다.

최근 데이터의 누락을 막기 위한 체계적인 임상 정보 관리의 한 방안으로 환자 템플릿이 고안되었다. 환자 템플릿 역시 임상 알고리듬처럼 전형적 사례를 바탕으로 구성한다. 의사는 환자의 병력과 신체 검진 소견, 임상병리학적 소견, 권장 치료법을 빈칸에 입력하면 된다.
얼마 전 이웃에 사는 사람이 내과의사에게 진료를 받고 왔다는 이야기를 했다. 그 내과의는 보스턴에 위치한 한 병원의 내과 개업의로, 나도 아는 의사였다. 그의 설명에 따르면, 최근 그 병원 측은 개업의들에게 재진시 진료 시간을 30분에서 15분으로, 초진시에는 60분에서 40분으로 단축하라는 지시를 내렸다. 이에 의사들이 항의하자 병원 측은 컴퓨터를 이용해 문제를 간단히 해결할 수 있다고 했다. 즉, 컴퓨터 스크린에 템플릿을 띄워놓고 환자와 대화를 나누면서 그 서식의 빈칸을 채워 넣기만 하면 된다는 것이다. 그렇게 하면 원무과에서 환자의 병력, 신체 검진 소견, 치료법 등 템플릿 기록 내용을 바탕으로 보험회사에 송장을 제출하기가 한결 쉬워지기 때문에 시간 효율성도 높아지고 소득의 극대화도 꾀할 수 있을 거라고 덧붙였다.

"주치의로서 그 선생님이 정말 좋거든요. 그런데 이번엔 웬일인지 한 눈은 시계에, 다른 한쪽 눈은 컴퓨터 스크린에 가 있는 거예요. 지난 몇 년간 이런 경우가 한 번도 없었는데 말이에요. 제 쪽으로 고개를 돌리는 건 어쩌다 한 번이고요."

컴퓨터 기술은 방대한 임상 정보를 정리하고 접근성을 높이는 데 도움이 될 수 있다. 그러나 그런 식으로 컴퓨터 기술을 이용하여 '효율성'만 진작시키다 보면 의사와 환자 사이의 틈은 점점 벌어지기만 할 것이다. 뿐만 아니라 의사의 정신이 온통 템플릿 빈칸을 채우는 일에만 쏠려 인식의 오류를 범할 가능성도 높아진다. 개방형 질문을 시도할 가능성도 줄어들고, 템플릿에 들어맞지 않는 데이터는 쉽게 포기하게 될 것이다.

에릭 카셀 박사는 시장의 효율성이 어떤 식으로 임상 진료를 압박할지에 대해 더 자세하게 설명했다.

의료보험업체 측에서는 당연히 모든 의료 서비스가 상품으로 보일 것이다. 진료 비용 산정, 보험 급여 산정 변수, 보험 적용 진료 횟수 제한 및 그 외 모든 요인이 상업적 관점을 강화한다······ 의료 서비스(1차

진료뿐만 아니라 의학 전반에서)는 의사와 환자가 맥락과 사회적 시스템 안에서 벌이는 인간적 상호 작용이다. 따라서 의료 서비스는 상품이 아니다.

의학의 전 분야가 힘겨운 도전이 될 수 있지만, 카셀 박사와 마찬가지로 나 역시 가장 어려운 의료 형태는 1차진료라고 믿게 되었다. 물론 나를 비롯한 전문의들이 매우 복잡한 의사결정을 내리기는 하지만, 우리는 대체로 바탕에 깔린 문제를 알고 행동한다. 외과도 마찬가지다. 물론 접근법과 기법에 있어서 중요하고 미묘한 차이들이 존재하지만, 아무리 유능한 외과의사라도 일단 수술을 시작하면 적어도 눈에 보이는 이상 현상들을 추적할 수 있다. 문제들 역시 명백하다. 반면 맥에보이 선생의 말대로, 1차진료는 달리는 기차를 지켜보면서 가장 분명한 얼굴 하나를 찾아내려는 것과 같다. 최근 연구자들의 주장에 따르면, 환자들이 1차진료의들에게 호소하는 두통, 소화불량, 근육통과 같은 문제들 대부분은 심각하게 생각하지 않기 때문에 진료가 더욱 어려워진다고 한다.

보험회사들이 기차에 너무 많은 승객을 태운 탓에 입석 기차가 된 듯하다. 수천은 아니어도 수백의 환자에게 매일 질 높은 의료 서비스를 제공하는 일은 결코 쉽지 않다. 최근 의료의 '질'을 평가하겠다며 여러 가지 측정 방법들을 내놓고 있지만, 대부분은 혈당 수치가 측정되고 독감 예방 접종이 이뤄졌는지를 확인하기 위한 시시한 점수 기록판에 불과하다. 1차진료의 '질'은 그런 방법을 훨씬 뛰어넘는 의미를 지닌다. 무엇보다 1차진료는 넓게 생각한다. 인체생리학의 모든 문제는 스스로 정체를 드러낼 것이기 때문이다. 다시 말해 1차진료는 소아와 성인에 대한 제한된 정보만으로, 넘치지도 메마르지도 않게 지혜로운 판단을 내리는 일이다. 환자가 속한 사회적 맥락을 정확하고 깊이 있게 통찰하면서 언어를 구사하는 일이며, 문지기로서 환자를 어느 대문으로 인도할지 분별하는 일이다. 그 문들 가운데 하나가 우리를 중환자실로 인도한다.

5.. *How Doctors Think*

신념을 향한 도전

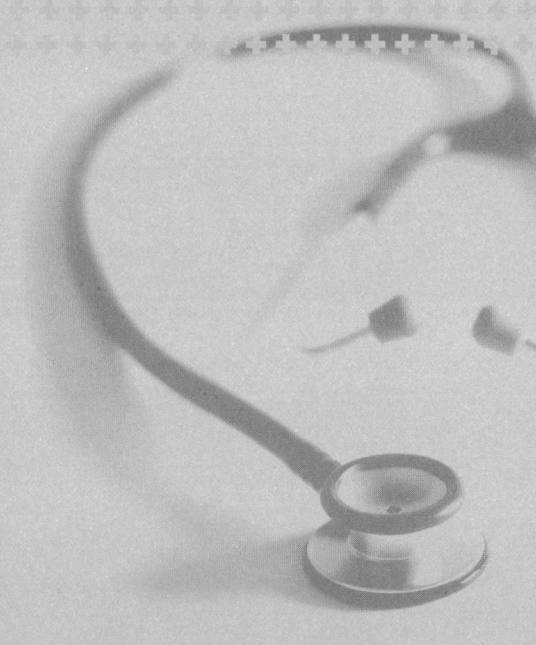

++++++++
우리 모두는 의사들의 머릿속으로 들어가
그들의 분석에 존재하는 틈을 찾고
그러한 틈을 메울 답을 촉구할 수 있다.
++++++++

베트남에서 로스앤젤레스로 날아오는 시간이 억만 년처럼 느껴졌다. 레이첼 스타인은 쉬라를 안고 있었다. 쉬라는 며칠 전 베트남 푸토 성에서 입양해 데려온 여자아이로, 비행 내내 잠들지 못했다. 기침만 할 뿐 우유는 먹으려 하지 않았다. 레이첼은 쉬라를 흔들어 달래며 좁은 통로를 오르내렸다. 어떻게든 얼러서 우유를 먹이고 재워볼 요량으로 노래를 불러주었지만, 레이첼의 애창곡인 콜 포터의 흥겨운 가락도 아이를 위로하지는 못했다.

레이첼 스타인은 그동안 일에 빠져 살아왔다. MBA를 따고 금융회사에 입사해 고속 승진을 거듭했다. 30대 초반에 이미 고위 간부직에 올랐으나, 바로 그때 발목을 잡혔다. 공허감이 그녀를 짓눌렀다. 다음 목표를 생각할 때마다 기운이 빠지고 마음이 흔들려 앞으로 나갈 엄두가 나지 않았다. 그래서 위를 올려다보는 대신 뒤를 돌아보았다. 지나온 세월이 불만스럽기만 했다.

　일은 하루하루가 갈등 그 자체였노라고 레이첼은 회상했다. 성공의 유일한 척도는 돈이었다. 그러나 레이첼은 삶의 기반이 돈이 아닌 다른 것이길 바랐다. 그녀의 집안은 전통을 엄격히 지키지는 않았지만 기도는 적극적으로 권장했다. 레이첼은 몇 달 동안 기도를 올리며 앞으로 어떻게 살아야 하는지 신에게 물었다. 그때 레이첼은 바로 신과의 대화 자체가 답이라는 사실을 깨달았고, 이는 종교 사상과 계율을 배워 베풀고 돌보는 삶을 뜻했다. 레이첼은 중역실을 떠나 학교로 갔다.

　신학교에 들어간 뒤, 시간이 흐르면서 신앙이 자리를 잡았다. 레이첼은 랍비로 임명받았지만 설교단은 자신에게 맞지 않음을 깨달았다. 대신 한 유대교 고등 교육 기관의 경영 책임자로 가서 그동안 쌓아온 재무 관리 역량을 성공적으로 발휘했다.

　그런데 쉰 살이 되어가면서 인생에 다시 공허가 찾아왔다. 그동안 신을 따르느라 결혼하고 가정을 꾸릴 기회가 없었음을 깨달았다. 칠흑빛 머리칼과 깊은 황갈색 눈을 지닌 레이첼은 매력적인 여성이었다. 그러나 그녀가 다니는 회당이나 직장에는 또래의 독신남이 거의 없었다. 깊이 고민한 끝에 아이를 입양해 혼자 키우며 가정을 꾸려야겠다고 결심했다. 레이첼과 같은 여성이 신생아를 입양하는 데는 엄청난 난관이 뒤따랐다. 입양 주선 기관들은 보통 양부모 가정을 찾았다. 게다가 대부분 미혼모인 생모들 역시 다른 미혼녀에게 아이를 맡기고 싶어하지 않았다. 중년의 미혼녀에게 아이를 입양하겠다는 나라는 베트남과 과테말라뿐이었다.

　2001년 1월, 레이첼은 세부적인 참고 서류들을 작성해 베트남에 보냈다. 그녀의 입양 신청을 맡아 진행해 주던 미국의 입양 기관은 3월이나 4월에 '배정'이 나올 거라고 했다. 아무런 응답 없이 3월, 4월이 지나자 기대감이 조금씩 줄어들었다. 그러다 6월 초에 연락이 왔다. 하노이에서 북쪽으로 약 80킬로미터 떨어진 푸토 시에서 4월 26일에 출생한 여자아이를 입양할 수 있다는 것이었다.

레이첼은 그 아이에 대해 조금이라도 더 알고 싶었다. 미국의 입양 기관은 정보를 얻으려면 보통 수주일이 걸리니 기다려보라고 했다. 그런데 며칠 안 돼 작은 폴더 하나가 도착했다. 그 속에 아이에 대한 몇 가지 정보가 들어 있었다. 아이 이름은 '호앙 티 하'였고, 사진 한 장이 있었다. 까만 머리칼이 소복하고 광대뼈가 튀어나온 아이로, 건강하고 편안해 보였다. 입양 기관에서는 아이가 6개월이 되는 9월에 베트남을 방문해 달라고 했다. 그런데 7월에 느닷없이 연락이 왔다. 2주 안에 하노이로 와달라는 것이었다. 베트남 당국이 막바지 서류 절차를 진행 중이지만 고아원에서 레이첼이 와주기를 바란다는 것이다. 레이첼은 우선 로스앤젤레스로 날아가 올케를 만나 함께 타이베이를 거쳐 하노이로 갔다.

비행기에서 내리니 하노이는 숨이 막히도록 뜨거운 아침이 있었다. 수증기가 포장도로 위로 두터운 연막을 치고 있었다. 입양 기관의 대표가 마중 나와 흰색 소형 푸조로 하노이까지 데려다주었다. 거리를 따라 늘어선 행상들이 커다란 솥에 생선과 채소를 끓이고, 고깔처럼 생긴 모자를 쓴 노동자들이 어깨 위에 대나무 막대를 올려놓고 그 위에 짐을 얹어 나르고 있었다. 하노이 시내로 들어서자 수백 명의 출근자들이 타고 가는 자전거 행렬이 사방을 에워쌌다. 레이첼은 급류에 실려 운명을 향해 떠내려 온 작은 조약돌이 된 것 같았다.

대부분의 입양 부모들은 도착하자마자 휴식부터 취하지만, 레이첼의 아드레날린은 쉴 틈을 주지 않았다. 어서 딸아이를 만나야 했다. 고아원은 먼지 자욱한 도로에서 뒤로 물러난 나지막한 흰색 콘크리트 건물에 있었다. 방마다 여섯 개나 여덟 개의 철골 침대가 꽉 들어차 있었다. 녹색 벽엔 여기저기 금이 가고 리놀륨 장판은 몹시 닳아 있었다. 그래도 외관은 깨끗한 편이었고, 아이들을 돌보는 보모들의 손끝에 정성이 가득 묻어났다.

흰색 간호사복을 입은 여자가 한 침대를 가리켰다. 팔다리가 몹시 가느다란 아기가 누워 있었다.

"하."

레이첼은 보모의 말이 무슨 뜻인지 몰라 어리둥절했다. 아기는 몹시 깡말라서 언뜻 보기에 사진 속 아기와는 달라 보였다.

"하?"

레이첼이 보모에게 물었다. 그러자 이번에는 아기를 안아 들어올리며 다시 말했다.

"하."

그러면서 보모는 아기를 레이첼에게 안겼다.

레이첼은 아기를 꼭 안았다. 떨리는 기대감으로 3년을 기다려온 순간이었다. 그런데 기대와는 달리 기쁘지 않았다. 기쁨보다는 자신이 안은 아기가 사진 속 아이와는 사뭇 다르다는 첫 느낌을 떨칠 수 없어 혼란스러웠다. 아이를 가슴에 안고 살살 흔들어주자 아이가 기침을 터뜨리며 콧물을 흘렸다. 고아원 직원은 레이첼에게 아이는 원래 배정된 아이가 맞고, 콧물을 흘리는 것은 고아원에서 흔한 일이라며 걱정하지 말라고 했다.

다음 날 레이첼은 다시 고아원을 찾아가 아이를 호텔로 데리고 온 뒤, 푸토 시로 갈 준비를 했다. 다른 입양 부모들과 함께 현지 공무원들과 공식 회합을 갖고 입양 서류에 최종 서명하는 일정이 잡혀 있었다. '아이를 입양 부모에게 위탁하는 의식'을 치르는 행사라고 했다. 레이첼은 아이를 침대에 누이고는 그 행사에 입고 갈 옷을 입혔다. 아이의 가느다란 팔을 들어 옷에 끼우는 순간 부드러운 감촉이 온몸으로 번져오는 듯했다. 레이첼은 천천히 아이를 들어올려 가슴에 꼭 껴안았다. 아이의 펄떡이는 심장 박동이 가슴으로 전해지는 순간, 레이첼의 두 눈에서 주체할 수 없이 눈물이 흘러내렸다. 레이첼은 음악을 좋아했다. 특히 노래 부르기를 좋아했다. 아이에게 지어줄 이름인 쉬라는 히브리어로 '노래'라는 뜻이었다. 레이첼은 풍부한 알토 음성으로 하느님께 감사의 찬양을 올렸다.

푸토 시는 하노이에서 북쪽으로 자동차로 두 시간 거리였다. 가는 길에 보니 농부들이 논에서 벼를 베고 멍에를 맨 소들이 투박한 쟁기로 거친 자갈밭을 갈고 있었다. 멀리 수풀이 짙게 우거진 높은 산들이 보였다.

푸토 시의 시장은 흰색 셔츠에 회색 바지 차림의 중년 남성이었다. 그는 베트남의 아이들은 귀하게 지켜주어야 하는 국가의 보물이며, 이제 이 보물들을 소중히 지켜주기로 약속한 이들과 나누려고 한다고 했다. 이런 위탁식이 끝나도 입양 절차가 모두 마무리되기까지는 보통 3주가 더 걸렸다. 그런데 푸토 시 공무원들은 레이첼에게 서류 작업을 빨리 끝내주겠다고 했다. 레이첼과 쉬라는 나흘 뒤 베트남을 떠났다.

악몽의 시간들

마침내 비행기가 미국에 도착했다. 레이첼은 쉬라가 탈수 증세를 보이는 건 아닌지 걱정스러웠다. 가족이 살고 있는 로스앤젤레스에 내려 일단 가까운 병원으로 쉬라를 데리고 갔다. 의사는 문제가 있는 것 같긴 한데 흉부 엑스레이는 깨끗하다고 했다. 그러고는 부비동염 같다며 항생제를 처방해 주었다. 레이첼은 일단 안심하고 7월 30일 월요일 저녁에 보스턴으로 돌아왔다. 로스앤젤레스에서 보스턴까지 날아오는 여섯 시간 내내, 쉬라는 분유를 60밀리리터 정도밖에 먹지 않았다.

기나긴 여행으로 레이첼은 완전히 지쳐 있었다. 쉬라를 재우고는 바로 침대에 쓰러졌다. 다음 날 아침에 일어나자마자 우선 쉬라에게 분유를 먹이려고 했다. 그러나 몇 시간 동안 아무리 달래고 얼러도 소용이 없었다. 캘리포니아에 사는 소아과의사인 올케가 초저녁쯤에 전화해 쉬라가 어떠냐고 물었다.

"탈수 위험이 있어요. 어서 응급실로 데리고 가세요."

자정 무렵 레이첼은 기저귀가방만 챙겨 보스턴 어린이병원으로 쉬라를 데리고 갔다. 응급실에서 정맥주사를 맞고 나면 곧 집으로 돌아올 수 있을 거라 생각했다.

보스턴 어린이병원 응급실은 일정한 환자 분류 체계, 즉 문제의 중증도나 치료 우선순위에 따라 환자를 분리하는 시스템으로 운영되는데, 가령 외상 환자처럼 가장 위급한 아이들을 먼저 검사실이나 치료실로 보낸다. 중이염이나 설사, 기타 흔한 문제로 내원한 비교적 경증인 아이들은 위급 환자들의 처치가 끝날 때까지 대기실에서 기다린다. 다섯 시간을 기다린 끝에 쉬라의 이름이 불렸다. 젊은 레지던트가 쉬라의 눈과 귀, 목을 살펴본 후 가슴 청진을 하고, 배를 촉진했다. 그런 뒤 혈액을 채취하고 흉부 엑스레이를 지시했다.

두 시간 뒤에 결과가 나왔다. 레지던트는 먼저 쉬라의 숫구멍, 즉 정수리에서 아직 골화가 완성되지 않은 부드러운 부위가 움푹 들어가 있는 상태로 보아 탈수증은 확실해 보인다고 했다. 그런데 그 원인이 단순 부비동염은 아닌 것 같다며 걱정스럽게 말했다. 쉬라의 입에 진균이 가득한데, 이런 증상은 로스앤젤레스에서부터 복용한 항생제 때문일 수도 있지만, 면역 결핍 증상일 수도 있다고 했다.

그 젊은 의사에게서 나쁜 소식을 듣는 순간 레이첼의 위가 경련을 일으켰다. 엑스레이 사진에서 양쪽 폐 모두 폐렴 소견이 보인다는 것이다.

"우선 정맥주사로 수액을 공급할 겁니다. 수분이 공급되면 아이가 기운을 차릴 거예요."

레이첼은 아무 말도 못하고 그저 멍하게 서 있었다. 간호사가 쉬라를 검사대 위에 눕히자 레지던트가 얇은 바늘을 정맥에 꽂아 넣었다. 그런데 몇 초도 안 돼 아이의 얼굴이 거무스름해지고 피부에 반점이 생겨났다. 레지던트가 깜짝 놀라 눈을 휘둥그레 떴다.

"디튜닝이에요."

레지던트가 간호사에게 말했다. 순간, 일련의 조치가 몰아쳤다. 혈액이 채취되고, 얼굴에 마스크가 씌워지고, 마이크와 연결된 커다란 앰부 백에서 아이의 폐 속으로 공기가 주입되었다.

"혈압이 떨어지고 있어요. 정맥 볼루스."

레지던트가 지시했다. 레이첼은 '볼루스'가 뭔지, '디튜닝'이 무슨 말인지, 왜 아이를 눕힌 지 몇 초도 안 돼 이런 위기가 일어났는지 도

무지 알 수 없었다. 곧 이어 간호사 한 명이 혈액 검사 결과를 가지고 들어왔다.

"산소 포화도가 70이에요."

레지던트는 레이첼에게 쉬라의 폐렴이 너무 악화돼 산소 공급을 방해하고 있어서, 안아 움직이는 것과 같은 아주 경미한 스트레스도 감당하지 못한다고 설명했다.

"중환자실로 옮겨야 할 것 같습니다."

레이첼은 마치 놀이공원의 놀이기구를 타고 도는 듯했다. 온몸이 빙글빙글 돌아 뒤집히고, 튀어나갈 듯 한쪽 가로대에 가 처박히고, 눈앞이 흐려지면서 속이 울렁거리고 정신이 아득해졌다.

"마, 말도 안 돼요."

레지던트가 벽에 걸린 라이트박스에 흉부 엑스레이 사진을 올렸다.

"여기가 심장입니다."

거대한 눈물방울 모양을 한 가슴 한복판에서 하얀 형체의 윤곽을 더듬어가며 레지던트가 설명했다.

"여기 심장 주위가 바로 폐입니다. 이 부분은 원래 엑스레이 사진에서 검은색으로 보여야 합니다. 정상적인 경우 공기로 채워져 있어 엑스레이 광선이 그냥 통과하거든요."

레이첼의 눈이 폐로 갔다. 심장 부분만큼이나 불투명했다. 목이 죄어왔다.

"그런데 폐가 저희들 말로 '유리가루'처럼 보이고 있습니다."

레이첼은 유리가루든 눈가루든 상관없었다. 그녀가 알고 싶은 건 오직 이 상태가 쉬라에게 어떤 의미이냐 하는 것뿐이었다.

"우선 광범위 항생제를 투여하고, 구강 내 진균들에 대해서는 항진균제를 추가하려고 합니다. 지금 당장은 코에 줄을 삽입해 산소를 공급할 것입니다."

"왜 그런 걸까요?"

"여러 가지 가능성을 생각할 수 있습니다. 바이러스처럼 흔한 원인균일 수도 있고, 아니면 베트남에서 온 특이한 원인균일 수도 있습니다."

그후 24시간 동안 폐렴은 마치 들불처럼 퍼져 쉬라의 폐를 쑥대밭으로 만들었다. 레이첼의 손바닥보다 그리 크지 않은 아이의 얇은 가슴이 산소를 찾아 필사적으로 헐떡거렸다.

"현재로선 콧줄로는 산소량을 유지할 수 없습니다. 인공호흡장치를 써야 할 것 같습니다. 저희가 기관에 관을 삽입할 때 나가 계시는 게 좋을 것 같습니다."

레이첼은 애처로운 눈빛으로 젊은 레지던트를 바라보았다. 자신이 한순간도 딸아이 곁을 떠날 수 없음을 알았다. 어떤 조치가 취해지고 아무리 끔찍한 광경이 펼쳐져도 아이 곁을 지키고 싶었다. 레이첼이 이런 자신의 마음을 레지던트에게 설명했다. 레지던트는 따뜻하게 고개를 끄덕이며 알겠다고 했다.

중환자실 팀이 쉬라에게 조치를 취하는 동안 레이첼은 잠시 옆으로 비켜났다. 한 간호사가 쉬라의 양 어깨를 단단히 붙들고 다른 간호사는 다리를 끌어안았다. 레지던트는 쉬라의 턱을 위로 젖히고는 노련하게 금속 기구를 넣어 혀를 내리누르고 목 뒤쪽에 빛을 비추었다.

"성대가 보입니다."

이제 성대를 지나 기관까지 관을 집어 넣어야 했다. 그 과정에서 몇 밀리미터만 살짝 비껴나도 기도를 막아버릴 것이다. 몇 차례 시도 끝에 관이 정확히 자리를 잡았다. 그 광경을 지켜보는 동안 레이첼은 심장이 비틀리듯 아팠고, 시도가 실패할 때면 그 강도가 더욱 세졌다. 레이첼은 안간힘을 쓰며 마음을 다잡았다.

보통의 경우 우리가 들이마시는 공기는 20퍼센트가 산소이며, 나머지는 질소가 주를 이루고 이산화탄소는 소량을 차지한다. 폐는 벌집 구조를 띠고, 그 벌집 속에는 폐포라고 불리는 낭들이 있다. 들이마시는 산소는 폐포들의 얇은 벽을 통과해 혈류로 들어간다. 폐렴의 경우처럼 박테리아와 점액이 폐를 가득 채우면 산소가 그 막힌 낭들을 통과해 혈액으로 들어가기가 힘들어진다. 물론 산소 없이는 살 수 없다. 산소 공급이 줄면 조직들이 기능을 수행하기가 그만큼 힘들어진다. 이런 상태로 시간이 지나면 산소가 부족한 일부 조직은 쇠약해지면서 죽게 되는데, 이는 심장 손상이나 뇌 손상, 그 밖의 심각한 합병증으로 이어질 수 있다. 쉬라와 같은 경우, 조직 손실과 기관 손상을 막는 방법이 단순해 보일 수 있다.

인공호흡기를 달아 관을 통해 깨끗한 산소를 전달하면서, 말 그대로 강한 압력으로 공기를 밀어 넣어 폐 속 쓰레기를 내보내는 것이다. 그러나 이러한 방법에도 한계가 있다. 산소 농도를 올리려다 보면 염증을 악화시키고 민감한 조직에 영구적인 손상을 입혀 폐포에 치명적인 해를 끼칠 수 있다. 또한 막힌 폐포 속으로 산소를 통과시키기 위해 인위적으로 압력을 가하는 과정에서 폐가 파열되어 제 기능을 잃을 수도 있다. 그래도 쉬라에게는 선택의 여지가 없었다. 위험을 감수하더라도 압력을 높여 산소 농도를 올려야 했다.

중환자실 팀은 그날 하루 종일 인공호흡기를 달았다가 떼기를 되풀이하면서 각각 60, 70, 80, 90퍼센트의 산소를 전달했다. 동시에 산소를 통과시키기 위해 공기의 압력도 높였다. 마침내 가까스로 최대 압력에서 100퍼센트 산소가 공급되었다.

그럼에도 불구하고, 여전히 혈류에 전달되는 산소가 충분하지 않았다. 게다가 재촬영한 흉부 엑스레이 사진에 나타난 '유리가루'는 더 불투명해 보였다. 감염이 퍼지고 있다는 뜻이었다. 항생제 및 항진균제 1차 투약에 박트림이 추가되었다.

레지던트는 레이첼에게 폐포성 폐렴에는 박트림이 최고의 치료법이라고 설명했다. 객담 검사와 흉부 엑스레이 사진도 일관된 소견을 보여주었다. 폐포성 폐렴은 에이즈 환자들에게 흔한 병인데, 에이즈가 만연한 곳이 바로 동남아시아였다.

쉬라는 베트남에서 HIV 검사를 받았고, 베트남 당국은 레이첼에게 결과가 음성이라고 했다. 이례적으로 신속한 입양 절차(재빠른 신청서 처리, 베트남으로 오라는 급박한 전화, 한 달은커녕 며칠 만에 떨어진 출국 허가)가 과연 그 고아원에서는 이미 쉬라에게 문제가 있음을 알고 있었다는 뜻일까? 이 아이의 생모가 에이즈 환자라는 사실을?

수년간 비즈니스 세계에 몸담아 오면서, 레이첼은 정확하고 세심한 눈으로 사람 읽는 법을 터득했다. 이런 기술 없이는 협상에서 질 수밖에 없었다. 언제든 기회만 닿으면 상대를 이용하려 드는 사람이 있기 때문이다. 레이첼은 제발 그런 경우가 아니기를 바랐다. 고아원 사람들이 아이들 한 명 한 명을 대하던 그 부드러움과 사랑은, 쉬라와 다른 아기들을 '보물'로서 '위탁하던' 그 정성스러운 의식은 조금도 거짓되어 보이지 않았다.

아마도 이례적인 효율성과 신속한 입양 절차는 찜통 같은 여름 날씨 속에서 책상 위 수북한 서류 더미를 빨리 덜어내고 싶은 공무원들의 작품이었을 것이다. 아니면 레이첼이 이 아이를 지구상에서 가장 훌륭한 소아병원에 데려가리라는 사실을 아신 하느님께서, 이 아이에게 살아남기 위한 모든 기회를 주시려 했던 것인지도 모른다.

주여, 당신은 어디에 계신가요

음울한 밤의 고요가 중환자실을 뒤덮고 있었다. 쉬라의 혈중산소량은 여전히 낮았다.

"하이 파이를 시도해 봐야겠습니다."

중환자실 의사가 레이첼에게 말했다. 하이 파이(Hi-Fi, high-frequency ventilation)는 고빈도환기장치를 뜻했다. 이제 기계를 이용해 훨씬 빠른 속도로 쉬라의 폐에 산소를 밀어 넣겠다는 것이다. 이것은 인공호흡장치로 할 수 있는 최선의 방법이었다.

몇 시간 뒤 레이첼은 잠시 쉬라의 곁을 비우고 소아과의사인 올케에게 전화를 걸러 갔다. 통화를 하고 있는데 중환자실 의사가 걸어왔다. 그의 눈빛이 어두웠다.

"효과가 없습니다. 하이 파이로도 산소 농도가 올라가질 않습니다."

레이첼은 이 소식을 올케에게 전했다.

"위독하군요."

올케가 말했다. 가슴이 조여왔다.

"상태가 급속히 악화되고 있습니다. 이제 힘들지도 모르겠습니다."

레이첼은 현실을 인정했지만 받아들일 수는 없었다. 이 아이는 하느님이 내게 주신 아이, 바로 내 아이라고 온 마음을 다해 믿었다. 확실히 그동안의 일은 정상적이지 않았다. 그렇다, 그럴 수 있다. 베트남의 고아원에서는 이 아이에게 문제가 있다는 사실을 알았고, 관료

주의의 느려터진 일처리가 윤활유를 바른 바퀴처럼 술술 굴러가면서 이 새 생명을 서둘러 내 품안에 안긴 것은 비정상적이었다. 설령 진실이 그렇더라도 그 사실은 더 이상 중요하지 않다. 이제 레이첼은 아이의 엄마로서 자신의 딸을 빼앗아가려는 죽음의 손을 막기 위해 할 수 있는 일은 뭐든지 해야 했다.

레이첼은 며칠 동안 잠도 못 자고 거의 먹지도 못했다. 그녀는 고통의 바다, 그녀를 더욱 깊은 심연으로 빨아들이는 불행의 소용돌이 속에 내던져졌다. 로스앤젤레스에서는 그저 부비동염인 줄만 알았고, 응급실에서는 조금 더 심각해져서 탈수증으로, 그 다음에는 폐렴으로, 그 다음 중환자실에서는 인공호흡기, 이제는 하이 파이를 해야 할 정도로 상황이 곤두박질쳤다. 그런데도 아이의 산소량은 계속 줄어들기만 했고, 레이첼의 마음은 죽은 아기, 죽지는 않았어도 이미 기능이 멈춰버린 아이, 뇌 손상이 너무 심해 말하지도 보지도 듣지도 못하고 누군가를 사랑할 수도 없게 돼버린 아이를 떠올렸다.

레이첼은 로스앤젤레스에 사는 가족에게 전화를 걸어 조언을 구했다. 한쪽 귀로는 올케의 목소리를 듣고 다른 한쪽 귀로는 중환자실 의사의 이야기를 들으며 속으로는 생명이 꺼진 쉬라의 이미지를 애써 밀어냈지만, 그녀는 마침내 무너져버렸다. 온몸이 떨렸다. 이가 악물리고 목이 막히고 호흡이 가빠졌다. 그러더니 무릎이 후들거리기 시작했다.

'주여, 도와주소서.'

레이첼은 어떻게든 버티려고 안간힘을 썼다. 그러나 떨림이 점점 거세져서 몸이 수천 조각으로 산산이 부서져버릴 것만 같았다.

'주여, 당신은 지금 어디에 계십니까?'

레이첼은 자신에게 어떤 일이 일어나고 있는지 알아차렸다. 전에도 두 번이나 이런 일을 겪었다. 사랑했던 사람이 그녀를 영원히 떠났을 때, 그녀는 무너졌고 몇 주 동안이나 아무 일도 하지 못했다. 사력을 다해 『시편』 조각들을 주섬주섬 모아서 한 구절 한 구절을 마음속에 조용히 되새겼다.

절망 중에…… 부르짖나니……
발을 헛디딜 때…… 나를 일으켜 세우시고……

그래도 떨림은 멈추지 않았다. 뼈가 튀어나와 살갗을 뚫고 폭발할 것만 같았다. 레이첼은 자신의 몸을 빠져나가, 자신이 산산조각으로 폭발하는 영화의 한 장면을 보고 있는 듯했다. 레이첼은 온 힘을 다해 팔과 다리의 떨림을 진정하고 숨을 고르려 했다.
'주여, 제게 힘을 주옵소서.'
앞에 서 있던 젊은 의사가 물었다.
"괜찮으세요?"
그는 레이첼의 팔을 조심스럽게 잡고는 의자 쪽으로 데려갔다. 레이첼은 그에게 팔을 의지하며 천천히 의자에 앉았다. 고개를 들었다. 자신의 눈으로, 다시 자신의 몸으로 들어가 젊은 의사를 올려다보았다.
"괘, 괜찮아요."
"최후의 한 가지 방법이 있습니다. ECMO라고."
레이첼의 생각이 천천히 움직였다.
"ECMO가 뭐죠?"
가느다란 목소리로 물었다.

ECMO는 체외막산소공급장치(extracorporeal membrane oxygenation)를 뜻하는 말이라고 의사가 설명했다. 이는 특수 장치를 이용해 몸 밖에서 혈액으로 산소를 공급하고 이산화탄소를 제거하는 방법이었다. 먼저 목에 절개를 한 뒤 커다란 카테터를 삽입해 피를 체외막산소공급장치로 끌어낸다. 이 장치 안으로 들어간 피는 작은 구멍들이 뚫린 넓은 막 위로 여과된다. 막을 통해 혈액에 산소를 공급하고, 펌프를 이용해 산소가 풍부한 피를 몸으로 돌려보낸다. 즉, ECMO는 인공 폐와 심장과 같은 기능을 한다.

레이첼은 어떻게든 이 모든 정보를 소화해 보려고 했다. 레지던트에게 다시 한 번만 설명해 달라고 했다. 레지던트는 이 과정에서 위험과 합병증이 따를 수 있다고 했다. 목적이 분명하고 기술도 정밀하지만 분명 한계도 존재한다. 카테터를 대혈관에 삽입해 피를 기계 속으로 흘려보낼 때 아무리 주의를 한다 해도 감염의 통로가 열리게 마련이다. 혈액에 병균이 침입하면 치명적일 수 있다. 게다가 그 장치 속의 인공 판막이 완벽하게 매끄러울 수도 없다. 따라서 매끄럽지 못한 부분에서 작은 덩어리들이 생길 수 있다. 그 작은 덩어리들이 다시 환자의 몸으로 들어가면 동맥을 막아 뇌나 심장이나 신장의 손상이 일어날 수도 있다. ECMO는 미봉책일 뿐이다. 언제까지나 ECMO에 의지해 살 수는 없다. 결국 관건은 폐의 회복이다.

레이첼은 의사가 말하지 않은 사실이 있음을 알았다. 폐가 회복되지 않으면 기계를 떼고 쉬라는 결국 죽음에 이를 것이다. 시계를 보았다. 11시가 가까워가고 있었다. 레지던트가 맨 위에 쉬라의 이름이 적힌 동의서를 건넸다. 레이첼은 동의서를 읽었다. 방금 레지던트가 말한 내용이 적혀 있었다. 레이첼이 눈을 들어 레지던트의 눈을 바라보았다. 그의 눈은 쉬라가 마지막에 다가가고 있음을 말하고 있었다.

간호사가 쉬라를 중환자실에서 ECMO실로 옮길 준비를 했다. 쉬라의 입에 꽂혀 있던 관을 하이 파이 장치에서 떼어내 축구공 같은 커다란 앰부 백에 연결시켰다. 깨끗한 산소가 한쪽 끝의 앰부 백으로 흘러들자 간호사가 손으로 앰부 백을 짜서 산소를 다른 한쪽 끝에 있는 쉬라의 폐로 이동시켰다. 두 명의 보조 인력이 도착했다. 침대와 그에 딸린 한 부대의 장비들(항생제와 식염수가 들어가는 정맥선들, 심박 출량 측정 모니터, 커다란 빨간색 디지털 숫자로 혈중 산소 농도를 보여주는 산소포화도측정기)을 운반해 줄 사람들이었다.

"아니, 이럴 수가!"

레지던트가 소리쳤다. 간호사가 펌프질을 계속하면서 고개를 들었고, 레이첼은 불안하게 레지던트를 바라보았다. 또 무슨 문제지?

"저걸 봐요!"

간호사와 레이첼이 동시에 네온 불빛으로 표시된 쉬라의 혈중 산소 농도 수치를 보았다. 수치가 점점 올라가고 있었다. 앰부 백을 누를 때마다 숫자가 조금씩 올라갔다. 마치 의지력 하나로 가파른 절벽을 한 발 한 발 오르는 등산가처럼.

"다시 인공호흡기를 달아요. 한 번만 더 시도해 보죠."

레이첼은 펜을 내려놓았다. 동의서에는 서명하지 않았다. 눈을 감자 『시편』 27편이 떠올랐다.

여호와를 바라라.

강하고 담대하게 여호와를 바라라.

쉬라는 다시 하이 파이에 연결되었다. 레이첼은 규칙적으로 왔다 갔다 하는 기계의 움직임에 정신을 빼앗긴 채 침대 옆에 한참을 서 있었다. 아이는 존재의 벼랑 끝으로 몰렸다. 그때 갑자기 간호사의 손에 잡힌 앰부 백의 모습으로 나타난 동아줄을 타고 아이는 다시 이쪽으로 건너왔다.

레이첼은 그때 모든 의사와 간호사가 알아야 하는 사실, 바로 모든 임상 사건의 중심에는 불확실성이 존재한다는 사실을 깨달았다. 그 어떤 결과도 완벽히 예견될 수 없다. 레이첼은 그 불확실성을 인정할 용기를 달라고 기도했다. 쉬라의 문제와 관련이 있다면 모든 것을 배울 것이며, 겸손한 마음으로 진단과 치료를 둘러싼 모든 가정에 의문을 제기할 것이다. 이는 그녀가 의사나 병원의 기술력과 헌신을 몰라서가 아니었다. 이들은 진정 탁월한 병원의 훌륭한 중환자실 팀이었다. 그들 때문이 아니라 바로 신께서 사람을 전능한 존재로 만들지 않았기 때문이었다.

모성이라는 힘

레이첼 스타인은 내가 다니는 유대교 회당 근처에 살았다. 그녀가 다니는 회당은 한참을 걸어가야 했는데, 그곳에 가지 않는 토요일이면 레이첼은 대신 우리 회당에 와서 기도했다. 우리는 가끔 얘기를 나누곤 했기에 나는 그녀가 입양 절차를 밟고 있다는 사실을 알고 있었다. 8월 중순의 어느 안식일에 예배가 끝난 뒤 나는 그녀의 아이가 중환자실에 있다는 얘기를 들었다. 그래서 시간이 나면 가봐야겠다고 생각했다.

우리 연구실에서 세 블록만 가면 보스턴 어린이병원이 있었다. 고층 연구실 건물들이 밀집한 연구 단지 안이었다. 그 병원을 찾은 날은 숨 막힐 듯 쪄대는 오후로, 콘크리트에서 뿜어져 나오는 열기가 사방에서 출렁거렸다. 나는 크고 묵직한 엘리베이터를 타고 소아중환자실로 가서 수간호사에게 내 소개를 한 뒤, 레이첼 스타인을 만나러 왔다고 전했다.

"지금 주치의 선생님들과 함께 계시는데요. 시술 진행 중이시거든요. 일단 부인께 와 계신다는 말씀은 전하겠습니다."

중환자실을 둘러보았다. 의사들과 간호사들 모두 잔뜩 긴장한 얼굴이었다. 평소 나는 그들에게 특별한 존경심을 품고 있었다. 의대 시절 소아과 실습은 오전 외래 진료와 오후 입원 환자들의 병실 회진으로 나뉘어 있었다. 오전 진료 시간에는 중이염, 인후염, 습진을 비롯해 기타 일반 질환을 앓는 수십 명의 아이들을 보았다. 경미한 질병들을 치료하면서 아이들을 재미있게 해주고 부모들과 이야기를 나누는 일은 즐거웠다. 그러나 입원 병동은 사정이 달랐다. 매일 오후 나는 끔찍한 병(박동이 거의 없는 기형 심장, 폐와 장 기능을 손상시키는 낭포성 섬유증, 방사선 치료와 화학요법에도 커지기만 하는 종양)을 앓는 아이들을 보고는 절망에 몸부림치며 기숙사로 돌아왔다. 내 속에는 그 아이들의 고통을 지켜보고 받아들일, 또는 비통에 잠긴 그 아이들의 부모들을 위로할 힘이 없었다. 그것은 의사로서 나의 한계였다. 그후로 나는 아이들을 돌보는 의사들을 볼 때마다 존경심과 경탄을 감출 수 없게 되었다.

"기다리게 해서 죄송해요."

레이첼이 다가오며 말했다. 그녀의 얼굴은 근심으로 뒤덮인 채 눈은 붓고 눈가에는 깊은 주름이 패어 있었다.

"무슨 말씀을요."

그녀의 손을 잡았다.

레이첼은 자신이 쉬라의 상태에 대해 시시콜콜한 것까지 전부 알아야겠다고 의사들에게 요구한 이야기를 했다. 그래서 중환자실 의사들과 간호사들이 회진에 자신도 참석시켜, 그들이 아는 것과 모르는 것을 모두 알려주고 있다고 했다. 맥에보이 선생은 소아과의사들은 부모와 파트너가 되려고 노력한다고 이야기했고, 레이첼은 의사들의 배려로 자신이 짐이 된 듯한 느낌은 받지 않는다고 했다. 회진이 끝나면 레이첼은 인터넷을 검색하거나 소아과의사인 올케에게 전화를 걸어 의사, 간호사들과 함께 이야기한 문제들에게 대해 더 자세히 공부했다. 그러나 하루가 끝날 무렵이면 언제나 답을 찾지 못한 문제 하나가 의사들과 레이첼을 괴롭혔다. 어째서 쉬라의 면역체계는 치명적인 폐포성 폐렴을 막을 수 없을 정도로 약화되었는가?

"HIV 검사는 음성으로 나왔어요."

레이첼이 내게 말했다. 쉬라는 에이즈가 아니었다. 쉬라의 T세포 수치가 약간 낮긴 하지만 정말 큰 문제는 그 세포들이 제 기능을 못하는 것이라고 했다. 쉬라의 T세포들은 시험관 내 세균들의 침투에 어떤 반응도 보이지 않았다. 이러한 면역체계의 마비로 인해 아이는 여러 가지 치명적인 감염증에 노출되었다.

배양 검사에서는 이러한 폐포성 폐렴 외에 CMV, 즉 거대세포바이러스도 검출되었다. 강력한 파괴성을 지닌 이 바이러스는 간과 폐, 골수에 침입해 간염, 폐렴, 혈구 감소를 유발할 뿐만 아니라, 망막에서 자라면서 시력 상실을 불러올 수도 있다. 다음은 클레브시엘라. 이 세균은 폐에 광범위한 염증을 일으킨다. 이 세균이 만들어내는 가래는 몹시 끈적이고 핏빛을 띤다 하여 흔히 '건포도 젤리'라고 불린다. 또 응급실에서 쉬라의 입속에서 칸디다 알비칸스라는 진균이 발견되었다고 했는데, 이제는 다른 구멍들에서도 번식하고 있었다.

나는 속으로 이 네 가지 치명적인 세균을 꼽아보았다. 폐포성 폐렴, CMV, 클레브시엘라, 칸디다 알비칸스. 그때 레이첼이 다섯 번째 세균인 파라인플루엔자를 이야기했다. 의사들은 레이첼에게 자신들이 할 수 있는 일은 이제 거의 없다고 했다. 이 바이러스의 경우 뾰족한 치료법이 없었다.

"현재 가정할 수 있는 사실은 쉬라가 희귀한 비정형적 형태의 SCID를 앓고 있다는 거예요."

레이첼이 힘없이 말했다. SCID는 중증합병성면역결핍장애(Severe Combined Immunodeficiency Disorder)를 일컫는다. 이는 T세포 면역계의 핵심 부분 결함으로 유발되는 희귀한 유전병이다. 그러한 결함으로 인해 T세포 수가 적어지고, 나머지 부분도 제 기능을 발휘하지 못한다. 이러한 장애 유전자는 X염색체를 통해 유전된다. 남성은 어머니에게 물려받은 X염색체가 하나뿐이므로, 이 질환은 주로 남자아이들에게서 발견된다. 양쪽 부모에게서 하나씩 물려받아 X염색체가 둘인 여자아이에게 이러한 장애가 나타나려면 두 개의 결함 유전자를 물려받아야 할 것이다. 그렇다면 쉬라는 생부모 양쪽이 모두 그러한 형질을 가져야 한다는 얘기가 된다. 의사들은 여자아이에게 SCID가 발병하는 경우는 매우 드물다고 했다. T세포 수치가 약간 낫다는 사실 때문에 쉬라는 '비정형적' 환자가 되었다.

"쉬라는 한 번도 못 보셨죠? 가서 만나보세요. 정말 사랑스러운 아기예요."

병실 입구에서 우리는 무균 가운을 입고 장갑을 낀 뒤 마스크를 착용했다. 손과 옷, 입의 세균이 무방비의 아이에게 옮아가는 걸 막기 위해서였다. 침대는 여러 장비들과 기계들(하이 파이 인공호흡장치, 심장 모니터, 산소포화도측정기, 정맥 주입 펌프)로 둘러싸여 있었다. 또 작은 탁자 위에는 책들이 쌓여 있었는데, 간간히 찾아오는 조용한 시간에 쉬라에게 읽어주는 책들이라고 했다.

아이를 내려다보았다. 뻣뻣한 관을 입속에 꽂아 넣느라 옆으로 눕혀놓았고, 그 관에 연결된 큰 호스가 하이 파이 인공호흡장치까지 구불구불 이어졌다. 그 기계를 보니 최고 압력에서 최대의 산소 농도를 전달하도록 설정되어 있었다. 산소포화도측정기의 붉은 숫자를 보니, 혈중산소량을 간신히 유지할 정도였다.

"정말 예쁜 아기네요."

정말 예쁜 아기였다. 뒤얽힌 관들과 카테터들을 따라 가니 아이의 섬세한 이목구비, 티 없이 맑은 피부, 여린 팔다리가 보였다. 레이첼이 고개를 끄덕이며 말했다.

"쉬라는 살아날 거예요. 마음속 깊이 그걸 느낄 수 있어요."

다시 산소포화도측정기의 수치를 보면서 나는 아무 말도 할 수 없었다.

매일 아침저녁으로 하루도 빠짐없이 쉬라의 침대 곁에 서서 기도했노라고 레이첼은 말했다. 얼마나 많이 보았는지 낡을 대로 낡은 휴대용 기도책도 읽어준다고 했다. 몇 년 전 그녀는 기도책 속에 자신만의 소원을 적은 기도를 써 넣었다.

주여,

당신의 형상대로 지음 받은

저에게는 아직 실현되지 못한 가능성으로 충만하오며

그 가능성의 실현은 오직 제가 그 가능성을 알고,

당신께서 허락하신 모든 선물을 깨닫고,

제 앞에 열린 기회의 문들을 결코 저버리지 않을 때

가능함을 압니다.

주여, 그 도전을 맞이하도록 도와주소서.

저로 하여금 그 선물들을 모든 이들을 위해 쓰게 하소서.

주여,

지금 있는 모습 그대로

제 존재의 모든 가능성까지도

당신께 감사드립니다.

레이첼이 '그 도전을 맞이하도록' 도와달라는 기도를 이토록 간절한 마음으로 올려본 적은 없었다. 레이첼이 내게 물었다.

"에이즈나 SCID 말고 아이에게 이렇게 많은 감염증을 일으킬 수 있는 게 또 뭐가 있을까요?"

"글쎄요. 제가 이 분야의 전문의가 아니라서……."

레이첼의 황갈색 눈이 내 눈을 주시했다.

"알지요. 저도 물론 아니고요."

레이첼은 자신이 지금까지 꾸준히 인터넷 검색을 해온 이야기와, SCID에 대해 공부하고 같은 병을 앓는 아이들의 부모들과 온라인에서 대화하면서 쉬라에게 다른 문제가 있을 거라는 확신이 점점 강하게 든다는 이야기를 했다.

"쉬라의 면역 기능을 방해하는 원인이 영양상의 문제라는 생각이 들어요."

레이첼이 이런 의견을 제시하자, 레지던트들 가운데 한 명이 영양실조로 인해 면역체계가 무너지고 폐포성 폐렴이 발병한 유아들에 대한 보고들을 언급했다. 1960년대 초 테헤란에서 여러 사례가 있었고, 1974~1976년 전쟁이 막바지로 치달으면서 음식이 귀하던 시절의 베트남에서도 여러 사례가 있었다. 그러나 그 레지던트는 쉬라의 경우 몸이 마르기는 했지만 그 보고서들에서 묘사된 정도로 심각한 영양실조(기본적으로 피부와 뼈만 남은) 상태는 아니라고 지적했다.

나는 아이들 문제에 대해서는 의견을 낼 만한 지식이 없다고 다시 한 번 말했다. 다만 성인의 경우에는 극심한 기아를 겪은 환자들에게만 면역체계의 붕괴가 일어난다고 알고 있었다.

"진단이 비정형적 SCID로 모아지면서 골수이식 얘기가 나오고 있어요."

레이첼이 말했다.

골수이식은 의학에서 질병을 치료하는 가장 극단적인 방법이다. 골수이식을 하려면 어쩔 수 없이 치사량의 방사선요법과 화학요법을 받아야 하고, 이는 면역계를 파괴한다. 그런 뒤, 그 공백 속에 기증자의 골수에서 얻은 줄기세포를 심는다. 이들 골수 줄기세포들은 놀라운 생물학적 잠재력을 지닌다. 이식된 줄기세포들이 다시 적혈구, 호중구, 단핵백혈구, 혈소판, T세포, B세포들로 자라게 되는 것이다. 그렇게 분화하면서 면역세포들이 하도록 입력된 자잘한 일들을 수행하기 시작한다. 그중 가장 기초적인 일은 세균 같은 외부 침입자들을 인식하고 죽이는 것이다. 이 일이 바로 당시 쉬라가 필요로 하는 것이었다. 즉, 폐포성 폐렴과 클레브시엘라, CMV, 칸디다, 파라인플루엔자를 인식하고 대항해 싸우며 파괴할 수 있는 세포들이 필요했다.

그러나 이러한 생물학적 부활의 약속 이면에는 생물학적 반란의 가능성도 존재했다. 면역세포들은 또한 외부 조직을 인식하도록 입력되어 있기 때문이다. 따라서 새롭게 형성된 면역 체계는 자신을 둘러싼 몸을 외부의 것으로 인식할 수 있다. 그러면 이식된 T세포들은 간과 피부, 창자와 같은 주요 기관들을 공격할 것이다. 이것을 이식된 기증자의 세포들이 이식받은 주인의 조직과 맞붙는다 하여 이른바 이식편대숙주(graft-verses-host) 질환으로 부른다. 예를 들어, 형제자매처럼 기증자와 환자가 유전적으로 가까우면 이식편대숙주 반응은 경미하게 나타난다. 그렇지만 유전적으로 공통점이 없으면 심각해질 수 있다. 그런 경우 이식을 성공적으로 끝내고 생기를 회복한 듯 보이다가, 생기를 되살려낸 바로 그 처치가 악순환에 휘말리면서 환자는 무기력과 사망에 이르고 만다.

내가 떠난 뒤 레이첼은 평행선을 달리기로 결심했다. 수술 준비를 돕는 한편, SCID라는 진단에 대한 날카로운 문제제기를 멈추지 않기로 한 것이다. 그녀는 베트남의 입양 기관에 이메일을 보내 쉬라가 기증자를 찾는다는 사실을 알렸다. 이튿날 쉬라의 생모가 검사에 응하겠다는 뜻을 밝혔다는 연락이 왔다. 즉, 쉬라의 세포와 유전학적으로 얼마나 일치하는지 알아보기 위해 채혈을 하기로 한 것이다. 의사들에겐 이 소식이 반가웠지만, 레이첼에게는 별로 위로가 되지 못했다.

쉬라는 생존을 위한 사투를 벌였다. 산소 수치가 올라가면서 호전될

기미가 보이는 때도 있었다. 그러다가도 특별한 이유 없이 산소포화도 측정기의 숫자들이 곤두박질치면서 다시 악화되곤 했다. 이렇게 쉬라의 상태가 곤두박질칠 때마다 레이첼은 뼛속이 떨리고 호흡이 빨라졌다. 눈을 감고 정신을 모아 기도하면 그런 현상이 점점 잦아들었다.

그 다음 주 일주일 동안에는 산소 수치가 계속 오르기 시작했다. 흉부 엑스레이를 촬영하니 유리가루도 점점 사라지고 있었다. 검은 반음영이 별 하나가 반짝이는 밤하늘처럼 심장을 에워싸고 있었다. 레지던트가 조심스럽게 말을 꺼냈다.

"이제 한번 이유를 시켜봐도 괜찮을 것 같은데요."

레이첼은 자신의 귀를 의심했다. 여기서 이유라 함은 물론 젖을 뗀다는 소리가 아니라, 인공호흡기에 더 이상 의존하지 않는다는 얘기였다. 중환자실 팀은 몇 시간마다 한 번씩 가스 압력과 산소 수치를 내렸다. 그리고 시간을 두고 쉬라의 상태를 지켜보면서 혈중산소량을 확인했다. 그동안 레이첼은 계속해서 노래를 불렀다. 공연음악, 콜 포터, 동요 등 신나고 즐겁고 경쾌한 노래를 불렀다. 쉬라의 숨이 거칠어지고 두 팔이 뻣뻣해지면서 사투를 벌일 때는 더욱 힘차게 노래했다.

중환자실에서 33일을 지낸 뒤 쉬라는 가스 압력이나 외부 산소를 주입하지 않고도 인공호흡기를 통해 병실의 공기를 호흡하기 시작했다. 의사는 쉬라의 목에서 관을 빼내고 기계의 전원을 껐다. 밤낮으로 매순간을 가득 채우던 인공호흡기의 시끄러운 기계음이 마침내 사라졌다. 레이첼은 그 고요를 음미했다. 쉬라가 편안히 숨을 내쉬고 들이쉬는 동안 레이첼의 눈에는 서서히 눈물이 고였다. 레이첼은 무너지지 않았다. 설령 골수이식이 필요하더라도 그 끔찍한 치료 역시 견뎌내리라.

쉬라는 일반 병동으로 옮겨져 골수이식을 기다렸다. 레이첼은 전혀 다른 세상에 가 있는 듯했다. 일반 병동에서는 하루 중 많은 시간이 레이첼과 쉬라 오직 두 사람에게 남겨졌다. 간호사들은 교대 때마다 와서 쉬라의 바이탈 사인을 확인했다. 영양사도 우유 먹이는 일을 도와주었다. 쉬라가 아직 혼자 힘으로 분유를 못 먹는 상태였기 때문에 분유가 관을 통해 식도를 거쳐 위로 들어가게 조치했다.

레이첼은 혼자 생각할 수 있는 조용한 시간이 생기면 SCID의 유전학, 진단, 치료 결과 등 다양한 내용들을 공부해 갔다. 정보가 쌓이면서 쉬라의 병이 SCID가 아니라는 예감이 굳어졌다. 영양 결핍일 거라는 생각을 떨칠 수 없었지만 정확히 어떤 영양소가 결핍됐는지를 알 수 없었다. 그에 대한 정확한 답을 얻으려면 지난 시간을 돌아보아야 한다고 생각했다.

관으로 분유를 먹기 시작하자 쉬라의 몸무게가 늘어갔다. 팔다리에 살이 올랐다. 일주일 사이 미열도 내리고 일부 항생제도 투약이 중단됐다. 레이첼은 쉬라의 움직임 하나하나를 눈여겨보았다. 눈에는 생기가 돌고, 세상을 만나고 싶은 간절함도 감지되었다. 그러한 필요를 채워주기 위해 레이첼은 노래도 불러주고, 하느님의 놀라운 세상에 대해, 해와 달과 별들과 숲과 바다의 지구에 대해 얘기해 주었다.

노동절이 지나고 얼마 뒤 골수이식수술 팀이 모여 쉬라의 문제를 논의했다. 전국골수기증자모집등록소에서 세 명의 기증자를 찾았고, 세 명 모두 쉬라에게 골수 줄기세포를 기증하겠다는 의지를 밝혔다고 했다. 베트남에 있는 생모의 혈액은 검사 결과 등록소 기증자들의 혈액보다 적합성이 떨어지는 것으로 밝혀졌다. 그러나 기증자의 골수를 쓴다 해도 이식편대숙주 반응의 가능성이 있다고 의사들은 말했다.

이식 팀 레지던트가 오전 회진을 왔을 때 레이첼은 마침내 자신의 의심에 정면으로 맞섰다.

"쉬라의 면역 검사를 다시 한 번 해보고 싶습니다."

레지던트가 믿을 수 없다는 듯 레이첼을 쳐다보았다. 물론 의료진들은 그동안 레이첼이 제기한 의문들에서 엿보이는 통찰력과 다양한 연구 노력들을 높이 평가하고 있었다. 그렇지만 이 시점에 재검사가 무슨 의미가 있단 말인가?

"쉬라의 T세포 수가 늘어났습니다."

침착한 목소리를 애써 유지하며 레이첼이 말을 이었다.

"SCID 환자들에게 종종 일어나는 일입니다. 특히 주요 감염 회복 후가 그렇습니다. 예견된 변화일 뿐이죠."

레지던트가 대답했다.

"하지만 제 생각엔 쉬라는 SCID가 아닌 것 같습니다."

레이첼의 목소리가 점점 커졌다.

"제 생각엔…… 제 생각엔 영양 결핍으로 보입니다."

레지던트가 피곤하다는 듯 레이첼을 바라보았다. 그동안 수없이 들어온 얘기였다. 레이첼은 맥박이 빨라지는 걸 느꼈다.

"저희도 부인의 생각을 충분히 알고 있고, 물론 부모님의 감정을 존중합니다. 하지만 쉬라의 경우는 SCID 변형입니다. 부인께서도 아시다시피 정형적 사례는 아닙니다만, 여기에 대해서는 회진 때 모든 주치의 선생들과 수차례 논의했던 문제입니다."

레이첼은 잠깐 사이를 두고 천천히 숨을 내쉬었다.

"재검사를…… 하고 싶습니다……. 선생님."

마치 잘 들어가지 않는 못을 박듯 한 마디 한 마디를 힘주어 말했다.

소아과의사들은 위중한 병에 걸린 아이를 둔 부모의 고통을 뼛속 깊이 알고 있다. 따라서 그들이 터무니없어 보이는 요구를 해올지라도 그 요구가 얼마나 절박한 심정에서 나오는지 알기에, 감정적으로 반응하게 되는 경우가 많다. 레이첼의 요구를 들은 레지던트 역시 그 절박함을 잘 알기에 어떻게든 레이첼을 설득해 보려 했다. 이미 받은 검사를 또 받는다면 이는 쓸데없이 병리학 전문의에게 다른 일을 제쳐두라는 요구가 되지 않겠느냐고 했다. 좀 누그러진 어조로 레이첼이 말했다.

"만일 쉬라가 비정형적 사례라면 말이에요. 그렇다면 의욕만 있으면 어떤 연구자든 쉬라의 사례를 한번 연구해서 논문을 발표해 볼 수 있지 않을까요? 아이의 세포를 자세히 조사해서 왜 기능장애가 왔는지 좀더 많은 데이터를 확보하는 겁니다."

레지던트는 잠시 생각하더니 자신과 친하게 지내는 한 면역학자라면, 쉬라의 사례에 충분히 관심을 보이고 세포 연구에도 나설 것 같다고 말했다. 데이터 두 세트 정도라면 유명 저널에 게재할 만한 원고 집필이 가능할 거라고도 했다. 레지던트가 채혈을 시작하자 레이첼은 더 이상 손을 떨지 않았다.

2001년 9월 11일 아침, 날이 밝기가 무섭게 이식 팀 의사가 쉬라의 병실 문을 쾅쾅 두드렸다. 레이첼은 서둘러 머리를 묶고 가운을 여몄다.

"정말 놀라운 일이에요! 정말이지 믿을 수가 없어요!"

레지던트가 큰 소리로 외치며 들어왔다. 그리고 레이첼에게 쉬라의 제2차 혈액 검사 결과지를 건네고는 함께 한 줄 한 줄 읽어 내려갔다.

총 T세포 수 : 정상

보조 T 세포(helper T cells) : 정상

억제 T 세포(suppressor T cells) : 정상

B 세포 : 정상

"수치만 정상이 아닙니다. 기능도 완벽하게 수행하고 있습니다."

쉬라의 T세포들은 시험관 내 세균에 노출되는 즉시 외부 침입자를 인식하고, 생물학적 반응을 수행하면서 수십 가지 효소들을 조정하고 다양한 단백질을 방출했다. 그리고 그 단백질들은 체내에 견고한 면역 방어벽을 형성했다.

"SCID 같은 건 전혀 없습니다."

젊은 레지던트는 얼굴을 환히 밝히며 말을 이어갔다.

"정상이고 건강하고 훌륭합니다. 이번 주말에는 퇴원하셔도 될 것 같습니다."

레이첼은 눈을 감았다. 심장이 얼마나 힘차게 뛰는지 가슴을 뚫고 터져나갈 것만 같았다.

'주여, 제 기도에 응답해 주셨군요.'

레이첼은 관을 통해 쉬라에게 분유를 먹인 뒤 병실 밖 복도 끝으로 가 전화를 걸었다. 같은 회당을 다니는 가장 친한 친구 중 한 명에게 소식을 전했다.

"너무 잘됐다!"

친구가 외쳤다. 그런데 바로 그 순간, 긴 침묵이 시작되었다.

레이첼은 무슨 일인가 궁금했다.

"TV 좀 켜봐."

순간 레이첼은 온몸이 얼어붙으면서 그토록 기쁨으로 충만했던 가슴이 찢겨져 나가듯 아팠다. 쉬라의 새로운 삶을 축하하는 그 순간 세계무역센터에서 수천의 사람들이 목숨을 잃은 것이다. 하느님의 피조물이 죽어가는 이때 내가 어떻게 기뻐할 수 있단 말인가?

보스턴 어린이병원 응급실로 달려간 지 45일 만에 레이첼과 쉬라는 집으로 돌아왔다. 금요일, 안식일이 시작되기 몇 시간 전이었다. 브루클린의 아파트로 돌아와 열쇠로 문을 따고 집에 들어서는데 친구들이 준비해 놓은 음식 냄새가 풍겨왔다. 두 개의 초가 불이 켜지길 기다리고, 막 구워낸 할라(유대인이 안식일에 먹는 빵-옮긴이) 두 개가 음미의 순간을 기다리고 있었다. 레이첼은 촛불을 켜고 쉬라를 안았다. 촛불의 은은한 불빛이 아이의 얼굴 가까이 일렁였다. 마침내 휴식과 평화의 날, 모든 고통이 멈춘 날, 6주 넘게 간절히 고대해 온 순간이었다.

한 발자국씩 앞으로 내디딜 때마다 그 고통을 견뎌낼 힘을, 그 고통에 저항할 용기를 어디에서 구해야 할지 몰랐다. 이 세상 모든 인간에게 이토록 놀라운 회복력의 원천을 허락해 주신 하느님께 레이첼은 조용히 감사의 기도를 올렸다. 그리고 안식일이야말로 그 힘의 원천이 가득 채워지는 날임을 확인했다. 9·11 이후 처음으로 안식일을 맞으면서 레이첼은 자신의 조국이 스스로를 지킬 수 있는, 사랑하는 이들을 잃은 가족들을 전심으로 돌볼 수 있는 힘과 용기를 찾게 해달라고 기도했다.

가슴에 안은 쉬라의 버둥거림에 레이첼은 생각에서 깨어났다. 분유를 줄 시간이었다. 정확히 어떤 종류인지는 모르지만, 분명 베트남의 고아원에 있으면서 제대로 공급받지 못해 면역결핍증의 원인을 제공했을 영양분을 채워줄 시간이었다.

"많이 먹어라, 아가야. 많이 먹어."

분유를 먹이며 레이첼이 속삭였다.

2002년 5월 보스턴, 보스턴 어린이병원의 임상 콘퍼런스에서 쉬라의 증례 발표가 있었다. 자칫 위험한 골수이식수술로 이어질 수도 있었던, 심사숙고 없이 내려진 진단 사례에 대해 스태프들을 교육하는 것이 목적이었다. 물론 콘퍼런스를 주재한 젊은 레지던트와 중환자실 및 골수이식 팀은 쉬라의 결과를 알고 있었지만 모르는 참석자들이 더 많았다. 그래서 발표는 처음부터 참석자 한 사람 한 사람이 마치 쉬라의 병상 옆에 서서 보고를 듣고 있는 것처럼 이뤄졌다. 그리고 처음 응급실에서의 그 끔찍한 순간부터 의사결정을 해나가도록 했다.

"여러분이라면 어떤 감별 진단을 내리시겠습니까? 이 환자에게 나타난 증상과 징후의 원인을 추정해 보십시오."

젊은 의사가 참석자들을 향해 물었다. 모두의 의견은 하나, SCID였다. 바로 그때, 커다란 스크린 위로 슬라이드 하나가 비춰지며 극적인 반전이 일어났다.

SCID가 아니었다.

이어 다음 슬라이드로 넘어갔다. 전 세계적으로 영양 결핍이 면역 결핍의 주 요인이 되고 있다는 사실이 자세히 설명되어 있었다. 후진국에 가장 일반적으로 나타나는 영양 결핍과 면역 결핍은 극심한 기아 외에 단백질 부족에서도 기인한다. 그러나 쉬라의 경우는 근육 형성에는 문제가 없었으므로 단백질 부족으로는 보이지 않았다. 쉬라가 퇴원한 후 몇 달에 걸쳐 조사 작업을 벌이던 의료진은 단 한 종류의 비타민이 부족해도 면역 기능이 손상될 수 있음을 보고한 과학 논문들을 찾아냈다. 뿐만 아니라 아이들에게 나타나는 아연, 철, 마그네슘과 같은 금속 결핍이 T세포의 수와 기능 감소로 이어질 수 있음을 보고한 논문들도 있었다. 물론 그 모든 사례는 아주 드문 경우였지만 기록 상태가 좋았다. 그렇지만 쉬라의 면역 결핍의 이유가 무엇인지는 그 누구도 자신 있게 설명하지 못했다.

발표자는 임상학계의 전형적인 강연 양식으로 청중을 현재 시점으로 끌어왔다.

"지금까지 논의된 환자는 퇴원 이후 지속적인 추적 진단을 받았으며, 현재 면역 기능은 정상입니다. 또한 발달 단계를 착실히 밟아가면서 안정적으로 성장하고 있습니다."

예외성을 인정하다

전국의 모든 수련병원들은 쉬라 스타인의 사례가 논의된 콘퍼런스와 같은 토론의 장을 마련한다. 실습생이나 인턴을 받지 않는 개인병원들 역시 비슷한 토론회를 열어 수석 스태프들이 함께 모여 흥미롭고 특이한 임상 사례들을 논의한다. 수련병원이든 개인병원이든 그러한 콘퍼런스는 아무리 경험이 많은 의사일지라도 베일에 싸인 중요 질환들에 대해 배울 수 있는 매우 유익한 기회이다. 그런데 콘퍼런스에서 보통 빠지는 것이 있으니, 바로 진단이 빗나간 이유에 대한 심층 탐구다. 가령, 구체적으로 어떤 인지적 오류가 발생했으며 어떤 식으로 그런 오류들이 수정될 수 있는지 탐구하지 않는다. 어떠한 휴리스틱이 쓰였으며 어느 지점에서 문제가 발생했는지에 대한 명확한 분석도 하지 않는다.

위험하거나 치명적일 수 있는 골수이식수술 직전까지 몰고 간 인지적 오류가 무엇인지 알려면, 쉬라 스타인의 치료가 이뤄진 의료적 맥락을 이해해야 한다. 레이첼이 내게 거듭 강조했고 나 역시 잘 알고 있듯(보스턴 어린이병원은 정보 완전 공개의 원칙에 의해 나의 장남을 살려주었기 때문에), 보스턴 어린이병원은 소아학 분야에서는 세계 최고의 명성을 자랑한다. 특히 그곳의 의사들은 심각한 면역 결핍을 유발하는 유전적 장애들과 SCID에 탁월한 전문성을 보인다. 연구자들은 유전자 교란으로 T세포를 비롯해 주요 면역세포 및 조직들이 어떻게 마비되는지 연구한다. 임상의들은 표준적이고 실험적인 약물요법과 신체 면역력의 회복을 극대화하기 위한 최고의 치료 프로토콜을 만들기 위해 노력해 왔다. 게다가 그 병원에서는 하루에도 수많은 SCID 진단이 나오고 치료가 이루어지므로, 수석 주치의는 물론 인턴들과 레지던트들 역시 그 질환에 아주 익숙했다.

이러한 전문성과 익숙함 때문에 의료진의 마음속에는 SCID 소아환자의 '원형'이 심어진다. 따라서 쉬라 같은 환자를 볼 때면 자연스럽게 일부 특징에만 주목하면서 '원형'에 맞추고자 한다. 익숙하면 결론을 쉽게 내리고, 어느 정도 다른 대안들을 무시하는 경향이 있다. 수련의 시절에 무수히 들어온 격언이 있다. "오리처럼 생기고 오리처럼 걷고 오리처럼 우는 건 무엇일까? 답은 오리." 그러나 답이 늘 오리인 것은 아니다.

의사들은 개별 환자의 증상과 소견을 자신의 마음속 템플릿 또는 임상적 원형에 맞추려는 경향을 경계해야 한다. 물론 쉬운 일은 아니다. 실습생 시절과 레지던트 시절에는 어떤 특정한 장애의 전형적 현상을 배우는 데 집중한다. 위궤양이든 편두통이든 신장결석이든, 전형적 모습이 있을 것이다. 따라서 겉으로 보기에 특이하거나 정형을 벗어나는 특징이 있어도 쉽게 간과된다. "일반적인 것들이 일반적이다"는 말 역시 수련의 시절 귀에 못이 박히도록 들어온 경구다. "말발굽 소리가 들리면 얼룩말이 아니라 말을 생각하라"도 회진 시 늘 귓가를 맴돌던 격언이다.

레이첼 스타인은 폐포성 폐렴의 길고긴 원인 목록을 뒤지던 중 '얼룩말'을 발견했다. 영양 결핍이 면역계를 손상시킬 수 있으며, 감염증의 온상을 제공할 수 있다는 것이다. 팻 크로스케리 박사는 희귀병 진단을 피하고 싶어 하는 의사들의 경향성을 일컬어 '얼룩말 도피'라는 표현을 썼다. 현대 의학은 희귀병 진단에 도전하는 일을 강력하게 저지한다. 어려운 진단을 확정하는 데 필요한 병리학 검사들과 처치에는 고도의 기술력과 어마어마한 비용이 요구되므로 쉽지 않은 일이다. 보험사들과 관리 의료 체제가 진료 시간까지 엄격히 감시하는 오늘날, 진료 비용을 낮추려는 환경은 '저 너머'의 생각을 찾으려는 의사들의 의욕을 크게 저하시킨다. 실제로 일부 의사들은 검사 지시 횟수가 너무 많으면 사유를 설명하라는 요청을 받기도 한다. 한 가지 정확한 진단을 내리겠다고 25가지, 50가지, 100가지, 500가지의 검사를 하느니 차라리 그 돈을 다른 유익한 곳에 쓰는 게 낫다는 것이다. 물론 그 하나의 '얼룩말' 사례가 주판알을 튕기는 이들의 자식이라면 애기가 달라질 테지만 말이다.

이런 압박 외에 동료들의 조롱도 있다. '얼룩말'을 좇는 의사들에게 동료들은 대세를 무시하고 특별한 존재로 보이려고만 한다며 비웃는다. 과시하기 위해 '얼룩말'을 좇는다는 것이다. 인턴 시절 회진을 돌 때 선배 레지던트들이 그런 동료를 두고 '정열가(flamer)'라고 부르는 소리를 종종 들었다.

의사들의 '얼룩말 도피'에는 심리적 요인도 있다. 불가해한 사례는 주로 논문을 통해 읽거나 몇 년에 한 번 맞닥뜨릴 뿐 직접적인 경험이 거의 없다. 따라서 자신 있게 밀고 나갈 용기를 선뜻 내지 못한다. 또 어느 정도까지 밀고 나가야 할지도 자신이 없다.

보스턴 어린이병원의 쉬라 스타인 증례 발표 콘퍼런스에 참석한 사람들은 면역결핍증을 불러오는 다양한 영양결핍장애의 종류를 열거했다. 그러나 장담하건대 정확히 어떤 영양 결핍인지를 판별해 낼 수 있는 사람은 거의 없었을 것이다. 솔직히 나도 모른다. 전문의에게 문의하거나 자료를 찾아봐야 했을 것이다. 그렇지만 의학 교과서도 그 답을 쉽게 주지는 않을 것이다. 게다가 비교적 일반적인 영양장애(예를 들어, 악성 빈혈을 유발하는 비타민 B_{12} 결핍이나 괴혈병을 낳는 비타민 C 부족 등)를 제외하면, 영양 상태가 여러 신체 기능에 미치는 영향에 대해서 거의 알려진 바가 없다. 이러한 전반적인 임상 정보의 부재 역시, 자신의 딸이 영양 결핍인 것 같다는 레이첼 스타인의 지속적인 문제제기를 의사들이 물리칠 수밖에 없었던 배경이 되었다. 왜 그렇게 불분명한 억지주장을 부리는가? 쉬라는 영양 결핍 아동의 원형에 들어맞지 않는다.

쉬라의 담당의들은 이처럼 머릿속에 원형을 만들어 '얼룩말'을 밀어냈을 뿐만 아니라, 또 '진단 관성(diagnosis momentum)'이라는 인지적 오류도 범했다. 일단 머릿속에 한 가지 진단이 고정되면 증거가 아무리 불완전해도(쉬라의 경우 증거의 일관성이 부족했다. T세포 수가 증가했으며, 여아의 경우 SCID 사례가 드물었다) 동료나 후배 의사들에게까지 그 최초의 진단이 전달된다는 것이다. 이러한 오류로 인해 앤 도지는 15년을 고생했다. 쉬라의 경우는 제일 먼저 중환자실 의사가 SCID를 확신했다. 이 강력한 믿음이 인턴들과 레지던트들에게 전달되었고, 쉬라가 중환자실에서 나온 뒤에는 골수이식 수술팀에게 전달되었다. 매일 아침 회진 때마다 쉬라의 병세 보고는 "쉬라 스타인. 베트남 출생의 여아로 SCID와 일치하는 면역결핍장애를 보이며……"로 시작되었다. 진단 관성은 마치 산에서 굴러 떨어지는 바위처럼 점점 강한 힘이 붙어 가로막는 모든 것을 부숴버린다.

레이첼 스타인은 인지심리학 전문가도 아니고 임상적 의사결정의 오류에 대해 공부한 사람도 아니었다. 그녀는 다만 절박하고 겁에 질린 한 명의 어머니였다. 그런데 딸의 고통에 대해 알아야겠다는 의지가 생겼다. 그녀는 많은 의사들의 논리에서 모순점을 발견했고, 공손하면서도 끈질기게 물러서기를 거부했다. 그리고 마침내 그 바위의 진로를 바꾸었다.

나 역시 오랜 시간의 훈련과 마음속 가득한 선의에도 불구하고 쉬라의 담당의들과 똑같은 인지적 오류들을 범한 적이 있었다. 임상 퍼즐의 조각들이 완벽하게 들어맞지 않았을 때, 나는 맞지 않는 일부 조각을 옆으로 밀쳐놓았다. 결함이 있는 줄 알면서도 진단을 가정하고, 익숙한 치료를 위해 불분명한 상태를 분명한 원형에 꿰맞추려고 했다.

레이첼이 베트남에서 한 아기가 자신을 기다리고 있다는 입양 기관의 연락을 받은 지 1년 뒤, 나는 당시 열한 살이던 딸 에밀리를 데리고 레이첼과 쉬라를 만나러 갔다. 두 모녀는 가로수 길의 오래된 석조

건물 1층에 살고 있었다. 전에 회당에서 그들을 몇 차례 보았을 때, 쉬라가 참 건강하고 튼튼해 보인다고 얘기했다. 그러나 그때까지 레이첼과 깊이 있게 대화를 나눌 기회는 없었다. 나는 레이첼에게 어떻게 그토록 명료하게 사고하고 많은 의사들의 논리를 반박할 수 있었는지 놀랍다고 했다.

레이첼은 나의 이야기에 고개를 가로저었다. 그러고는 당시 자신이 세상을 어떻게 바라봤는지 얘기해 주었다.

"하느님은 내게 아주 친한 친구와 같은 분이죠."

아주 친한 친구. 매일 연락하면서 사는 친구. 날 결코 버리지 않을 친구. 조건 없이 자신의 지혜와 부를 나눠주는 친구. 신의를 절대적으로 확신하면서 생각을 나눌 수 있는 친구. 내 약점을 이용할지도 모른다는 두려움 없이 속을 내보일 수 있는 친구.

그가 바로 쉬라의 폭풍우 같은 투병 속에서 항상 마음을 다독여준 친구였다. 그는 그녀가 무너지지 않도록 지탱해 준 친구였다. 냉철히 사고하고, 지식을 소화하고, 로스앤젤레스의 올케와 쉬라를 담당한 많은 의사와 간호사에게 질문을 던지게끔 도와준 친구였다. 그 친구에게서 힘과 영감을 공급받으면서 레이첼은 자신의 모든 지적, 사회적, 정신적 자원을 동원해 요구를 계속 밀고 나갔으며, 결국 정확한 진단으로 인도했다.

내 환자들 중에도 시련이 닥칠 때 믿음 속에서 위안을 구하는 이들이 많다. 어떤 이들은 기도한다. 많은 이들이 그렇듯, 그들 역시 하느님의 은혜가 직접적이고 개인적인 방식으로 인간의 삶에 들어오는 때가 있다고 믿으며 하느님이 간섭해 주실 것을 기도한다. 그들은 하느님이 약함과 죽음을 지배하는 분임을 믿기에 기적을 달라고 기도한다. 또 어떤 이들은 견딜 수 있는 힘을 달라고 기도한다. 그리고 레이첼의 이야기 속에서 나는 신앙의 힘이 발휘될 수 있는 세 번째 방식을 발견했다.

성경을 읽는 것이 동화를 읽는 거나 마찬가지라고 냉소주의자들은 말한다. 그러나 깊은 통찰력을 지닌 심리학자들은 성경을 읽는 사람이 그 속의 문자적 진실을 어떤 방식으로 받아들이든지 간에 성경이 인간성에 대한 깊은 통찰력을 제공한다고 반박한다. 성경 속 인물들은 그 누구도, 지식과 권력이 높고 선한 사람이라도 결코 완벽하지 않다. 누구나 어느 시점에 이르러 생각이나 행동의 결함을 드러낸다. 아브라함에서 모세 그리고 열두 사도까지 모두 그렇다.

『종교와 건강을 위한 안내서(*Handbook of Religion and Health*)』에서 쾨니히, 라슨, 맥컬로는 신앙이 병자들에게 미치는 영향을 둘러싼 찬성과 반대 의견을 두루 고찰한다. 한 학파는 종교가 사람들을 수동적으로 만들어 인생을 하느님의 뜻으로만 받아들이게 만든다고 주장한다. 그러한 환자들은 선택과 행동에 대한 자신의 책임을 손이 닿지 않는 가공의 힘에 미루기 때문에 이미 충분히 가부장적인 의료진과의 관계에서 스스로를 어린아이 수준에 머물게 한다고 그들은 주장한다. 이러한 견해는 '종교는 민중의 아편'이라는 유명한 칼 마르크스의 주장, 즉 종교가 개인과 사회 모두에게 마약이라는 주장과 같은 맥락이다. 그렇지만 레이첼에게는 그 반대였다. 의학의 불확실성 속에서 신앙은 그녀를 생산적인 파트너로 만들어주었다. 사람들에게 주로 위로와 힘의 원천으로 알려진 신앙은 더 나아가 불확실성을 인식하고, 자신의 불완전함뿐만 아니라 의사들의 불완전함까지 인정할 수 있는 용기를 주며, 해결의 탐색에 동참하도록 이끈다.

물론 신앙인이 아닌 사람들도 고통을 견디고 마음의 안정을 유지할 힘을 얻어 정보를 구하고 의사들의 논리를 분석할 수 있다. 그들은 종종 신앙인들의 방법을 반영하는 전략을 구사한다. 그들은 문제를 놓고 '기도'하는 대신 마음을 비우고 조용히 문제의 복잡성을 숙고한다. 레이첼 스타인이 자신의 최고의 친구, 믿을 만한 우군으로 하느님을 바라보았다면, 무신론자들이나 불가지론자들은 가족이나 동료들에게 그러한 역할을 부여한다. 신앙인이든 아니든 레이첼 스타인의 사례를 본보기로 삼아, 의사들의 머릿속으로 들어가 그들의 논리에 존재하는 틈을 찾고 그러한 틈을 메워줄 답을 촉구할 수 있다.

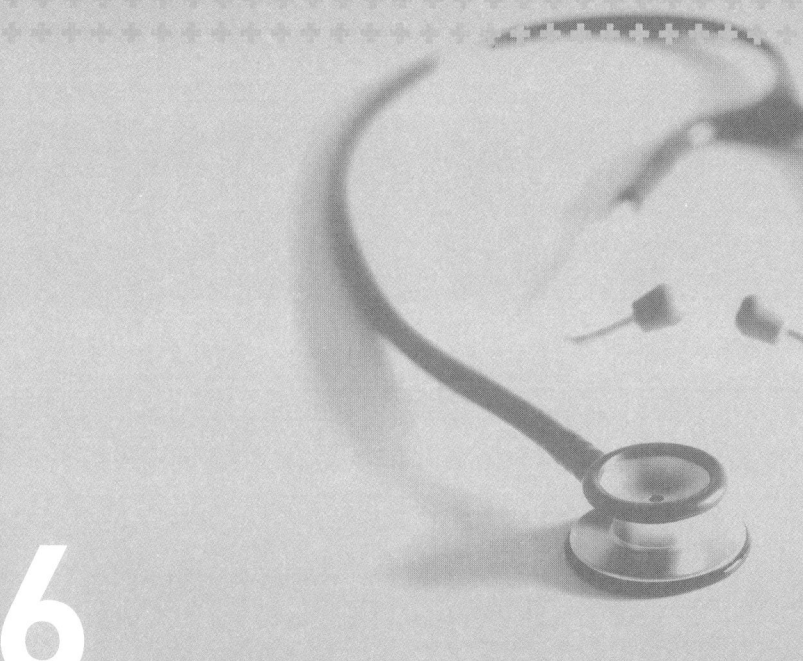

6. 불확실성과의 싸움

How Doctors Think

++++++++
불확실성을 인정하는 것이
환자의 희망이나 의사와 치료에 대한 신뢰를 손상시키는가?
하지만 이는 때때로 성공의 필수 요소가 된다.
++++++++

대부분의 사람들은 기형 심장을 가지고 태어나는 아이가 아주 드물 거라고 생각한다. 그러나 실제로 신생아 1,000명당 8명이 선천성 심장 이상을 가지고 태어난다. 미국의 경우에는 해마다 3만 명 이상의 신생아가 선천성 심장 기형을 가지고 태어나는 것이다. 그런 신생아가 1년 이상 생존할 경우, 성인이 될 확률은 80퍼센트다.

  미국에는 현재 선천성 심장 질환을 가지고 살아가는 성인이 약 100만 명에 달한다. 이러한 놀라운 숫자는 대동맥과 같은 대혈관 및 심장 기형을 진단하고 교정하는 소아심장내과 및 심장외과 전문의들의 노력이 빚어낸 결과다. 그들에게 가장 큰 도전은 그 종류가 워낙 다양해 어떤 기형을 만날지 모른다는 사실이다. 이런 불확실성 속에서도 중환자실이나 수술실에 들어가면 많은 경우 즉석에서 해결 방안을 강구해야 한다. 이처럼 끊임없는 혁신이 요구되는 전공, 수많은 환자들을 실험적 방법으로 치료해야 하는 전공에 매력을 느끼는 의사들은 과연 어떤 사람들일까?

제임스 록 선생은 보스턴 어린이병원의 심장내과 과장이다. 50대 초반의 남성으로, 흑발에 키가 크고 호리호리하며 잠자리안경을 썼다. 그의 특이한 점은 몸을 잠시도 가만두지 않는다는 것이다. 인터뷰를 시작하려고 녹음기를 설치하는 동안에도 가만있지를 못해서, 몸을 쭉 펴더니 러닝화 신은 발을 책상 위에 올려놓고 다시 금세 자세를 고쳐 앉았다가 고개를 돌리고 다리를 꼬았다 풀고 양손을 의자 팔걸이에 올렸다가 내리는 것을 반복했다. 그는 오하이오의 한 시골 마을 출신이라고 했다. 집에서 대학을 간 사람은 그뿐이었다. 여러 가지 심장장치를 발명한 사람으로 유명해서, 어릴 적부터 기계 만지는 일을 꽤나 좋아했을 거라 짐작했는데 그게 아니었다.

"아버지와 형은 자동차를 만졌지만 전 차고에 들어가지 않았어요. 그 시간에 방에 틀어박혀 책을 읽었죠."

자신처럼 중하류층 사람들에게 탈출의 길은 바로 의사가 되는 것이었기 때문이라고 했다. 그러나 직업을 통한 탈출 과정이 결코 평탄하지만은 않았다. 2학년 때는 정학을 당하고 6학년 때는 퇴학을 당했다.

"그때마다 교장선생님께서 대도시의 정신과의사를 불러오셨죠."

대도시라 함은 애크론을 말하는 것이었다. 그런데 그 정신과의사는 당시 성적이 평균에도 못 미치던 그의 잠재성을 알아본 듯했다.

"저를 8학년으로 월반시켜야 한다는 그 의사의 말이 인생을 구했어요."

나는 잠시 화제를 돌려, 그가 계속 고개를 돌리고 팔다리를 움직이고 있다는 얘기를 꺼내면서 요즘 같으면 정신과의사에게 ADHD(주의력결핍과잉행동장애) 진단을 받고 리탈린을 처방받았을 것이라고 했다. 내 말에 그가 웃으며 말했다.

"분명 무슨 처방이든 내려졌겠죠."

그후 록 선생은 전국성적우수장학생(Natioanal Merit Scholar)으로 뽑혀 열다섯 살에 케이스 웨스트 리저브 대학교에 입학하고, 다시 스탠퍼드 의과대학에 들어갔다.

"가는 곳마다 장학금을 받았습니다. 전부 전액 장학금이었죠. 어릴 적에 방 안에 틀어박혀서는 아서 코난 도일을 읽고 또 읽고 계속 읽었어요. 셜록 홈스는 결국 관찰과 추론을 망라하는 것이었죠. 그래서 전 사람들이 어떤 식으로 관찰하고 추론을 내리는지에 대해 늘 생각했어요."

아서 코난 도일 경은 1859년 스코틀랜드 에든버러의, 투쟁적인 분위기의 아일랜드계 가톨릭교도 집안에서 태어났다. 잘사는 친척의 도움으로 잉글랜드의 예수회 기숙사학교에서 공부했으나 그는 그 학교를 몹시 싫어했다. 당시 학창 시절을 도일은 이렇게 회상했다.

"어쩌면 당시 거칠고 게으르고 앞뒤 안 가리는 다혈질이었던 내게 그 힘겨운 시절은 약이었는지도 모른다. 그러나 그런 환경에 적응하기 위해서는 에너지와 적응력이 필요했다."

집안에는 예술가가 많았지만 그는 의학을 선택했고 잉글랜드에서 에든버러로 돌아와 공부를 시작했다.

1886년 3월, 코난 도일은 후일 자신에게 명성을 안겨주게 될 소설을 쓰기 시작한다. 1년 뒤《비튼의 크리스마스 애뉴얼(Beeton's Christmas Annual)》에 「주홍색 연구(A Study in Scarlet)」라는 제목으로 실린 그 소설에 셜록 홈스와 그의 동료 왓슨 박사가 등장한다. 의사들이 관찰과 추론을 통해 진단을 찾아가는 방식에 매료된 그가 마침내 새로운 탐정 형식을 탄생시킨 것이다.

1차 세계대전이 임박해 오자 당시 50대였던 코난 도일은 자신이 입대할 수 없다는 사실에 낙담한다. 대신 그는 영국 병사들의 생명을 구해 줄 것이라면서 수많은 묘책을 육군성에 제안한다. 가령, 영국군이 적군의 잠수함에 봉쇄될지도 모르니 영국해협 밑에 터널을 파서 잉글랜드 남부해안과 프랑스를 연결하자고 했으나 해군 전문가들은 이를 쥘 베른식 망상으로 치부한다. 그는 또 물에 빠진 병사를 구할 방법으로 바람을 넣어 부풀리는 고무벨트와 구명보트, 보병용 방탄복도 고안하지만 이러한 제안 역시 받아들여지지 않는다.

21세기의 셜록 홈스

제임스 록 선생은 자신의 영웅인 셜록 홈스의 방식을 따라 먼저 증거들의 성격과 의미를 깊이 생각하고 더 나은 미래를 상상하려고 한다.

"내가 지금 알고 있는 사실을 어떻게 아는가를 늘 생각하죠."

록 선생은 잠시 말을 멈추었다. 지평선을 탐색하는 레이더망처럼 그가 고개를 앞뒤로 움직였다. 몇 차례 아치를 그리더니 이내 생각을 정리했는지 다시 설명을 이어갔다.

"인식론, 바로 앎의 본질이 제 분야의 열쇠입니다. 우리의 앎이란 그저 얄팍한 수준의 이해 위에 세워져 있죠. 진실을 가까이 두고자 한다면, 그 진실이 틀렸을지도 모른다는 사실을 암시하는 것을 발견하는 순간 언제든 자신이 확신하는 앎에 의문을 제기할 준비가 되어 있어야 합니다."

록 박사가 씩 웃으며 말을 이어갔다.

"소아심장내과에서 우리가 하는 일은 대부분 창작입니다. 사실 오늘날 제 전공 분야에서 일상적으로 이뤄지는 일들 중 일부가 저의 창작품이죠."

어린아이들의 경우 심장 질환의 종류가 저마다 달라서 선례가 거의 없기 때문이다.

"뭔가 조치를 취하지 않으면 안 되니까요. 정말 큰 문제는 일단 뭔가가 창작되면 대부분 그걸 진짜라고 생각한다는 거예요. 특히 그걸 직접 창작한 사람들이 그래요. 그러고는 그게 하느님한테서 온 거라고 생각하죠."

"어떤 조치가 창작이라고 생각하면 임상의가 이를 받아들일 수 있을까요?"

"모든 의사들이 나서서 계속 정보의 가치만 따지고 있을 수는 없죠. 그러면 미쳐버립니다. 하지만 세부 전공을 하는 사람이라면 수련 과정에서 사람들이 어떤 사실을 알고 있는지, 그 사실을 어떤 식으로 알고 있는지를 파악하고 있어야 해요. 항상 모든 사실과 사람에게 문제 제기를 할 수 있어야 합니다."

아이러니하게도 제임스 록 선생이 심장결손 아동의 치료에 관해 의미 있는 교훈을 얻게 된 것은, 정상 심장을 가진 한 아이의 사례를 통해서였다. 미네소타에 사는 네 살짜리 여자아이 홀리 클라크는 눈은 진한 갈색이고 머리도 갈색으로 길게 땋아 늘이고 있었다. 어느 봄날 아침에 홀리가 엄마에게 몸이 아프다고 했다. 클라크 부인은 아이의 이마를 짚어보고는 체온계를 찾아 열을 쟀다. 38도가 약간 넘었다. 당시 어린이집에서 감기가 유행하고 있었기 때문에 클라크 부인은 타이

레놀 시럽을 먹인 뒤 잠을 재웠다. 그런데 다음 날 일어나보니 아이가 헉헉거리며 숨을 거칠게 몰아쉬고 살이 거무스름한 색을 띠었다. 클라크 부인은 홀리를 바로 차에 태워 근처에 있는 미네소타 대학교 부속병원 응급실로 갔다.

응급실 의사의 검사 결과 심호흡시 혈압이 현저히 떨어졌다. 흉부 엑스레이에서는 심장의 윤곽이 정상에서 벗어나 있다는 소견이 나왔다. 보통은 장화 모양을 하고 있는데, 홀리의 경우 마치 가슴에 물 풍선이 떠 있듯 공 모양이었다. 가끔 콧물감기나 배탈을 앓기는 했어도 크게 아픈 적이 없었고, 엄마가 알기로는 심장과 폐에도 문제가 없었다. 의사가 다시 심전도를 체크해 보니 전압 강하가 나타났다.

"전형적인 케이스인데요, 심낭압전으로 보입니다."

즉, 심장 주변에 체액이 정체되어 심장을 압박하고 있다는 설명이었다. 이는 바이러스 감염으로 조직이 부어오르면서 발생할 수 있는 장애였다. 체액이 정체되면서 마치 손으로 움켜쥐듯 심장을 압박해, 심장으로 충분한 혈액이 들어오지도, 온몸으로 혈액이 빠져 나가지도 못하는 것이다. 빨리 체액을 제거하지 않으면 쇼크가 올 수도 있었다.

소아심장내과 전문의가 응급실로 호출되었다. 그는 클라크 부인에게 심장 주변에 정체된 체액을 빼낼 계획이라고 했다. 먼저 대구경 바늘을 심장을 둘러싼 섬유 주머니, 즉 심낭까지 찔러 넣은 다음 주사기를 이용해 체액을 빼낸다. 일단 심낭 밑으로 체액이 빠지면 그때부터 심장은 무리 없이 펌프질을 시작하고 홀리의 순환은 정상으로 돌아올 것이다.

"바늘을 어디에 꽂지요?"

록 선생이 물었다. 나는 그의 사무실에 앉아 30년 전 그가 수련 시절에 만난 한 환자 이야기를 듣고 있었다. 나는 바로 대답했다.

"검상돌기 하부."

그러니까 흉골 하단에서 뻗어 나온 연골의 말단, 즉 검상돌기 밑으로 바늘을 삽입한다는 의미였다. 검상돌기 밑으로 바늘을 삽입한 뒤 우측 쇄골 쪽으로 각도를 올려 심낭까지 밀어 넣는다고 나는 대답했다.

당시 청년 의사였던 제임스 록 선생은 심장전문의 옆에 서서 시술법을 배우고 있었는데, 그때 그가 지켜본 그 심장전문의의 시술 방법도 나의 대답과 정확히 일치했다. 그는 먼저 아이의 흉골을 촉진한 뒤 손끝으로 검상돌기 연골을 짚어 내려갔다. 검상돌기 하부에 이르러 소독제로 피부를 닦고 국소마취를 했다. 그런 뒤 심전도 리드에 부착된 대구경 바늘 주사기를 집어 들었다. 피부에 바늘을 찔러 넣자 바늘 주위로 둥그렇게 피가 고여 나왔다. 그리고 검상돌기 아래에서 바늘 각도를 위로 하여 천천히 바늘을 밀어 넣었다. 단단한 섬유 주머니, 즉 심낭에 바늘 끝이 닿는 느낌이 드는 순간 바늘을 멈췄다. 잠시 사이를 둔 뒤 다시 바늘을 깊숙이 밀어 넣었다. 심낭이 꺼졌다.

"왜 검상돌기 하부로 바늘을 삽입하죠?"

록 선생의 질문에 나는 순간 멈칫했다.

"그렇게 배웠으니까요."

"왜 그렇게 가르쳤을까요?"

"그렇게 배웠을 테니까요."

그 심장전문의가 피스톤을 잡아당기려고 하는데 말을 듣지 않았다. 담황색 체액이 나와야 하는데 피스톤이 꼼짝도 하지 않았다. 심장전문의는 록 선생에게 심낭 아래 체액이 단백질과 염증성 잔류물들로 걸쭉해지면 대구경 바늘로도 빼내기 어려울 때가 있다고 설명했다.

심장전문의는 조심스럽게 몇 밀리미터 더 깊이 바늘을 밀어 넣었다. 그러면 약간 덜 걸쭉한 체액에 닿으리라는 계산이었다. 그리고 다시 피스톤을 잡아당겼다. 선홍색 피가 주사기 안으로 세차게 흘러들었다. 순간 그는 얼어붙고 말았다. 홀리의 가슴에 바늘을 꽂은 채.

"그 아이는 거의 죽었다고 봤죠. 바늘이 심근에 꽂혔으니까요. 재앙도 그런 재앙이 있을까요? 당장 수술을 받아야 했죠."

사실 바늘을 아주 살짝 밀어 넣은 것뿐이었는데, 알고 보니 심낭 아랫부분에는 체액이 거의 없었다. 대부분의 체액이 정체된 지점은 옆으로 살짝 비켜난 곳이었다.

그 일로 록 선생은 큰 충격에 휩싸였다. 만나는 모든 사람에게 그 시술이 그런 식으로 이뤄져야 하는 이유를 물었지만, 돌아온 답은 나의 대답과 똑같았다. 스승들이 그렇게 가르쳤다는 것이다.

"논문도 찾아봤죠. 1920년대 논문들까지 뒤졌습니다. 알고 보니 체액배액술과 관련한 최초의 논문들 중에 한 여의사의 보고서가 있더군요. 그녀의 첫 번째 시도는 등을 통해 바늘을 삽입하는 것이었고, 결과는 성공적이었죠."

당시 체액의 존재 여부를 알아내는 유일한 방법은, 흉부 타진, 즉 손가락으로 가슴을 두드려서 본래 공기로 채워진 폐의 고음과 대조적으로 체액 정체로 인한 둔탁음이 들리는지 확인하는 것이었다.

1920년대 등을 통한 성공적인 배액에 관한 보고 이후, 그 방법은 널리 이용되었다. 그러나 곧이어 합병증 사례가 잇달았다. 심근 표면 위로 관상동맥이 걸쳐 있는데, 등에 바늘을 꽂는 과정에서 관상동맥을 찌르는 일이 이따금 발생한 것이다.

"그후 심장전문의들은 심장에서 관상동맥을 만날 가능성이 가장 적은 부위를 찾았죠. 그래서 찾아낸 곳이 바로 검상돌기 하부입니다."

록 선생은 다시 홀리 클라크 이야기로 돌아왔다.

"요즘 저는 수련의들에게 기계적으로 검상돌기 하부로 가지 말라고 가르칩니다. 우리가 가야 할 곳은 언제나 체액이 있는 곳이죠. 서튼의 법칙을 따라야 합니다."

서튼의 법칙은 1930년대 브루클린의 은행 강도 윌리엄 서튼의 이야기에서 비롯되었다. 그는 수차례 은행을 털어 큰돈을 모았으나 결국 체포된다. 법정에 끌려 와 왜 은행을 털었느냐는 판사의 물음에 그는 이렇게 대답한다. "거기에 돈이 있으니까요." (이 이야기는 거짓일 가능성이 높다. 서튼이 이렇게 말했다고는 하지만, 사실은 당시 재판을 취재한 기자가 이야기를 그럴듯하게 꾸미려고 만들어낸 대답일 가능성이 높다. 어쨌거나 이 이야기는 그후 '서튼의 법칙'으로 굳어졌다.)

록 선생은 그 시술법에 변화를 꾀했다. 요즘에는 반드시 먼저 초음파 검사를 실시해 심장 주위 체액을 초음파 영상으로 확인하면서 작은 바늘을 삽입한다.

심장은 일종의 펌프로, 오른쪽과 왼쪽에 각각 두 개씩 네 개의 방으로 이루어진다. 좌우 위쪽의 방은 '입구(entry)'를 뜻하는 라틴어를 따서 '심방(atrium)'이라고 부르며, 아래쪽 두 개의 방은 타원형처럼 생겼다 하여 '배(belly)'라는 뜻의 라틴어를 따서 '심실(ventricle)'이라고 부른다. 온몸을 돌며 산소가 고갈된 혈액은 우심방으로 간 다음 우심실로 이동한다. 우심실이 펌프질을 하면 혈액은 폐동맥판을 거쳐 폐동맥으로, 이어 폐로 들어간다. 폐에 들어가면 깨끗한 산소가 재충전되고 이산화탄소 같은 찌꺼기는 방출된다. 깨끗해진 피는 다시 폐에서 폐정맥을 거쳐 좌심방으로 간다. 초기의 해부학자들은 좌심방과 좌심실을 나누는 판막의 생김새가 주교들이 의식 때 쓰는 관(bishop's miter)을 닮았다 하여 승모판(mitral valve)이라는 이름을 붙였다. 좌심방으로 간 혈액은 승모판을 거쳐 좌심실로 들어간다. 좌심실은 우심실보다 훨씬 두껍다. 그 두꺼운 근육이 수축운동을 하면서 강한 압력으로 펌프질하면 혈액은 대동맥판을 거쳐 대동맥으로 간다. 그러면 대동맥은 몸 구석구석에 혈액을 전달한다.

가장 흔한 선천성 심장 질환 가운데 하나는 두 위쪽 방, 즉 좌우 심방 사이에 구멍이 생기는 것이다. 이 경우 좌심방의 압력이 우심방의 압력보다 더 높기 때문에 혈액은 좌심방에서 그 구멍을 통과해 우심방으로 흐를 것이다. 이러한 비정상적 혈류를 '단락(shunt)'이라고 부르며, 이는 우심방에 부담을 주어 심부전이나 다른 합병증으로 이어질 수 있다. 록 선생의 말에 따르면, 단락 비율이 2 대 1, 꼭 우심방으로 흐르는 혈류량이 좌심방보다 두 배 더 많은 소아의 경우 그 구멍을 폐쇄하기 위해 수술실로 보낸다고 한다.

"그 2 대 1이란 비율이 어떻게 나왔는지 아십니까?"

록 선생이 물었다. 나는 그러한 결손을 보이는 아이들에 대한 면밀한 임상 관찰을 통해 나왔을 거라고 생각했다.

"물론 그렇게 생각하실 겁니다. 하지만 아닙니다. 1960년대에 열린 어느 학회에서 한 소아과 전문의가 물었죠. '언제 폐쇄술을 시행해야 합니까?' 그러자 심장전문의들 사이에 수술적 봉합이 요구되는 비율을 찾기 위한 열띤 논쟁이 벌어졌죠. 이에 학회 주최 측에서는 어쩔 수 없이 투표를 실시했어요. 더 낮은 비율을 제시한 이들도 있고 더 높은 비율을 제시한 이들도 있었어요. 결국 그 중간인 2 대 1이 선택

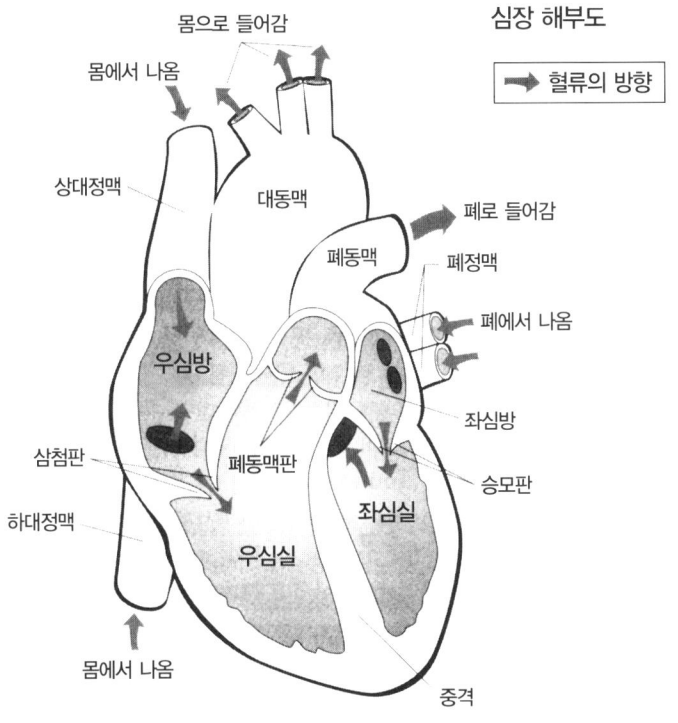

심장 해부도

됐죠. 《미국심장학저널(American Journal of Cardiology)》에 결과가 발표되었고, 그래서 지금 교과서마다 전부 2 대 1 비율을 보일 때 폐쇄술을 시행하는 것을 진리처럼 말하고 있죠. 그런데 2 대 1 단락을 보이면서도 건강하게 살아가고 시술의 필요성을 못 느낄 가능성도 꽤 높아요. 2 대 1 단락을 보이면 많은 아이들이 시술을 받지만, 어쩌면 필요 없는 시술일 수도 있죠. 그런데도 왜 계속하느냐? 임상 연구를 할 수 없으니까요. 500명의 어린아이를 무작위로 추출해서 폐쇄 대 비폐쇄 비교 연구를 한다고 생각해 보세요. 40년은 걸리겠죠."

게다가 이러한 연구에는 윤리적·도덕적 문제도 개입된다.

"자동차 실험을 할 때 인간을 대상으로 삼을 수는 없죠. 인간을 대상으로 충격 실험을 할 수는 없으니까요."

그래서 어쩔 수 없이 아무리 제한적일지라도 당장에 주어진 정보를 바탕으로 답을 추론할 수밖에 없다.

록 선생의 전공 분야에서는 예리한 공간 감각이 답을 도출하는 데 필수적이다.

"평면적 이미지를 보면서 동시에 3차원적 재구성이 이뤄져야 합니다."

가령 심도자술을 시행하는 심장전문의는 카테터를 잘 조정해 소아의 혈관에서 심장으로 삽입한다. 이때 도관은 테이블 옆 평면 모니터 스크린에 얇고 하얀 선으로 나타난다. 이러한 2차원적 영상을 보면서 카테터의 위치를 파악하는 일은 어려울 수 있다.

"손의 움직임과 도관의 영상, 이 두 가지가 도관의 방향을 말해 주죠. 카테터를 직접 잡고 있지 않아도 그 위치를 말할 수 있어요. 현재 진행 진로를 파악하는 일이 생각이 필요한 일이 되어서는 안 되죠."

록 선생은 '천부적 운동신경'에 대해 이야기했다. 공의 진로를 정확히 예측하는 스포츠 스타들의 타고난 능력이 그 좋은 예이다. 록 선생은 어린 시절 날카로운 변화구를 잡아당겨 담장을 넘겨버리는 야구선수들을 우상처럼 여겼다. 또 뒤도 돌아보지 않고 달려가 나선형으로 떨어지는 공의 낙하 지점을 정확히 포착하는 미식축구선수들을 숭배했다.

"보고 순간적으로 판단해 바로 행동에 들어가야죠. 인간의 심장은 뛰고 있으니까요. 아이의 심장을 열어놓고 가만히 생각에 잠길 수는 없는 노릇이죠. 일단 카테터를 이용해 아이의 심장에 들어가면 할 일이 엄청나게 많아요. 그 일을 신속하게, 제대로 해내지 않으면 너무나 큰 위험이 뒤따릅니다."

최근에는 록 선생처럼 어려운 시술을 행하는 의사들이 선천적으로 탁월한 손재주를 지녔다는 기존 통념에 반하는 연구 결과들이 나오고 있다. 물론 손재주가 전혀 없는 사람이라면 아이의 심장에 도구를 넣고 다루는 일이 이상적인 직업은 아닐 것이다. 그러나 의사들의 시술 능력에 대한 연구 결과들은 손을 얼마나 잘 쓰냐 하는 것보다는 '시공간 능력', 즉 머릿속으로 혈관이나 조직들의 윤곽을 그리는 능력이 가장 중요하다는 사실을 보여준다. 수련 초기의 의사들은 시공간 능력에서 차이를 보인다. 그러나 캐나다 온타리오 맥매스터 대학교의 제프리 노먼 교수도 강조했듯이, 그러한 능력은 반복 연습과 시술의 성공과 실패에 대한 지속적인 피드백을 통해 높은 전문성을 획득할 수 있다.

기본으로 돌아가기

톰과 헬렌 오코넬은 첫아이의 출산을 간절히 기다렸다. 톰은 가톨릭계 고등학교의 체육 교사였고 헬렌은 회계사였다. 매일 저녁 그들은 출산 교실에서 호흡법을 연습했다. 톰은 자신이 타고난 코치라며 우스갯소리를 했다. 초음파 검사를 통해 태어날 아이가 아들이라는 사실을 알고 난 뒤, 아이 방을 레드삭스 페넌트와 뉴잉글랜드 패트리어트의 축구공으로 꾸몄다.

헬렌은 여덟 시간의 진통 끝에 무사히 아이를 낳았다. 그런데 아이가 온몸이 파랗고 숨을 헐떡였다. 의사와 간호사가 재빨리 아이의 입에서 걸쭉한 갈색 액체를 제거했다. 아이가 나오면서 스트레스를 받아 태변이라는 묽은 변을 흡입한 것이다. "태변을 제거했는데도 아이는 아주 파랬죠." 록 선생이 말했다.

아이는 심장계 중환자실로 급히 옮겨졌다. 의사들은 모든 방법을 동원했지만 아이의 몸속에 충분한 산소를 공급할 수 없었다. "출생 직후 30분 만에 심정지가 왔고 바로 ECMO를 사용했죠." 앞에서도 설명했지만 ECMO는 체외막산소화공급장치로, 가장 위급한 경우에만 사용되는 특수 심폐 보조 장치다. 쉬라 스타인도 ECMO에 의존하다가 마침내 회생했다. 그러나 쉬라와 같은 급반전은 일어나지 않았다. 아이의 목에 커다란 카테터가 삽입되었다. 보통의 경우라면 온몸을 돌며 산소가 고갈된 정맥혈은 우심방, 우심실을 거쳐 폐로 이동해 산소를 공급받을 테지만, 이번에는 온몸을 돌고 온 피가 ECMO 장치로 들어갔다. 그 속에서 산소가 고갈된 아이의 피는 넓은 다공질막을 통과하면서 독성 찌꺼기들과 이산화탄소는 방출하고 신선한 산소를 공급받았다. 산소를 공급받은 깨끗한 피는 펌프를 통해 아이의 목에 삽입된 두 번째 카테터로 들어가 대동맥으로, 대동맥에서 다시 온몸의 조직으로 전달되었다.

ECMO는 위험한 부작용을 낳을 수 있다. 아이의 목에 삽입된 커다란 카테터는 감염의 온상이 되어 치명적인 패혈증으로 이어질 수 있다. 또한 펌프질이나 다공질막에서의 마찰로 인해 약한 혈소판이 파괴될 수 있고, 이는 출혈을 일으켜 생명을 위협할 수 있다. 아이의 문제를 개선하고 ECMO에서 벗어나는 게 급선무였다. 아이를 ECMO에서 떼어내고 인공호흡장치로 산소를 공급하려 했으나 번번이 실패했다. 심각한 문제가 있었지만 그 누구도 정확한 원인을 밝혀내지 못했다.

앞에서 살펴보았듯이, 정상적인 순환이라면 온몸을 돌고 산소가 고갈된 혈액은 우심방으로 들어가고 펌프 작용을 통해 다시 우심실로 들어간다. 그러면 우심실은 혈액을 펌프질해서 폐동맥을 통해 폐로 보내면, 폐에서는 혈액에 신선한 산소를 공급하고 이산화탄소는 방출한다. 산소를 공급받은 혈액은 폐정맥을 통해 폐에서 좌심방으로, 좌심방에서 좌심실로 이동한다. 좌심실은 산소가 풍부한 혈액을 다시 대동맥으로 펌프질해 보내고 동맥을 통해 온몸으로 전달한다.

"신생아의 경우, 조직에 산소가 부족해 짙푸른 색을 띠는 한 가지 이유는 폐정맥이 부정확하게 연결되었기 때문이죠. 혈액이 좌심방이 아닌 다른 곳으로 갔거나 막혔다는 말입니다." 그럴 경우 폐에서 나오는 산소가 풍부한 혈액은 좌심방으로 들어가지 못하기 때문에 몸으로 전달되지 못한다. 이로써 시스템 정체가 발생한다. "그렇게 되면 아이는 청색증을 보이죠. 또 폐로 체액이 스며들면서 폐부종이 발생하죠."

오코넬 부부의 아이는 추가 검사를 위해 심장 검사실로 옮겨졌다. 그곳에는 머리 위로 밝은 조명이 비추고, 이동식 테이블과 실시간 엑스레이 사진을 얻기 위한 형광투시경이 있었다. 아이의 심장과 혈관에 카테터가 들어가고 컴퓨터 모니터에는 압력이 표시되었다.

폐동맥으로 조영제가 주입되었다. 정상적이라면 주입된 조영제는 폐동맥을 거쳐 폐로 들어가고, 다시 폐정맥을 거쳐 좌심방으로 들어가야 했다. 그런데 심장으로는 전혀 들어가지 않았다. 어딘가가 막힌 것이다.

끝부분에 작은 풍선이 달린 카테터를 폐동맥으로 삽입해 풍선을 팽창시켰다. 곧 폐동맥이 열렸다. 다시 조영제를 주입하자 폐동맥을 통과해 폐 속으로 들어가고 폐정맥으로 이동했다. 형광투시경 스크린상에 끝이 뾰족한 가지들을 뻗은 나무처럼 생긴 이미지가 나타났다. 그

린데 나무와 가지들이 가슴에 떠 있었다. "폐정맥에서 멈췄어. 좌심방으로 들어가지 않아. 멈춰버렸어."

한동안 침묵이 감돌았다. 검사실의 의사나 간호사들 중 누구도 이러한 혈관 경로를 이해할 수 없었다. 록 선생은 마치 레이더처럼 머리를 앞뒤로 움직였다. 그러다 문득 멈췄다. 하반신에서 오는 정맥혈을 우심방으로 가게 하는 대혈관인 하대정맥까지 드문드문 흘리든 조영제를 가리켰다. 폐동맥으로 주입된 조영제가 어떻게 복부에 가 있단 말인가? "마지막 지푸라기를 잡고 있어." 드문드문 보이는 조영제 흔적을 가리키며 록 선생이 말했다. 다시 한 번 침묵이 검사실을 가득 메웠다. 아이의 죽음이 임박한 듯했다.

"어떤 이상한 점들이 있을까?" 록 선생이 중얼거렸다. 미지의 현상을 마주할 때면 그는 언제나 소리 내어 물었다. 록 선생은 컴퓨터 자판을 두드려 조영제 주입 후의 영상들을 불러냈다. 하나하나 순서대로 보았지만 새로운 단서는 없었다. 바로 그때, 팔을 쑥 내밀어 아이의 오른쪽 가슴 위로 보이는 가는 흰색 선을 가리켰다. "저게 뭐지?" 하지만 아무도 대답하지 못했다.

록 선생은 스크린에 나타난 그 미지의 선을 따라갔다. 아이의 흉부에서 물러나 의사들이 삽입한 관과 카테터들을 나타내는 이미지들까지 내려갔다. "제대정맥 카테터야!" 록 선생이 소리쳤다. 산모와 태아를 연결해 주던 제대혈관 속에 삽입해 둔 카테터였다. "그런데 끝나는 지점이 어디지?" 몇 초 동안 쳐다보다가 말했다. "폐정맥이잖아!" 복부의 혈관 하나가 이상하게도 흉부의 한 혈관과 연결되어 있었다.

록 선생과 그의 동료들은 이런 사례를 본 적이 없었다. 선생은 제대정맥 카테터를 실마리로 아이의 기이한 해부 구조를 풀어나가기 시작했다. 제대정맥은 복부의 커다란 문맥과 연결되어 있고, 그 문맥은 흉부의 폐정맥과 어떤 식으로든 연결되어 있었다. "과거에 한번도 보지 못한 현상을 만나면, 아무도 해보지 않은 것을 시도할 수 있는 기회가 되지." 록 선생이 다른 팀원들에게 말했다.

"제대 도관을 이용해 폐정맥을 열어봅시다." 록 선생은 옷걸이를 펼쳐놓은 듯한 기다란 가이드 철사를 집어 들었다. 그 철사를 제대정맥 카테터를 통과해 복부를 거쳐 흉부와 폐정맥까지 집어 넣었다. 그런 다음 철사를 따라 끝에 풍선이 달린 카테터를 삽입한 뒤 풍선을 팽창시켜 폐정맥을 확장시켰다. 그리고 조영제를 주입했다. 조영제는 흉부의 폐정맥에서 복부의 문맥으로 내려갔다가 다시 위쪽으로 천천히 올라가 흉부를 지나 심장으로 들어갔다.

"아직도 더디게 떨어지네." 막힌 곳이 또 있는 게 분명했다. 록 선생은 문맥에서 뻗어나간 또다른 혈관을 찾아냈다. 풍선 카테터를 삽입해 그 혈관을 확장시킨 다음, 스텐트(작은 금속망) 두 개를 삽입해 혈관을 열었다. 그리고 잠시 멈췄다가 폐동맥으로 카테터를 넣고 조영제를 주입했다. "피가 터져 나온다!" 그가 다시 탄성을 내질렀다. 이제 흉부 폐정맥에서 흘러나온 혈액이 복부의 문맥으로, 그리고 스텐트로 열어놓은 혈관을 통과해 다시 위쪽으로 올라가 좌측 심장으로 들어갔다. 마침내 록 선생이 폐에서 산소를 공급받고 나온 혈액을 좌심장으로 보내어 온몸의 조직으로 전달하는 경로를 만든 것이다.

ECMO에 의지한 지 사흘이 지나면서 아이는 점점 급조된 순환계에 적응해 갔다. 그러자 의사들은 ECMO를 떼고 인공호흡장치에 연결했다. 다행히 산소량은 유지되었다.

며칠 뒤 나는 록 선생과 함께 심장계 중환자실에 있는 오코넬 부부의 아들을 보러 갔다. 오코넬 부부는 록 선생을 따뜻하게 맞았다. 록 선생은 자신이 시행한 시술을 다시 한 번 설명하면서 비록 임시방편이지만 현재 잘 작동되고 있다고 강조했다. 그리고 이제 곧 순환계를 완전히 복원하는 수술이 있을 거라고 했다.

중환자실을 나오면서 나는 록 선생에게 어떻게 그 수수께끼를 풀어냈느냐고 물었다.

"환자를 처음 만났을 때 다른 사람의 진단에 신경 쓰고 싶지 않아요. 대신 기본 데이터를 보죠."

그는 모든 편견과 선입견을 거부한다. 가장 핵심이 되는 임상적 특징들을 찾아내(패턴 인지) 자신의 방식대로 상황을 재구성한다.

"이 경우는 저 음영이 이상했죠."

제대 카테터를 나타내는 흰 선을 가리키며 록 선생이 말했다. 모두가 이른바 '주요 사건(이 경우 폐혈관 폐쇄)'에만 주목할 때 그는 한눈에 전체적인 그림을 그리면서 각 구성 요소를 하나의 일관된 전체로 통합할 수 있었다. 그런데 여기에 한 가지가 들어맞지 않았고, 그것을 그는 수수께끼를 푸는 열쇠로 포착했다.

"일종의 틀린 그림 찾기 같은 거죠."

수술은 성공적이었다. 아이의 폐정맥이 좌심방 뒷벽에 연결되자 폐에서 좌심장으로 깨끗한 혈액이 힘차게 흘러들고 다시 대동맥으로 빠져나갔다. 물론 계속해서 면밀한 추적 관찰이 따를 것이며, 어쩌면 성장하면서 수술을 더 받아야 할지도 모른다. 그러나 이제 정상적으로 살지 못할 이유는 없다고 록 선생은 말했다.

실수에 대한 인정, 그리고 깨달음

오코넬 부부의 아들을 보고 온 지 일주일 뒤, 나는 록 선생에게 판단이 빗나간 적은 없었느냐고 물었다.

"잊을 수 없는 실수들을 꼽으라면……."

록 선생이 말문을 여는가 싶더니 문득 멈추었다. 의외였다. 연구 결과에 따르면 많은 의사들이 자신의 인식 오류를 제대로 깨닫지 못한다고 한다. 그러나 록 선생의 말은 자신의 판단이 틀린 적이 있었을 수도 있지만, 자신은 여전히 그 실수들을 통해 배우고 있음을 고백하는 의미로 들렸다. 그는 곧이어 생각의 실타래를 풀어내기 시작했다.

"제가 저지른 모든 실수에는 한 가지 공통점이 있어요."

록 선생은 종이 한 장을 꺼내 심장의 윤곽을 그렸다. 심실과 심방, 판막이 나타났다. "'공통 방실관'이라고 불리는 심장 기형이 있어요." 이는 좌우 심장 사이의 벽(중격)이 완전히 형성되지 않은 상태를 말하며, 다운증후군 아동들에게 가장 흔하게 나타난다. "심장 중심부가 소실된 상태로, 심방 중격의 하부나 승모판 일부, 삼첨판 일부, 심실 중격의 상부 등이 제대로 형성되지 않을 수 있죠." 이러한 심장 기형 환아들 중 일부는 대동맥판 일부가 폐쇄된 대동맥협착증이나 대동맥이 좁아진 대동맥축착증도 보인다고 록 선생은 설명했다. "그럴 경우 좌심실이 아주 작아질 수 있죠."

이때 소아심장내과 전문의들이 부딪치는 문제는 아이의 좌심실이 결손을 복원하는 수술을 견딜 수 있느냐는 것이었다. 30대 시절의 록 선생은 심장에서 나오는 혈액 속의 산소량을 기준으로 수술 여부를 결정해야 한다고 주장했다. "당시 젊었던 난 전국 학회에 참석해서 그렇게 주장했어요. 모두들 제 말을 믿었죠. 온전한 논리를 바탕으로 한 주장이었고, 상당 부분 이의를 제기할 수 없는 주장이었으니까요." 록 선생의 논리란, 대동맥으로 보내진 혈액의 산소 농도가 정상 범위 안에 든다면 좌심실이 폐에서 혈액을 받아 온몸으로 내보내는 데 문제가 없다는 것이었다. 즉, 결손수술 후 회복이 가능할 정도로 충분한 심장 근육이 존재한다는 설명이었다. 또한 산소 농도가 높다는 것은 우심실에서 좌심실로의 비정상적 혈액 유출(단락)이 심각하지 않으며, 이는 곧 좌심실이 좌심장의 높은 압력을 유지할 만큼 튼튼하다는 이야기였다. "겉으로 보면 논리적으로 아무 문제가 없습니다. 하지만 결과는 아니었죠."

결과는 우심실에서 무려 20퍼센트의 단락이 일어났는데도, 대동맥으로 나온 혈액의 산소 농도는 거의 정상으로 나타났다.

"완전무결한 논리만으로는 충분하지 않다는 거죠. 선험적 사실이 없는 상황에서 제1원리만으로 추론한 게 실수였어요. 실제로 고려해보기 전에는 알 수 없는 변수들이 존재했던 겁니다. 그래서 잘못된 제안이 이어지고 결국 환자는 살아남지 못하죠. 사소해 보이는 영향들을 수용할 만한 충분한 여지를 남겨놓지 않았어요. 1~2퍼센트나 3퍼센트에 불과한 아주 적은 산소 농도의 변화가, 사실상 심장의 중대한 문제를 나타내는 징후일 수도 있는데 말이죠."

록 선생은 이러한 유형의 또다른 실수, 즉 선험적 정보가 없는 상황에서 엄격한 논리를 바탕으로 임상 문제를 풀려고 했던 두 번째 사례를 떠올렸다.

"심각한 승모판협착증 환자의 경우, 좌우 심방 사이의 구멍을 폐쇄하면 반드시 좋아질 거라고 했죠. 그렇게 되면 몸에 공급되는 혈액량이 늘어날 테니까요. 즉, 구멍을 막으면 혈압이 높아져 협착된 승모판을 통해서도 좌심실로 충분한 혈액이 들어갈 거라는 논리죠."

록 선생의 말을 풀어보면 이렇다. 좌심방의 압력을 최대화하여 좁아진 승모판을 통해서 좌심실로 최대한 많은 혈액을 밀어 넣으면 좌심실이 온몸에 충분한 양의 혈액을 공급하리라는 것이다.

"논리적으로 맞는 설명이죠?"

나는 고개를 끄덕였다.

"상당히 그럴듯한 논리죠. 그런데 틀렸어요."

구멍을 폐쇄한 뒤에도 일부 아이들은 병세가 더 악화되었다. 예상치 못한 잔물결 효과 때문이었다는 사실이 나중에야 밝혀졌다. 비록 미미한 수준이긴 했지만 좌심방의 압력이 높아지면서 잔물결을 일으켜 폐혈관들의 압력 상승, 즉 폐고혈압을 일으킨 것이다. 그래서 높은 압력에 대응해 펌프질을 하던 우심에 무리가 왔다.

"그런 아이들이 우심부전을 일으켰고 임상적으로 점점 더 악화되었죠."

논리적으로 보이던 접근법이 또다시 해를 끼치고 만 것이다.

"인체생물학과 생리학에는 예측 불허의 측면들이 존재합니다. 추론법이 모든 환자에게 적용될 수는 없죠."

셜록 홈스는 이상적 탐정이지만 인체생물학은 모든 단서가 깔끔히 맞아떨어질 수 있는 도난이나 살인 사건이 아니다. 의학에는 오히려 용의자를 함부로 쫓다가는 큰일을 낼 수 있는 불확실성이 존재한다.

록 선생도 오직 논리에만 기초한 접근법이 잘못되었다는 사실을 처음부터 안 것은 아니었다.

"25년 전, 혈중산소량만으로 심장 중격의 결손수술 여부를 판단할 수 있다고 주장하다가 예상했던 결과를 못 냈죠. 그때 전 제가 조금만 더 현명했으면 성공했을 거라 생각했어요."

그러나 심방 중격의 결손 폐쇄와 관련해 또 한 번의 실패를 겪었고, 이는 그에게 더 큰 당혹감을 안겨주었다. 순간, 록 선생이 고개를 돌렸다. 표정이 어두웠다. 그의 직업에서 어린 환자에 대한 실수는 그 무엇과도 비교할 수 없는 고통을 안겨준다.

"좀더 철저한 예측이 필요하다는 걸 깨달았습니다. 논리가 아무리 완벽해 보여도 결국은 인간인 내가 만들어낸 논리라는 사실을 스스로 분명히 해두지 않으면 안 됩니다. 또 내가 안다고 생각하는 그 앎에도 한계가 존재할 수 있다는 사실을 분명히 인식해야 합니다."

충분한 실험이 주는 의미

다른 사람들도 그렇겠지만 의사들 역시 불확실성 속에서 행동할 때 특정한 심리적 반응을 보인다. 그중 지나친 자신감을 꼽을 수 있다. 사람들은 그동안 대체로 내 생각이 옳았으니 이번에도 옳겠지, 하고 자신한다. 또 부정적인 정보보다는 긍정적인 정보만 보려고 한다. 긍정적인 정보는 긍정적인 결과를 암시하기 때문에 심정적으로 더 끌린다. 혈중산소량이나 좌심방 압력의 긍정적인 수치는 수술의 성공적인 결과를 암시한다.

록 선생이 범한 실수들의 중심에는 긍정적 수치라는 매력적인 요소가 있다. 혈중산소량이 정상에 근접하고 좌심방의 압력이 높았던 것이다. 이런 식의 정보는 우리의 정신에 강력한 영향력을 발휘한다. 특히 불확실한 상황에서는 더욱 그렇다. 마치 폭풍우 속에서 배를 정박할 안전한 항구처럼, 생각의 닻을 내리고 다음 여정을 시작할 확실한 선착장으로 보인다. 그러나 생물학, 특히 인체생물학은 근본적으로 가변적이다. 때로는 너무 미미해서 무시할 수도 있는 그러한 변화들이 중대한 결과를 낳을 수 있다. 즉, 아무리 정밀한 척도로도 잡아낼 수 없는 중요한 차이들이 존재한다는 소리다.

록 선생은 또한 많은 의사들이 모든 수치가 동일한 확실성과 타당성을 지닌다고 생각하는 것에 우려를 표시한다. "사람마다 두는 비중이 다르다"는 것이 록 선생의 말이다. 즉, 의사결정을 할 때 모든 결과에 동일한 무게를 두어서는 안 된다는 뜻이다. 그렇기 때문에 어떤 수치에 무게를 두고 어떤 수치를 버려야 할지에 대해 배워야 한다.

특히 전문의들은 보증되지 않는 임상조치에 자신감을 보이는 사람들로 유명하다. 그들은 너무 오랜 기간 훈련을 받기 때문에 자신의 방대한 지식에 쉽게 의지하고 인체생물학의 가변성을 간과하기 쉽다. 록 선생이 인식의 중요성을 강조하는 까닭도 바로 이 때문이다. 그는 끊임없이 자신의 생각을 되돌아보면서 상황의 불확실성을 항상 생각하고, 아무리 좋은 의도에서 비롯된 조치와 결정이라 할지라도 반드시 모든 환자에게 유효한 것은 아님을 인정한다.

물론 록 선생처럼 행동하기란 매우 어렵다. 선례가 거의 없는 일을 은근슬쩍 처리하지 않고 다시 한 번 확인하고 신중을 기하기란 쉽지 않은 일이다. 잭 도위와 아서 엘스타인의 저서 『전문적 판단: 임상적 의사결정의 해부(*Professional Judgment: A Reader in Clinical Decision Making*)』에는 의사들의 인지 작용 및 인지 능력 향상법과 관련해 상반된 주장을 펼치는 많은 전문가들의 글이 실려 있다. 그들 가운데 많은 수는 베이스 학파에 속한 이들로, 그들의 주장은 '기대효용이론'과 맥을 같이한다. 기대효용이론에 따르면 어떤 결과의 효용은 그 효용가치에 확률을 곱한 값이며, 이는 불확실성 속에서 기대효용을 결정한다고 한다. 자명한 원칙들에 근거한 이러한 계산법을 따른다면, 의사들은 이 방정식에서 최고의 값을 얻을 수 있는 경로를 선택할 것이다. 물론 록 선생과 같은 의사들이 다루는 문제들은 대체로 선례가 없는 것들이다. 즉, 많은 경우 의사결정 분석가들이 확률을 도출해 낼 수 있는 공표된 연구 결과들이 없다.

그러나 일각에서는 많은 임상 사례에서 베이스지안식 접근법이 적용될 수 없는 까닭은 단지 사례의 독특성 때문만이 아니라고 주장한다. 매사추세츠 공과대학의 도널드 A. 숀 교수는 전문가들의 사고방식과 관련해 광범위한 주제로 집필해 온 연구자이다. 그는 진단 및 치료 모델을 세우기 위해 응용수학(본래는 잠수함 탐색과 폭탄 추적을 최적화하기 위해 이용되었으나 컴퓨터의 발명으로 더욱 발달한 수학)에 의존한 의사결정 분석 연구자 그룹과 매우 상반된 주장을 펼친다. 현장의 의사들은 "방대한 데이터베이스를 바탕으로 어떤 특정 진단이나 치료 결과의 확률을 결정하는 일이 전혀 불가능해지는…… 일탈적 상황"에 직면한다는 사실을 강조한다. 록 선생 역시 언뜻 자신의 합리적 사고를 중요시하는, 즉 논리에 의존해 추론하는 의사로 보이지만, 동시에 그 논리에는 한계가 존재함을 알고 있다. 이는 뼈아픈 경험을 통해 얻은 교훈이다.

숀 교수의 다음 글은 록 선생의 입장을 반영한다.

난해하고 당혹스럽고 흥미로운 현상에 직면한 의사는 의문을 제기하고 다시 한 번 자신의 생각을 뒤돌아보면서 자신이 틀릴 수 있음을 인정한다. 그런 뒤 문제를 재구성한다. 이것이 바로 불확실성과 가변성, 유일성과 가치 갈등을 특징으로 하는 상황을 해결하는 열쇠다.

불확실성의 유령이 판단을 흐리게 하는 곳은 비단 록 선생의 분야뿐만은 아니다. 듀크 대학교 보건정책학과 데이비드 M. 에디 교수는 다음과 같이 말했다.

"불확실성은 의료 행위의 전 영역 속으로 기어든다. 질환을 정의하고 진단을 내리고 처치를 선택하고 경과를 관찰하고 확률을 산정하고 우선권을 부여하거나 아니면 이 모든 것을 통합하는 행위를 해나갈 때, 의사들은 살얼음판을 걷는다. 이러한 과제들이 얼마나 복잡하며, 그것들에 대한 우리의 이해가 얼마나 얄팍한지, 정직한 이들의 경우 얼마나 다양한 결론을 내릴 수 있는지 올바로 인식하는 일은 의사가 아닌 이들은 물론이요, 대부분의 의사들에게도 어려운 일이다."

예일대 법대 교수이자 의사인 제이 카츠는 불확실성에 대한 의사들의 방어기제를 연구해 오고 있다. 그는 세 가지 유형의 불확실성을 밝힌 르네 폭스 교수의 연구에 주목한다. 첫 번째 불확실성은 기존 지식의 불완전한 습득에서 비롯된다.

모든 의학적 기술과 지식에 통달할 수 있는 의사는 없다. 두 번째는 현대 의학의 내재적 한계에 비롯되는 불확실성이다. 아무리 노련한 의사라 할지라도 대답할 수 없는 문제는 수없이 많다. 세 번째 불확실성은 앞의 두 가지 불확실성, 즉 개인의 무지 혹은 불완전함과 현대 의학의 한계를 구별하기 어렵다는 사실에서 비롯된다.

폭스 교수는 임상의들이 불확실성과 싸우는 모습을 관찰하고, 또 그 불확실성에 대처하는 수많은 심리적 메커니즘들에 주목했다. 그들은 냉소적 태도를 보이는가 하면, 누구의 판단이 맞을지 내기를 걸기도 하고, 불확실한 시술을 행하면서도 환자들 앞에서는 평정을 유지하고 자신감을 보이기 위해 어느 정도 마술적 사고에 의존하기도 한다.

카츠 교수는 이러한 세 가지 카테고리를 하나로 묶어 '불확실성에 대한 경시'로 부른다. 의사들이 의학을 이론적으로만 논하다가 현실로 넘어가 실제에 적용할 때는 자신의 의료 행위에 내재한 불확실성을 인정하지 않는다는 것이다. 또한 불확실성이 그 자체로서도 의사들에게 무거운 부담을 지우지만, 실제로 더 큰 부담은 "마음속에 불확실성을 항상 염두에 두는 한편 환자들에게도 그 사실을 인정해야 한다는 의무감"이라고 주장한다. 그는 또 불확실성을 이렇게 평가한다.

"불확실성에 대한 부정, 즉 불확실한 것을 확실한 것으로 생각하려는 경향은 가장 대표적인 인간 심리 가운데 하나다. 이는 적응이면서도 동시에 부적응이며, 따라서 바른 길로 이끌기도 하며 동시에 그릇된 길로 이끌기도 한다."

한편 법대 교수의 입장에서 그는 사건 현장의 목격자들이 무의식중에 자신의 불완전한 지각과 기억을 '데이터'로 채운다는 사실을 알고 있다.

"인간은 자신의 내적·외적 세계를 장악하고 싶은 보편적이고 숙명적인 욕망을 채우기 위해, 정보를 왜곡해서라도 세계를 이해하는 것처럼 보이려고 한다……. 불확실성을 인정하지 않으려는 의사들의 태도 역시 비슷한 목적을 지닌다. 즉, 문제를 실제보다 더 명백하고, 이해하기 쉽고, 확실한 것으로 가장하여 어떤 조치를 가능하게 하려는 것이다. 불확실성과의 동거에는 한계가 존재하고, 이는 행동을 마비시킬 수 있기 때문이다."

이는 (확실성이 부재하는 상황에서) 반드시 결정이 내려져야 하는 의료 현실의 핵심적 진실을 대변한다.

불확실성에 대처하는 또다른 방어기제는 의과대학 시절부터 시작되는 순응과 인습의 문화다. 이는 도제 과정의 고유한 특징이다. 예컨대, 카츠 교수는 의대 신입생 시절 어느 유명한 대학병원의 교수들로부터 헤파린이나 쿠마딘 같은 항응고제로 혈전 생성을 막는 것이 폐색전증의 가장 이상적인 치료법이며, 그 밖의 다른 치료법들은 전문의답지 못한 행위라고 배웠다. 그런데 또다른 유명한 다른 병원에서는 염증을 일으킨 혈관을 외과적으로 묶는 시술만이 옳은 치료법이라고 가르쳤다고 한다.

"이러한 논란의 경험을 우리는 불확실성에 대해 훈련하는 기회로 삼을 수도 있죠." 그런데 양쪽 어느 경우도 상대의 이론에 대해서는 가르치지 않았다고 카츠 교수는 말한다. "뿐만 아니라 항상 열린 사고를 하라는 주문도 없었습니다. 두 경우 모두 우리는 오직 독단적 확실성, 즉 둘 중 하나를 선택해야 하며, 각 병원이 스태프들과 실습생들, 환자들에게 강제하는 유서 깊지만 모순적인 규칙에 따라 처신하라는 교육을 받았습니다." 카츠 교수가 20년 전 경험한 이러한 의료 현실은 지금도 계속되고 있다.

사람들은 보통 일반개업의나 내과의, 소아과의사와 같은 1차진료의들이 불확실성과 가장 많이 싸운다고 생각할 것이다. 그러나 록 선생은 전공이라는 것이 우리에게 거짓된 확신을 심어준다는 사실을 고발한다. 앞에서 세계 최고로 꼽힌다는 어린이병원의 전문의들이 쉬라스타인을 치료한 과정을 떠올려보라. 수많은 인식의 오류가 줄줄이 이어졌지만 아무도 눈치 채지 못했다. 확증 편향, 즉 추정 진단을 뒷받침하는 데이터에만 관심을 기울이고 그에 반하는 데이터는 최소화하려는 경향이 뚜렷했다. 많은 전문의들 역시 쉬라의 주치의들과 마찬가지로 '진단 관성'에 쉽게 굴복한다. 권위자가 어떤 문제에 이름을 붙이면 그 이름은 확고하게 유지된다. 대체로 그 권위자의 판단이 옳기 때문이다.

전문의가 되고 나면 보통 자신이 속한 전공 분야의 전문의들이 처방하는 치료 방법이 우월하다고 믿기 쉽다. 예컨대 전립선암의 경우 외과의들과 방사선 치료사들과 화학요법 치료사들은 각각의 치료법의 효과에 대해서는 충분히 의심하지 않으면서, 서로의 치료법이 가지는 이점에 대해서는 이견을 보이는 경우가 많다. 그래서 환자가 어떤 전문의를 제일 먼저 만나느냐에 따라 어떤 치료법을 선택할지가 결정될 것이다. 그러나 그것은 진정한 선택이 아니다. 다양한 전문의를 만나 편견 없이 각각의 치료법에 대해 듣게 되면 다른 선택을 하게 될지도 모르기 때문이다.

이상적인 방법은 록 선생이 이야기하는 대로 대규모 임상 시험들을 실시해 전문의들간의 의견차를 조정하는 것이다. 그러나 이는 간단해 보일지 몰라도, 사실상 인체생물학과 환자의 요구들이 지니는 복잡성을 무시한 것이다. 데이비드 에디 교수는 다음과 같이 말한다.

이론상으로는 충분한 조건하에서 충분히 실험을 실시하여 결과를 관찰할 수 있다면 불확실성은 관리될 수 있다. 그러나 안타깝게도 의학적 조치의 결과를 측정하는 일은 우리가 당면한 가장 어려운 과제로 꼽을 수 있다. 우리의 목적은 어떤 환자에게 어떤 시술을 행할 것인지, 그 시술이 환자의 건강과 안녕에 어떤 영향을 미칠지를 예측하는 것이다. 여기에는 적어도 대여섯 가지의 주요 장애물이 존재한다. 가장 중요한 문제는 어떤 한 가지 치료법에 대한 환자들의 반응 방식이 당연히 다를 수밖에 없다는 것이다. 가령, 분석의 편의를 최대한 고려하여 모든 주요 조건이 동일한 두 사람을 예로 들어보자. 그 두 사람에게 동일한 수술 조치를 취하는데, 둘 중 한 사람만 수술대 위에서 사망할 수 있다. 이러한 자연발생적인 차이로 인해 우리는 다양한 가능성을 예견할 수밖에 없다. 질환이 존재하고 진단 검사의 결과가 양성일 가능성(민감도), 질환이 존재하지 않고 검사 결과가 음성일 가능성(특이도), 치료 결과에 대한 가능성 등을 예견해야 하는 것이다.

또 한 가지 문제는 많은 처치들이 다양한 결과를 낳는데, 그중 한 가지만을 검토하는 것으로는 충분치 않다는 사실이다. 가령, 관상동맥우회술은 삼중혈관병변을 앓는 60세 남성의 예상 수명을 바꿀 수도 있지만, 또 수술 뒤 여러 주 동안 경험할 생의 기쁨과 흉통의 범위와 강도, 걷고 사랑할 능력, 아들과의 관계, 겉으로 보이는 가슴의 모양, 지갑 속 사정을 바꿀 수도 있다. 통증, 장애, 근심, 가족 관계 및 기타 모든 결과들도 전부 당연히 심사숙고해야 할 중요한 결과들이지만, 실제 현실에서는 그 가짓수가 너무 많을 뿐더러 그중에는 눈에 보이지 않거나 전혀 측정 불가능한 항목들도 많다.

불확실성을 인정하면 과연 환자가 느끼는 희망이나 의사와 치료에 대한 신뢰감이 손상될까? 역설적이게도 불확실성을 고려하면 의사의 치료 효율성이 향상될 수 있다. 왜냐하면 그러한 고려가 의사의 솔직함, 환자의 문제에 더욱 적극적으로 개입하려는 의지, 우회나 절반의 진실이나 거짓에 의존하기보다는 현실에 최선을 다하려는 의지를 낳기 때문이다. 뿐만 아니라 첫 번째 전략이 실패하더라도 포기하지 않고 진로를 바꿔 다시 지속적인 시도를 이어가기가 쉬워진다. 불확실성은 때때로 성공의 필수 조건이 된다.

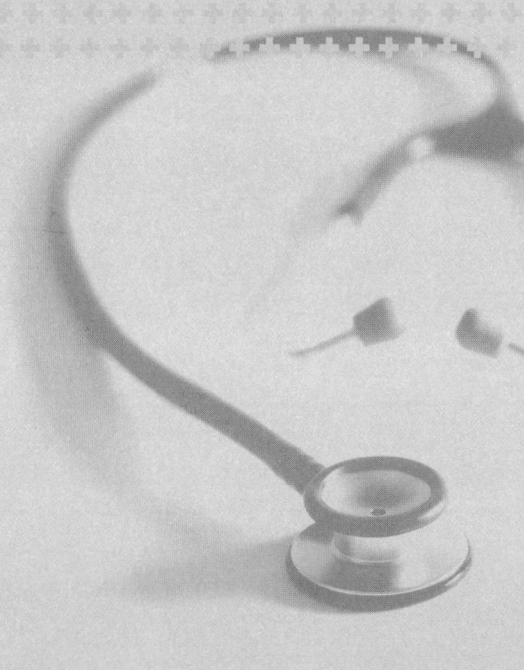

7.
How Doctors Think

하나의 질병,
다섯 명의 의사,
다섯 개의 진단

++++++++
의학 기술보다 중요한 것은
시간을 들여서라도 환자의 문제에 명료하게 답하려는
의사의 행동력이다.
++++++++

인간의 손에는 27개의 뼈와 수십 개의 인대 및 근육과 건이 있다. 이들 조직이 서로 어울려 기능할 때 우리는 바늘에 실을 꿰고, 첼로를 켜고, 레프트훅을 날리고, 드릴로 구멍을 뚫고, 연인의 몸을 어루만질 수 있다.

로욜라 대학교의 테리 라이트 박사는 손외과 전문의다. 2005년 가을에 우리가 만났을 때 그는 미국손수술학회 학회장직 임기를 마치고 미국정형외과협회 회장 취임을 바로 앞두고 있었다. 그러나 그런 자리도 한때 시카고 레드삭스 팀의 손외과 주치의를 지낸 경력에 비하면 대단하지 않은 것이다. 한 팀의 타자와 투수 가운데 어느 자리가 더 중요하느냐는 결론 없는 논쟁에서 그가 어느 편의 손을 들어줄지는 명명백백했다. 물어보나마나 투수 편일 테니까.

야구 이야기를 잠시 나눈 뒤에, 난 복잡한 진단 딜레마 하나를 그에게 제시했다. 오른손을 쓸 수 없을 정도로 손이 아프고 붓는다는 한 환자의 사례였다. 글씨를 쓰고 열쇠를 돌리고 일상을 이루는 수많은 일들을 수행하는 것이 오른손이다. 그 환자는 3년에 걸쳐 총 여섯 명의 손외과 전문의를 만났으며, 문제의 원인과 치료 방법에 대해 서로 다른 네 가지 의견을 들었다. 그 환자는 바로 나였다.

손 문제의 발단은 타이핑 법을 배우지 못한 어린 시절로 거슬러 올라간다. 5학년 때 담임선생님은 우리 부모님께 내가 대학에 갈 재목은 못 되니 직업학교에서 가서 일을 배우는 편이 훨씬 나을 거라고 했다. 솔직히 말해 나는 모범생은 아니었다. 장난이 치고 싶어 좀이 쑤시고 수업은 안중에도 없었으며, 시계만 쳐다보며 쉬는 시간을 기다렸다. 요즘 같으면 심리학자가 ADHD 딱지를 붙였겠지만, 당시 우리 가족은 내가 전형적인 스필커스(shpilkes) 아이라고 생각했는데, 이는 유대어로 '한시도 가만있지를 못한다'는 의미였다. 부모님은 그 담임선생님의 충고를 받아들이지 않았지만, 5학년 때 나는 타이핑 수업을 듣는 대신 철공소에서 오후 시간을 보냈다. 앞으로 타자기를 쓸 일이 전혀 없으리라고 생각했기 때문이다.

10년 전 처음으로 노트북을 사서 한 번에 몇 시간씩 어설프게 자판기를 두드려댔다. 그런데 얼마 안 있어 손목건염이 생겼다. 좀 쉬고 난 뒤, 다시 컴퓨터를 사용했는데 계속 통증에 시달렸다. 1년 뒤 결국 컴퓨터를 포기하고 손으로 글을 쓰기 시작했다. 그런데도 오른쪽 손목 통증은 계속되었다. 병원에 갈 정도로 심하지는 않고 성가신 정도였다. 그러던 어느 날 수영장에서 수영을 하던 중, 바로 옆 레인 사람이 큰 타원을 그리며 팔을 올렸다 내리는 순간 내 오른팔이 올라갔고 그의 팔이 내 오른쪽 손목을 내리쳤다. 멍든 손목에 얼음찜질을 했더니 일주일 뒤에는 통증이 다시 이전처럼 무지근해졌다.

그로부터 몇 달 뒤 병원에서 또 한 번의 사건이 있었다. 엘리베이터를 막 타려는데 한 할머니가 엘리베이터를 향해 걸어오고 있었다. 엘리베이터 문이 스르르 닫히는 순간 나는 반사적으로 오른손을 뻗었다. 그러나 센서가 반응하기엔 너무 늦었다. 엘리베이터는 이미 내 손목을 짓누르며 닫히고 있었다. 다시 얼음찜질로 상처를 치료했다.

의사에 대한 믿음

라이트 박사는 내 말을 끊지 않고 주의 깊게 듣기만 했다. 나는 그에게 그 다음 사건이 처음으로 손외과의를 찾게 된 중요한 계기가 되었다고 설명했다. 엘리베이터 사건이 있고 몇 주 뒤, 과일주스 병의 뚜껑을 따려는데 말을 듣질 않았다. 있는 힘을 다해 한참을 비틀다 간신히 뚜껑을 땄지만 순간 오른손 손목이 견딜 수 없이 아파왔다. 손이 화끈거리며 시뻘겋게 부어올랐다. 움직일 수도 없었다. 소염제인 나프록센을 먹고 얼음찜질을 했다. 며칠 뒤 부기는 가라앉았다. 그러나 글을 쓸 때 몇 문장만 넘어가도 엄지 아래쪽 손목에 날카로운 통증이 느껴졌다. 엑스레이 사진을 찍어보니 엄지 쪽 손목 부위에 있는 두 개의 작은 뼈인 손배뼈와 반달뼈 안에 낭종이 보였다. 낭종은 간단히 말해 일종의 물주머니다.

처음으로 만나본 손외과 전문의를 A선생이라고 부르겠다. 40대 초반의 A선생은 보스턴 의료계에서 경기 중 부상을 입은 프로 운동선수들의 주치의로 유명했다. 대기실은 꽉 차 있었다. 예약 시간이 거의 두 시간이나 지나서야 간호사가 나를 검사실로 안내했다. 다섯 개의 검사실에는 이미 다른 환자들이 들어가 있었다. 깁스를 한 사람, 핀을 꽂고 있는 사람, 팔을 매달고 있는 사람도 보였다. A선생은 30분이 지나서야 들어와 근무지가 어딘지, 전공이 무엇인지 물었다. '성명, 직위, 일련번호', 의사들의 전형적인 신상조사였다. 그는 내 이야기를 들으며 몇 가지를 메모했다. 그리고 손을 살펴보면서 엄지 아래쪽 뼈를 눌렀다. 순간 난 움찔했다. "엑스레이를 찍어봅시다."

우리 병원에서 이미 엑스레이를 찍었다고 했지만 그는 자신의 병원에서 다시 한 번 찍어봐야 한다고 했다. 한 시간 뒤 그가 돌아왔다. 엑스레이 결과는 같았다. 그는 낭종이 있어도 아무 증상 없이 살아가는 사람이 많다고 설명했다. 그러나 증상이 나타나는 사람들도 있다. 어떤 사람들은 유전적으로 낭종이 잘 생기고, 어떤 사람들은 퇴행성으로, 즉 외상이나 노동, 운동, 일상생활에 의한 마모의 결과로 낭종이 생기기도 한다. 그는 일단 한 달 동안 부목을 써보고 경과를 지켜보자고 했다.

4주 뒤 다시 그의 병원을 찾았고 두 시간을 더 기다려 검사를 받았다. 그동안 착실히 부목을 썼지만 샤워를 하기 위해 부목을 떼면 통증이 재발하곤 했다. A선생은 잠깐 내 손을 보더니 이번에는 몇 주 동안 부목 없이 손목을 써보라고 했다. 진료는 몇 분 만에 끝났다.

나는 조금씩 오른손을 쓰기 시작했다. 머그컵 같은 가벼운 물건도 들기 힘들었지만 계속 시도했다. 그러던 어느 날 얇은 펜으로 몇 문장의 글을 쓰다가 손목에서 다시 열이 나는 게 느껴졌다. 몇 분 뒤에는 빨갛게 부어올랐다. 손목을 구부릴 수조차 없고 약간만 움직여도 극심한 고통이 느껴졌다. 주스 병 뚜껑을 딸 때의 고통과 흡사했다.

A선생 병원으로 전화를 걸자, 직원이 다음 날 오라고 했다. A선생

은 뜨겁게 부어오른 손을 보더니 고개를 가로저었다.

"MRI를 찍어봅시다."

나는 문제가 무엇인 것 같냐고 물었다.

"잘은 모르겠습니다."

그의 대답을 들으니 이상하게 마음이 놓였다. 자신의 무지를 좀처럼 인정하지 않는 의사들도 있지 않은가.

그 다음 주에 A선생은 MRI 검사 결과를 보여주었다. 촬영 결과가 컴퓨터에 저장돼 있어 사진을 불러내 전체적으로 확대하거나 부분적으로 확대할 수도 있었다. 그가 내 손의 윤곽을 확인시켜 주었다. 뼈와 인대, 근육과 건들이 서로 긴밀히 연결된 모양이 무척이나 신기해 보였다. MRI 사진에 손배뼈와 반달뼈에 생긴 낭종들이 보였다. 뼈를 표시하는 하얀 바탕 위로 보이는 낭종들은 마치 달 표면의 분화구처럼 보였다. 부기가 심했고, 밧줄처럼 생긴 건들이 물 위에 떠 있었다. A선생은 이번에도 진단을 내리지 못했고, 다시 한 번 부목을 써보자고 했다.

나중에 테리 라이트 선생에게 이 이야기를 들려주자 그 역시 A선생의 접근법에 동의한다고 했다.

"잘 모르겠으니 시간을 두고 지켜보자고 말하는 게 낫습니다. 손의 통증은 도저히 설명이 안 될 때가 있습니다. 자세히 보면 거의 모든 사람이 뼈에 구멍이 있거든요."

부목을 다시 사용하면서 잠시 고통이 누그러졌다. 그러나 몇 달 동안 아주 조금만 움직여도 손이 빨갛게 부풀어오르면서 통증이 나타나는 일이 반복되었다. 그렇게 1년을, 적어도 네 차례 정도 A선생의 병원을 찾았다. 갈 때마다 나는 정확한 원인을 밝혀달라고 요구했다. 그는 손목이 뜨겁게 부어오르는 증상은 루푸스나 류머티스즘성 관절염과 같은 전신 질환을 암시할 수 있으며, 컴퓨터 사용으로 인한 건염과 수영장 및 엘리베이터 사건에서 생긴 외상 등의 병력이 오히려 문제를 심각하게 만들고 있는지도 모른다고 했다. 그러나 관절염을 일으키는 전신 질환 진단을 위해 실시한 모든 혈액 검사에서 결과는 음성이었다. 손목에 스테로이드를 주입해도 도움이 되지 않았다.

진찰을 받으러 갈 때마다 나는 A선생에게 답을 요구했다. 그러나 그는 어깨만 으쓱할 뿐이었다. 그렇게 1년을 보내고 마침내 그가 말했다. "과활동성 활막으로 보입니다." 그의 설명에 따르면 손목 및 손주위 관절들의 내막, 즉 활막이 지나치게 민감해져서 아무리 사소한 자극에도 견디기 힘든 상태가 되었다. 결국 염증이 발생하면서 과민반응을 보이는 것이다. 그는 그 활막을 전부 벗겨내는 수술을 하자고 했다. 나는 그 활막이 정상적인 관절 기능에 반드시 필요한지, 수술 후 상처가 남는지 물었다. 이에 그는 활막은 반드시 필요하지만 나중에 새로운 내막이 생길 것이며, 물론 상흔 조직이 남을 수 있다고 했다.

나는 골관절 질환의 전문의도 아닌 데다 '과활동성 활막'이란 말은 한번도 들어본 적이 없었다. 라이트 박사도 마찬가지였다. "그런 진단명은 등록돼 있지 않습니다. 사실 제겐 무의미한 말로 들리네요."

A선생은 생각의 끝에 다다랐다. 그러나 그는 "잘 모르겠네요"라고 말했을 때의 솔직함으로 돌아가는 대신, 나의 애타는 요구에 대답하기 위해 뭔가를 새로이 만들어냈고, 해가 될지도 모르는 수술을 제안했다. 그렇다면 이제 다른 의사를 찾아볼 때가 온 것이다.

주도면밀함의 함정

나는 바로 옆에 있는 주로 넘어가 B선생을 만났다. 그는 신속하고 태도가 분명하고 주도면밀했다. 내 손을 자세히 관찰하고는 자신 역시 '과활동성 활막'이 실재하는 질환이 아닌 것 같다고 했다. 그는 반드시 문제의 원인을 찾아내 고치겠다고 약속했고, 엑스레이와 MRI 사진에 나타난 특이한 음영들과 형태들을 하나하나 세밀히 관찰했다. 손배뼈와 반달뼈 안의 낭종들 외에도 새끼손가락 쪽 손목 뼈에 생긴 아주 작은 낭종에도 주목했다. 새끼손가락 쪽으로 향해 있는 건 역시 약간 제 위치에서 벗어나 있는 듯했다. B선생은 손배뼈에 낭종뿐 아니라 가느다란 금이 가 있는 것 같다고 했다. 그러면서 세 가지 수술을 제안했다. 우선은 금이 간 부분에 핀을 박아 고정시키는 수술이 필요하고, 두 번째는 세 개의 낭종에서 물을 빼고 엉덩이에서 뼈를 가져와 각 구멍을 채우는 이식수술, 세 번째는 어긋난 건의 위치를 바로잡아 주는 수술이 필요하다고 했다.

"손목은 한 세트의 기어처럼 작동합니다. 그중에서 하나 또는 그 이상이 원래 위치에서 벗어나거나 제 기능을 못하면 손 전체에 문제가 생기죠."

한마디로 고장 난 기어를 움직여보려고 힘을 쓰다가 손목이 붓고 통증이 생겼다는 소리였다. 나는 그러면 세 차례의 수술이 끝나고 회복 기간은 어느 정도가 되겠느냐고 물었다. "18개월에서 24개월 정도입니다."

테리 라이트 선생은 자신이 B선생의 진단을 제대로 평가하려면 당연히 당시 내 손의 상태를 직접 검사하고 MRI 사진도 봤어야 한다고 했다. 그러나 스캔상의 모든 소견에 일일이 대응해 세 가지의 수술을 해야 한다는 생각에 대해서는 라이트 선생도 주춤했다.

"이게 바로 MRI의 문젭니다. 너무 많은 길을 보여주지요."

나는 점점 불안해지고 해결책이 절박했으나 수술을 세 가지나 받아야 한다는 얘기에는 조심스러워졌다. 역시 의사인 아내 팜은 너무 오랜 고통과 불편으로 내 판단력이 흐려졌을지 모르니 다음번에는 자신이 동행하겠노라고 했다.

나는 백방의 노력 끝에 미국에서 가장 유명한 손외과 전문의로 꼽히는 C선생을 만났다. 그는 다른 의사들의 입에도 일상적으로 오르내릴 뿐만 아니라, 그가 사는 도시에서 출간되는 잡지에 '……분야 최고의 명의'라는 제목하에 해마다 이름이 올라가는 의사였다. 그의 병원 대기실 역시 A선생의 병원 대기실처럼 사람들로 가득했다. 그런데 약속이나 한 듯 모든 병원의 벽을 장식하는 그림들, 가령 요트 사진이나 초원 그림은 보이지 않고 대신 명패들이 벽을 도배하고 있었다. 빈 공간이 보이지 않을 정도였다. 몇 개의 명패를 읽어보니, 한결같이 C선생의 명성을 입증해 주는 것들이었다. 리우데자네이루에서 열린 '국제엄지손가락이상콘퍼런스'에서 받은 명패도 있고, 스위스 생 모리츠에서 (스키 시즌에) 열린 '류머티즘성손가락관절염치료학회'에서 받은 명패도 보였다. 각각의 명패 옆에는 콘퍼런스 프로그램이 액자에 끼워져 걸려 있었는데, C선생은 모든 프로그램에서 단연 독보적인 특별 강사였다.

먼저 나를 맞은 이는 정형외과 레지던트였다. 소년 같은 미소를 띠고 브룩스브라더스 옷을 입은 20대 중반의 그 레지던트는 나의 병력을 받아 적고 엑스레이와 MRI 사진을 보면서 C선생에게 보고할 준비를 했다.

C선생이 진료실로 들어섰다. 팜과 나를 보면서 고개를 끄덕여 인사했다. 그러고는 내 앞에 서서 내 오른손을 잡고 자세히 들여다보며, 동시에 나의 병력에 대한 레지던트의 보고를 들었다.

"엑스레이는?"

레지던트가 엑스레이 사진을 건네자 그는 바로 레지던트를 뒤에 달고는 진료실을 휙 나가버렸다. 온다간다 한 마디 말도 없었다. 그 동작이 얼마나 빠른지 마치 롤러스케이트를 타고 지나간 듯했다. 5분 만에 그가 다시 들어왔다.

"관절경 검사를 해야겠습니다."

뼈와 인대를 직접 보기 위해, 손목 속으로 자유롭게 휘어지는 망원경처럼 생긴 기구를 삽입하겠다는 얘기였다.

"레지던트가 일정을 잡아드릴 겁니다."

말을 마치자 C선생은 바로 돌아서서 나가려 했다. 내가 조심스럽게 말을 꺼냈다

"바쁘신 줄은 알겠습니다만……."

"네? 바쁘다니요?"

"저, 관절경 검사를 통해 어떤 소견을 예측하시는지 말씀해 주시겠습니까?"

"직접 봐야 알겠습니다."

이 말만 남기고는 그냥 진료실을 나가버렸다. 레지던트가 자리에 앉아 종이를 꺼냈다. 관절경 검사 동의서였다.

팜은 줄곧 나와 눈짓만 주고받으며 입을 다물고 있었다. 내가 그 동의서를 읽어 내려가는 동안 팜은 레지던트에게 정중하지만 날카롭게 질문하기 시작했다. 시술이 얼마나 오래 걸리는지, 발생 가능한 합병

증의 종류뿐만 아니라 각 합병증의 발생 가능성은 어느 정도인지, 회복 기간은 얼마나 되는지 물었다. 팜은 평소 자신의 환자들에게도 의사의 진단에 개입한다고 해서 절대적으로 해가 되거나 위험한 경우는 없다고 말한다.

레지던트는 C선생을 대신해 대화를 하는 일에 익숙하지 않은 듯 긴장된 목소리로 대답했다. 시술 시간은 팔로 가는 신경을 마비시키는 마취 시간을 제외하고 약 20분 정도가 소요될 것이며, 부기와 동통이 주 합병증으로 감염증은 드물게 나타나고, 완전히 회복하기까지는 약 2~3주 정도가 걸릴 것이라고 했다.

나는 동의서에 서명하지 않았다. 정신이 멍했다. 무수한 부탁의 전화를 건 끝에 C선생을 만났건만, 그는 정작 그 명성에 빛나는 능력을 눈곱만치도 보여주지 않고 그냥 지나쳐 가버린 것이다. 팜은 레지던트에게 계속 질문을 던졌다. 만일 C선생이 뼈의 낭종을 통증과 부기의 원인으로 판단하면 어떤 종류의 이식재를 삽입할 것인가?

"이식은 없습니다. 저희 병원에서는 골이식은 하지 않습니다. 저희 병원에서는 골융합술을 실시하고 있습니다."

팜과 나는 알았다는 듯 서로를 쳐다보았다. 우리 둘 다 매사추세츠 종합병원에서 수련 생활을 거쳤다. 그곳에서는 어떤 복잡한 상황에서 다른 치료법들 대신 특정 치료법을 선택하는 근거가, 매사추세츠 종합병원의 한 저명한 의사가 "그런 식으로 했기 때문"이라는 것이었다. 이는 하늘에서 내려온 듯 전수되는 지혜의 표준이었다. 그 뒤 보스턴을 떠나 UCLA로 갔을 때 우리는 또다른 지혜의 표준을 만났다. 그곳에서도 앞서와 똑같은 복잡한 임상 사례에 대해 탁월한 UCLA 의사의 접근법이 있었는데, 놀랍게도 그 방법은 매사추세츠 종합병원에서 배운 방법과 상당히 달랐다. 그래도 상관없었다. UCLA의 전략 역시 천상에서 내려온 비법인 양 숭배되었다.

"C선생님의 생각을 직접 듣고 싶은데요. 혹시 저희 부부가 의사라는 사실을 선생님께서 아십니까?"

나의 요청에 레지던트는 그렇다면 C선생을 불러오는 방향으로 노력해 보겠다고 했다. 그리고 20분 뒤 C선생이 왔다.

"안녕하십니까?"

그가 인사를 건넸다. 침착한 목소리라고는 말할 수 없지만 아까처럼 속사포 같지는 않았다. C선생은 보스턴과 로스앤젤레스에서 일할 때 같이 근무한 사람이 있을지 모르겠다면서 자신이 아는 의사들의 이름을 늘어놓기 시작했다. 당연히 몇 명 정도는 서로 같이 아는 사람이 있었다.

팜이 1차 진단이 무엇이냐고 물었다.

"연골석회화증입니다."

C선생이 대답했다. 이 질환은 흔히 가성통풍이라고도 불리며, 연골 조직에 칼슘 결정이 침착되어 유연한 조직의 경화와 염증을 유발한다. 그 결정체들은 관절강 내 액체 속에서도 떠다닌다. 팜이 다시 한 번 물었다.

"엑스레이 사진에서 칼슘 침착을 보셨습니까?"

"엑스레이에서는 음성인 사례들도 있습니다."

"그럼 골낭종은요?"

C선생은 다시 한 번 자신은 관절경 검사를 통해 '원인을 찾을 것'이라고 대답했다. C선생은 잠시 주저하더니 이내 내 왼손을 가져가 그 손이 계약의 종지부라도 되는 듯 꼭 잡았다.

"레지던트 선생이 일정을 잡아드릴 겁니다. 너무 염려 마십시오."

그러나 나는 걱정스러웠다. 팜도 마찬가지였다. 무엇보다 실망스러웠다. 큰 기대를 품고 왔으나 C선생과 관련한 모든 것들이 그 기대를 꺾어버렸다. 수년 전 운동 부상으로 등에 심각한 통증을 느끼고 한 외과의를 찾아간 적이 있었다. 그는 내 척추를 검사한 뒤 원인을 찾을 것이라고 말했다. 절박한 마음에 나는 충동적으로 수술을 결정했다. 그들은 골융합술을 실시했고, 그 수술은 내게 장애를 안겨주었다. 뒤늦게 후회하며, 나는 의사들보다는 나 자신을 원망했다. 통증의 원인이 모호해서 모든 것이 불분명한 상황이었는데, 내가 그들에게 답을 재촉했기 때문이다. 그 호된 사건을 겪으면서 나는 뼈아픈 교훈을 얻어야 했다. C선생과의 만남이 마치 그 시절의 재현처럼 느껴졌다.

그러나 C선생은 국제 콘퍼런스에서 특별 강연자로 나설 만큼 저명한 세계적 인사가 아닌가. 나는 교과서를 뒤져 연골석회화증 부분을 찾아보았다. 먼저 받은 그 어떤 검사에서도 연골석회화증을 암시하는 소견은 나오지 않았다. 엑스레이가 칼슘 침작을 보여주지 않는다면 그 결정체를 찾는 가장 쉬운 방법은 관절경 검사가 아니라 작은 바늘로 관절에서 액체를 빼내는 것이다. 또 연골석회화증 치료에는 나프록센 같은 소염제 처방이나 관절에 스테로이드를 주입하는 처방이 포함되어 있다. 그러나 이 두 가지는 모두 이미 시도했지만 아무런 효과도 보지 못한 것이었다. 라이트 박사도 같은 맥락의 이야기를 했다. 연골석회화증은 이치가 맞지 않았다. "연골석회화증을 의심한다면 관절경 검사를 할 필요가 없지요. 인도메타신 같은 강력한 소염제가 필요할 겁니다." C선생은 A선생의 과활동성 활막처럼 만들어낸 진단은 아니지만 그래도 역시 창의적인 진단을 내렸다. 결국 나는 아무것도 하지 않기로 결정했다.

그로부터 1년이 지나는 동안 나는 오른손을 별로 쓰지 않았다. 손으로 글을 쓰는 대신 받아쓰기 기계의 스위치를 켰다. 컴퓨터는 전혀 쓰지 않았다. 이따금씩 사소한 일들, 가령 수영장을 몇 차례 더 왕복하거나 서너 차례 계산서에 서명을 하고 나면 갑자기 통증이 일기도 했다. 얼음찜질을 하고 부목을 대고 며칠을 지내면 염증이 가라앉곤 했다.

D선생이라는 한 젊은 손외과 전문의가 보스턴에 왔다. 윗선에서는 그가 유망주라는 말이 돌았고, 호기심에 그에게 진료 예약을 했다. D선생은 친절하고 상냥했다. 그동안 내 손에 일어난 사고들과 최근의 간헐적 통증 발작에 대해 이야기하는 동안 그는 주의 깊게 내 말에 귀기울였다. 그러고는 놀랍게도 내 오른손뿐만 아니라 왼손도 자세히 살펴본 뒤, 정지 상태의 손뿐만 아니라 어떤 물건을 꼭 움켜쥘 때처럼 힘이 들어간 상태의 손을 양손 모두 엑스레이로 찍고 싶다고 했다. 누군가가 내 왼손에 관심을 둔 것은 물론이려니와 손을 쓰고 있는 상태의 뼈 사진을 찍겠다고 한 것도 처음 있는 일이었다.

"의심한 대로군요."

거만한 구석은 조금도 찾아볼 수 없는 어조로 그가 말했다. 그는 라이트박스에 엑스레이 사진을 올려놓고는 내 오른손이 물건을 움켜쥐는 동작을 취할 경우 손배뼈와 반달뼈 사이의 공간이 어떻게 벌어지는지 보여주었다. 왼손에서는 관절 확장이 나타나지 않았다.

"손배뼈와 반달뼈 사이의 인대가 일부 파열되었든지, 아니면 적어도 제 기능을 하지 못하는 것으로 보입니다."

즉, 오른손에 조금만 자극을 가해도 통증이 느껴지는 이유가 인대가 늘어났거나 파열되어 뼈 사이에 마찰이 생기기 때문이라는 것이었다. 또 낭종에서 관절까지 수로가 나 있을지도 모른다고 했다. 낭종들이 마치 작은 운하들이 뚫린 호수처럼 움직였을 것이다. 다시 말해, 낭종이 압력을 받으면 그 속의 물이 수로를 통해 관절까지 밀려 나가고, 그로 인해 관절에 염증을 일으켰으리라는 것이다.

D선생의 시나리오는 그럴듯하게 들렸지만, MRI 소견에서는 인대 문제나 낭종과 관절을 잇는 수로 따위는 없었다. 이에 대해 D선생은 MRI 결과는 그럴지 몰라도 자신은 분명 인대에 이상이 있고 낭종과 관절 사이에 연결로가 있다는 확신이 든다고 했다. 그러면서 의사들이 대체로 MRI 같은 정밀 검사에 지나치게 의존하는 경향이 있는데, 그 검사 소견이 임상 소견과 일치하는 않으면 때때로 그런 소견을 에누리해 생각할 필요가 있다고 했다. 또 인대를 고치지 않으면 계속해서 마찰이 발생해 통증을 일으킬 테니, 그런 상태에서는 낭종에 골이식을 해도 장기적으로는 별 도움이 되지 않을 것이라고도 했다.

D선생은 엉덩이에서 뼈를 떼어와 낭종에 이식하고 인대도 고치자고 했다. B선생이 고치자고 했던 MRI 스캔상의 이상들(새끼손가락으로 가는 건과 다른 뼈에 있는 작은 낭종)에 대해서는 유보적인 입장을 보였다. 컴퓨터 자판을 두드리고 운동을 좋아하고 엘리베이터 사고를 당한 50대 남자 손의 마모가 MRI상에서 그러한 소견으로 나타날 수 있지만, 그런 경우 고치려는 시도가 득보다 해가 될지도 모른다는 것이었다.

D선생은 생각이 명료하고 독립적으로 보였으며, 기술이 환자의 병력 및 검진 결과와 충돌할 경우 그 기술에 순순히 자신의 생각을 내주지 않았다. 그러나 과연 그의 생각이 맞는 걸까? 나는 일단 맞다고 생

각하기로 하고는 당신이 제안하는 그 수술을 몇 차례나 해봤느냐고 물었다. 그는 잠시 사이를 두더니 '한 번'이라고 대답했다. 그러고는 감독하에서는 몇 차례 해봤지만 단독 시술 경험은 한 번뿐이라고 덧붙였다. 그는 이제 막 첫걸음을 떼는 의사였다.

라이트 박사는 D선생의 의견을 들은 뒤 B선생의 의견과 비교하면서 다음과 같이 설명했다.

"환자가 통증을 호소할 때, 그런 경우가 만만치 않습니다. MRI 사진은 많은 것들을 보여주지만, 실제 증상의 원인을 밝혀줄 확실한 단서는 하나도 없을 때가 있습니다. 그러면 그때부터 계속 제자리만 맴돕니다. MRI가 물론 위대한 기술임을 인정합니다만, 모든 사람에게서 이상 소견이 보일 때는 정말 원수 같습니다. 저도 MRI의 이상 소견을 놓고 과연 진짜 통증의 원인인지 고민만 계속하는 경우가 심심치 않게 있습니다. 그럴 땐 정말 힘들죠."

열쇠는 "모든 것, 즉 환자가 호소하는 증상들, 이학적 검사(신체 검진) 소견들, MRI나 엑스레이 사진상의 유의미한 소견들의 통합"이라고 라이트 박사는 말했다. 모두를 통합해 통일성을 갖춘 하나의 그림을 만들어내야 한다는 것이다. 이는 곧 패턴 인식에 대한 것이며, 분명한 패턴이 보이지 않을 때 외과의는 곤경에 처할 수밖에 없다는 이야기였다. "메스를 들어 가르기만 하면 문제가 해결되는 게 아닙니다." 그러나 A, B, C선생은 일관성과 통일성을 갖춘 패턴도 보지 못한 채 그렇게 하려고 하지 않았던가.

"나도 D선생이 내린 그 진단을 내린 적이 있습니다. 손배뼈-반달뼈 동적 불안정성이라고 하지요."

라이트 박사는 탈구를 유발하는 인대 이완 문제에 기술용어를 덧붙이면서 말했다.

"선생처럼 다른 환자들도 대부분 엑스레이를 잔뜩 안고 찾아옵니다. 그들에게 꽉 쥐고 있는 손 엑스레이를 찍고 싶다고 하면, '지금까지 찍을 만큼 다 찍지 않았느냐'고 반문합니다. 하지만 막상 사진을 찍어보면 손배뼈와 반달뼈 사이 관절강이 트럭도 지나다닐 정도로 벌어져 있는 겁니다. 문제는 의사가 그걸 생각해 내야 한다는 거죠."

그것을 생각해 내는 데 어째서 3년의 세월이나 걸렸을까?

라이트 박사는 그 누구도 자신에게 '생각해 내는' 법을 가르쳐주지 않았다고 했다. 그보다는 수술실에서 일대일로 선배들의 모습을 자세히 관찰하고, '명쾌하고 효율적으로' 시술하는 선배들을 모방하기 시작했다. 뿐만 아니라 판단이 명쾌하지 않고 시술의 효율성이 떨어져 보이는 이들의 모습도 관찰했다. 그러면서 이 두 부류의 선배들 사이에 차이를 만들어내는 요인이 무엇인지를 파악하려고 했다. "여전히 수술은 기술이며, 길드에 가깝습니다. 장인 옆에서 도제로 일하면서 배워야 하지요."

통념에 따르면 외과의사는 '뛰어난 손'을 가져야 하고, 외과의사로 성공하려면 손재주가 좋아야 한다고 하지만, 사실 더 중요한 것은 능숙한 의사결정이라고 덧붙였다. "물론 손재주가 전혀 없다면 수술은 좀 곤란하겠지만요." 더불어 눈과 손의 협응력도 도움이 될 것이다. 그러면서 라이트 박사는 폴 브라운 박사의 「열보다 적은(Less than Ten)」이라는 논문을 언급했다. 폴 브라운 박사는 군의관 출신으로 코네티컷 하트포드에서 개업의로 일하고 있다. 그 논문에서 브라운 박사는 손가락의 일부 혹은 전부를 잃는 등 직접적으로 손 부상을 경험한 외과의사들을 소개한다. "물론 고난이도의 기술을 요하는 시술도 있습니다. 가령, 소혈관봉합술 등의 시술은 섬세한 손놀림을 필요로 하죠." 라이트 박사가 말했다. 그러나 브라운 박사의 논문이 보여주듯, 섬세한 기교가 힘든 상황에서도 놀라울 정도로 자유로운 손놀림이 가능하다. 대부분의 외과의사는 반복적인 연습을 통해 손의 기교를 배운다. 외과의사들 사이의 가장 큰 차이는 기술이나 각자 선호하는 바느질법 또는 그들이 특정 상황에서 선호하는 특정 기구에 있는 게 아니라, 바로 환자의 문제를 개념화하고 수술을 통해 해결할 수 있는 부분과 없는 부분을 파악하는 능력이라고 라이트 박사는 강조했다. 외과의사에게는 손보다 머리가 더 중요하다는 것이다.

테리 라이트 박사는 예일대 뉴헤이븐 병원에서 수련의 생활을 했고, 그 기간 동안 현재 외과의사이자 저자로 명성을 떨치고 있는 리처드 셀저 박사 가까이에서 일했다. 셀저 박사는 청년 테리 라이트에게 외과의는 수술에 대한 강한 자신감, '다른 인간에게 칼을 댈 수 있는 담대함'을 지녀야 한다는 사실을 가르쳐주었다. 외과의는 어느 정도 허세를 부릴 수밖에 없다는 사실을 라이트 박사도 인정했다.

나는 라이트 박사에게 우리가 의사로서 이용하는 인지적 지름길들이 어떤 것들이며, '어느 정도의 허세'가 때로 인식에 어떤 영향을 미치는지 이제는 조금 알 것 같다고 했다. 우리는 그동안 내가 만난 손외과 전문의들의 사고에 존재하는 함정들에 대해 이야기했다. A선생은 이른바 '사명감 오류(commission bias)'를 보여주었다. 이는 손을 놓지 못하고 무엇이든 하려는 경향성이다. 이러한 오류는 자신감이 지나치고 자아가 부풀려진 의사들이 저지르기 쉽지만, 절박한 마음에 '무언가를 해야 한다'는 강한 욕구에 넘어갈 때도 범하기 쉽다. 또한 환자의 압력에 못 이겨 일어나는 경우도 적지 않은데, 의사로서 환자의 강한 압력에 저항하기란 여간 어려운 일이 아니다.

"자꾸 뭔가를 하려 들지 말고 가만히 지켜보라."

이 말은 진단에 자신 없어 하는 나를 보고 나의 멘토 중 한 사람인 린다 루이스 박사가 해준 조언이다. 선배 의사가 이처럼 나에게 인식의 오류에 해당할 수 있는 일에 대해 명확하게 주의를 준 것은 결코 흔치 않은 일이었다. 그것은 루이스 박사가 수십 년간의 임상 경험에서 선별해 낸, 장인이 견습공에게 전수하는 확고하면서도 실질적인 금지 명령이었다. 루이스 박사는 의사가 아무것도 하지 않는다면 이는 분명 사람들의 기대는 물론 의사 자신의 기대에도 어긋나는 일일 거라고 했다. 그러나 그것이 최선의 방법일 때도 있다.

B선생은 또다른 인식의 오류를 범했는데, 이는 '탐색의 만족(satisfaction of search)' 또는 '탐색 만족화(search satisficing)'로 불린다. 그것은 일단 어떤 한 가지 단서를 찾아내면 더 이상의 탐색 노력을 하지 않으려는 경향성이다. 이러한 경향성은 우리의 일상에서도 찾아볼 수 있다. 가령, 기차 시간에 빠듯하게 맞추어 출근 준비를 마쳤다고 하자. 전날 밤 집에 늦게 들어왔을 수도 있고, 저녁에 와인을 너무 많이 마셨을 수도, 아니면 사춘기 아들과 언쟁을 벌였을지도 모른다. 여하튼 머리가 복잡한데 지갑을 꺼내려고 보니 평소 늘 놓아두는 자리에 지갑이 보이지 않는다. 여기저기 더 찾아보다가 침대 옆 탁자 위에서 지갑을 발견한다. 안도의 한숨을 내쉬며 지갑을 주머니에 넣는다. 이제 기차 시간에 맞출 수 있을 것이다.

환자의 문제를 푸는 의사의 얘기로 돌아오자. 환자가 어떤 증상을 호소하면 의사는 그 원인을 설명해야 한다. 원인을 찾는 과정에서 검진이나 병리 검사, 엑스레이 촬영으로 무언가 잘못된 점을 발견한다. B선생이 MRI 스캔에서 골낭종을 발견한 것도 이런 식이었다. 침대 옆 탁자에서 지갑을 찾은 것과 같은 맥락이다. 그러나 문제는 찾아야 할 것이 단 한 가지만이 아니라는 사실이다. 이에 대해 팻 크로스케리 박사는 다음과 같이 말한다. "일단 무언가를 발견했다는 사실이 만족스러울지는 몰라도, 전부를 발견하지 못하면 결국 차선에 불과하다." 주머니에 지갑을 넣고 집을 나온 뒤 현관문을 닫고 차 쪽으로 가던 중 문득 열쇠 꾸러미를 빠뜨렸다는 사실을 깨닫는다. 그런데 이제 차 열쇠도 없을 뿐더러 현관문을 걸었으니 현관문 열쇠 없이는 집 안으로 들어갈 수도 없다. 지갑을 찾은 기쁨에 젖은 나머지, 잊어버린 다른 물건에 대해서는 미처 생각하지 못한 것이다. 역시 차선에 불과했다.

D선생이 이러한 실수를 피할 수 있었던 이유는 엑스레이와 MRI 스캔에서 명백히 드러난 사실들 외에도 찾아낼 만한 단서가 더 있는지 스스로에게 물었기 때문이다. 그는 자신 앞에 주어진 단서만으로는 모든 증상을 설명하기에 부족하다고 느꼈기 때문에 답을 구하려는 노력을 멈추지 않았다. 내가 가야 할 곳에 나를 데려다주기 위해 그는 지갑은 물론이요, 열쇠도 찾아야 했다.

D선생은 또다른 사고의 오류, '수직적 사고의 오류(vertical line failure)'도 피해갔다. 다시 말해 우물 안 개구리 오류라고 할까? "우물 안 개구리에서 벗어나라"는 표현이 진부해지긴 했지만, 여전히 통념을 깨뜨리는 '수평적 사고'의 중요성을 암시한다. 여기서 '우물'은 숭배의 대상이지만, 동시에 의사들의 사고를 강하게 짓누르는 기술인 MRI를 상징한다. 데이터와 임상 소견들이 완벽하게 맞아떨어지지 않는 상황에서 필요한 것은 확실한 것에 대한 집착이 아니라 창조력과

상상력이다.

내분비 및 신진대사 전문의인 카렌 델가도 박사는 수평적 사고를 통해 창조력과 상상력이 요구되는 진단을 내리는 의사로 높은 평가를 받고 있다. 어떻게 그런 식의 사고를 배우게 되었냐는 나의 질문에 그녀는 잘 모르겠다고 대답하면서, 대신 인턴 시절 마인드 게임을 즐긴 이야기를 해주었다. 그녀는 환자를 진찰할 때면 설사 진단이 분명하고 확실해 보인다고 해도 잠깐 멈추고 속으로 되묻는다. 다른 어떤 가능성이 또 있을 수 있을까? 때로는 다른 진단을 떠올리지 못하기도 한다. 처음에 분명해 보인 것이 거의 대부분 정답이었다. 그러나 때로는 머릿속에 데이터를 재정렬한 뒤, 가능한 또다른 그림, 환자의 증세를 설명해 줄 수 있는 다른 패턴을 만들어본다. 그 패턴이 맞아떨어지면 더 깊이 탐색한다. 결코 처음부터 안주하려 들지 않는다. 많은 경우 그러한 탐색은 성과 없이 끝나고, 처음의 명백한 진단이 정확했음을 알게 된다. 그러나 가끔씩은 이러한 수직적 사고에서의 이탈, 즉 모든 게 맞아떨어지는 듯한 우물에서의 탈출이 최초의 진단을 뒤집는데, 환자에게 여러 문제가 겹쳐 있어 여러 진단이 필요하다는 사실을 발견해 내는 데 결정적인 역할을 했다. 이는 유서 깊은 오컴의 면도날 원칙, 즉 모든 데이터를 설명할 수 있는 한 가지 원인을 찾으라는 원칙을 거스른다.

라이트 박사는 D선생이 진료실에서 알아냈듯이, 다른 어떤 외과의는 수술에 앞선 관절경 검사에서 인대가 제 기능을 못한다는 사실과 손배뼈와 반달뼈 사이의 관절이 뒤틀렸다는 사실을 발견했을지도 모른다고 했다.

그러나 나는 수술을 해서 알아내겠다는 의사의 말을 들으면 신뢰가 떨어지지 않느냐고 물었고, 라이트 박사도 그럴 거라고 대답했다. 역설적이게도 그러한 신뢰감은 의사가 환자에게 솔직한 태도로 자신이 아는 것과 모르는 것, 확실한 소견과 아직 불확실한 소견, 원인을 밝힐 수 있는 증상들과 아직 원인을 찾지 못한 증상들을 이야기할 때 오히려 강화된다는 것이다. C선생이 그저 내게 맡겨라 하는 식으로 말하지 않고 솔직하게 상황을 설명하면서, 수술을 해보면 내 손목의 동적 기능을 평가하고 관절이 어느 정도 빗나갔는지 판단할 수 있을 거라고 얘기했다고 하자. 그러면 적어도 그는 내게 앞뒤도 안 맞는 '연골석회화증'이라는 진단을 홱 던져주는 모습이 아니라, 수수께끼를 풀려는 의지를 보여주었을 것이다. 마찬가지로 B선생도 라이트 박사가 얘기한 것처럼 MRI 스캔이 문제를 과도하게 보여주는 측면이 있다는 사실, 즉 비정상적이긴 하지만 무조건 받아들일 필요가 없는 소견까지도 보여준다는 사실을 설명했더라면 나는 그를 더욱 신뢰했을 것이다. 또한 그 역시 세 종류의 수술이 필요하다는 결정을 피해 갈 수 있었을 것이다.

진료와 오류의 경계선에서

여러 주 동안 D선생의 제안을 고민하고 또 같은 회당에 다니는 친구인 한 손외과 전문의한테서도 비슷한 진단을 들었을 무렵이었다. 그때 마침 다른 도시의 유명한 정형외과 센터에서 손뼈 및 건과 인대의 고해상 촬영이 가능한 새로운 MRI 장비의 베타 테스트가 있을 거라는 소식이 들려왔다. 나는 그 신기술의 역량이 어느 정도일지 궁금했고 또 D선생의 진단을 확인해 보고 싶은 생각이 들었다. 그래서 실험 촬영에 참여해 보기로 했다. 결과는 D선생의 예견대로 손배뼈와 반달뼈 사이의 인대가 닳고 이완된 상태였다. 뿐만 아니라 낭종에 작은 수로들이 나 있었다. 그 정형외과 센터에 근무하는 친구들에게 물어 D선생보다 연배가 30년은 높은 E선생이라는 의사가 그런 종류의 시술 경험이 수십 차례도 넘는다는 사실도 알아냈다.

E선생을 만나보았다. 그는 사무적이고 명쾌한 어조로 관절경 검사와 수술은 한번에 이루어질 것이라고 설명했다. 뿐만 아니라 새로운 종류의 합성 골이식재를 사용하기 때문에 엉덩이를 절개해 골편을 채취할 필요도 없었다. 전반적으로 수술은 성공적이었다. 5개월의 재활을 거친 뒤 내 손목은 80퍼센트가량 기능을 되찾았다. 아쉽게도 100퍼센트는 아니었다. 병따개를 쓸 일이 생기면 여전히 부어오르고 심한 통증이 찾아왔다. 그럴 때면 E선생은 특유의 현실적인 어조로 조언했다. "관절염이 있으니 조심하셔야 합니다. 어쩔 수 없는 한계입니다."

라이트 박사는 E선생의 그러한 조언이 수술에 앞서 외과의가 환자에게 반드시 전해야 하는 또다른 메시지라고 생각한다.

"완벽은 최선의 적입니다. 수술에선 그 무엇도 완벽할 수 없습니다. 모든 게 타협이죠. 수술 후 80퍼센트 정상 회복이라면, 상당히 흡족하다고 봐야죠."

솔직히 말해 나는 100퍼센트를 바랐고, 모든 환자들이 그렇듯 완벽한 원상복귀를 기대했다. 그러나 이는 많은 경우 비현실적인 바람이다. 어떤 환자에게 어떠한 경과가 나오리라고 구체적으로 예견하는 일은 불가능하므로, 우리는 좀더 솔직해져야 하며 지나친 장밋빛 시나리오를 그려서는 안 된다고 라이트 박사는 강조했다.

이를 위해선 남다른 용기가 필요하다. 의사로서의 자존심을 어느 정도 접어야 하므로 남다를 수밖에 없다. 여기서 우리는 두 개의 서로 다른 자존심을 만난다. 바로 셀저 박사가 말한 다른 인간의 몸에 칼을 대기 위한 건강한 자존심(수술실에서 올바른 판단을 내리고 신속히 처치할 수 있다는 스스로에 대한 믿음)과, 메스가 병든 육체를 완벽하게 회복시켜 주는 요술지팡이라고 생각하는 자존심이다.

그러나 요즘 같은 시대엔 의사들의 그러한 솔직함이 제대로 보상받지 못한다. 요즘은 환자들이 의사들을 쇼핑하다 보니, 이에 일부 의사는 자신을 팔기에 여념이 없다. 그들은 자신의 업적을 아무리 거친 굴곡도 거침없이 헤쳐가고 부드러운 변속감을 자랑하는 명품 자동차인 양 최고급 상품으로 포장해 놓으면 장사가 쉬워지리라는 사실을 알고 있다. 그러나 고장 난 내 손은 1952년형 스투드베이커였으며, 아무리 정비를 잘 받아도 한계가 있었다. 최신형 렉서스가 되어 나올 수는 없었다.

해석의 중요성

"손수술과 관련해 상당히 흥미로운 사실들이 있습니다. 그 중 한 가지를 들면 환자들에게 저마다 사연이 있다는 겁니다. 우리는 그 이야기를 잘 해독해서 의사로서 어디까지 할 수 있으며, 또 할 수 없는 부분은 무엇인지를 파악해야 합니다.

외과의 초년 시절에는 기술적인 측면이 아주 중요합니다. 레지던트 시절에는 이렇게 말하죠. '아, 드디어 고관절대치술을 해냈군. 내 손으로 직접! 기분이 끝내주는걸.' 정말이지, 얼마나 엄청난 성취감입니까! 내 생애 최초로 손가락 봉합수술을 했던 때가 기억나는군요. 발갛게 피가 돌기 시작하는데, 정말 기분이 날아갈 것 같았습니다. 시간이 지나면 성취감의 종류가 바뀝니다. 수술 후 찾아와 몸이 얼마나 많이 좋아졌는지 얘기하는 환자를 보면서 성취감을 느끼죠. 이제 수술 자체가 아니라 사람으로 인해 기쁘고 좋습니다. 사람들을 실망시키고 싶지 않다는 생각도 듭니다. 그러려면 자신이 예상하는 바를 분명히 밝혀내야 합니다. 물론 환자가 직접 특정한 시술을 요구할 때도 있습니다. 그런 환자를 보면 절대 결과에 만족하지 못하리란 사실을 이미 알게 됩니다. 물론 다른 환자였다면 만족했을 수도 있겠죠."

라이트 박사는 최고의 경험과 기술을 지닌 의사들이 보이는 생각의 기술을 말해 주었다. 바로 환자와 더불어 생각하는 생각의 기술이다. 물론 환자들 역시 의사들과 함께 생각할 수 있도록 인도되어야 한다.

다시 내 손 문제로 돌아가자. 결과가 매우 만족스러울 수 있었던 까닭은 과연 내가 의사였기 때문일까? 물론 내 직업이 의사이고 또 배우자도 의사라는 사실이 상당히 유리했던 건 사실이다. 그러나 그 3년의 여정을 이끌어준 핵심은 과거 척추수술의 실패로 큰 고통을 입어본 나 자신의 경험이었다. 물론 내가 가진 전문 지식도 도움이 되었지만, 정말 중요한 열쇠는 상식이었다. "생물학이나 의학도 쉽고 분명한 언어로 설명하면 일반인이 이해하지 못할 만큼 어려운 건 없다." 컬럼비아 대학교 시절의 스승인 린다 루이스 교수가 들려준 말이다.

내 손의 문제와 관련해 알기 쉽게 설명하면 이렇다. 외상에 따른 낭종이 발생했다. 즉, 컴퓨터 자판을 두드리고 수영장에서 일격을 당하고 엘리베이터 문에 끼이면서 손배뼈와 반달뼈가 마모되었다. 그 결과 그 두 손목뼈의 기질이 파괴되고 그 속에 나쁜 액체가 채워졌다. 그리고 주스병 뚜껑을 따려고 무리한 힘을 가하면서 인대에 추가 손상이 가해졌다. '과활동성 활막'과 같은 급조된 진단은 처음 들으면 과학적 전문 용어인 양 강한 인상을 받을 것이다. 의학 용어에 라틴어와 그리스어가 많고, 이들이 공인되지 않은 권위를 행사하는 경우도 많기 때문이다. 그러나 다른 전문의에게 물어보든지, 의학 교과서를 찾거나 인터넷에서 믿을 만한 의학 사이트를 찾아보면 과활동성 활막이라는 말이 전설 속 동물인 유니콘과 같다는 사실을 어렵지 않게 알게 될 것이다.

B선생은 의도는 좋았지만 충분히 신중하지 못했다. 때로는 모자라도 많고, 많은 것은 지나칠 때가 있다. 뭐든지 다 하려는 충동적 욕구, 특별히 문제가 되지도 않는 이상을 전부 해결해 보겠다는 욕구는 비합리적으로 이상화된 접근법을 드러낸다. 테리 라이트 박사도 이야기했듯이, 완벽은 최선의 적이 될 수 있다.

환자들은 질문을 던짐으로써 의사들의 생각을 도울 수 있다. 의사가 수술 후 발생 가능한 합병증을 언급하면 해당 합병증의 발생 빈도를 물어보라. 시술 후의 통증과 불편감을 이야기하는 의사에게는 그 통증이 노보케인(치과용 국부마취제-옮긴이) 마취로 치아를 뺄 때의 고통과 비교해 어떤지 물어보라. 특정 수술을 제안하는 의사에게는 왜 그 수술을 제안하는지, 그 수술로 무엇을 발견할 것인지, 그 발견 가능성은 어느 정도이며, 더욱 중요하게는 그 발견이 어떤 차이를 만들어낼지를 물어보라.

이런 질문을 받았을 때 불편한 심기를 드러내는 의사나 심지어는 화를 내는 의사도 있을 것이다. 모든 정답을 아는 게 아니기 때문이다. 반대로 시간을 들여서라도 단순하고 직접적이고 합리적인 물음에 명료한 답을 주려는 의사도 있을 것이다. 그러면 우리는 그 답을 보면서 해당 질환에 대해 그 의사가 실제로 얼마나 아는지, 또 앞으로 알아내야 할 부분이 어느 정도인지를 파악할 수 있다.

D선생은 그 부분에서 탁월했다. 그는 스스로 생각했을 뿐만 아니라, 독립적인 사고를 통해 일반적이지 않은 손 문제의 발생 기원을 파악해 냈으며, 최첨단 기술의 상징인 MRI 스캔에 도전했다. 그는 자신의 실적을 고스란히 공개했다. 내 질문을 옆으로 제쳐두며 이렇게 말할 수도 있었을 것이다. "수술은 성공적으로 끝났습니다." 물론 맞는 말이다. 단, 이번 한 번의 경우에 한해서 말이다. 테리 라이트 박사는 D선생에게 절대적인 신뢰를 보내며, 면밀한 머리가 그의 손을 인도하는 한 이제 그의 실력은 해가 갈수록 늘 것이라고 장담했다.

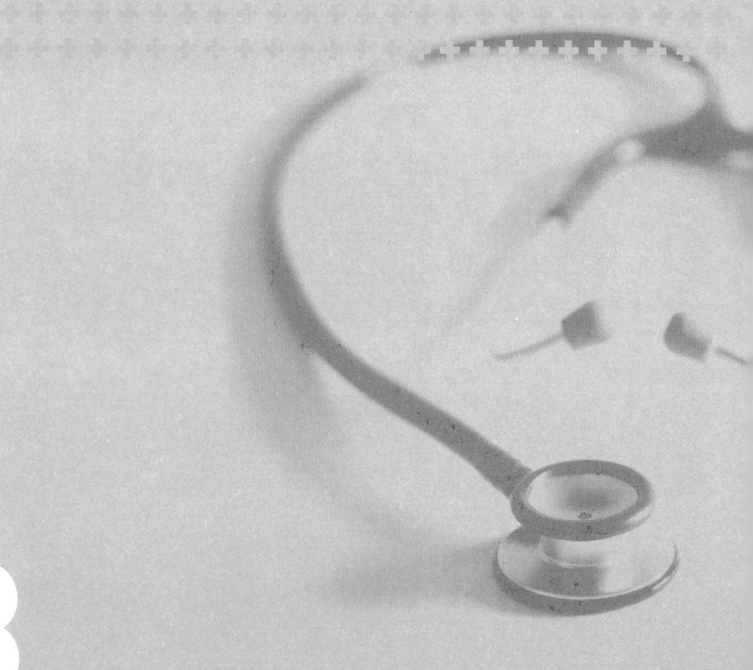

8. 자료 판독의 어려움

How Doctors Think

++++++++
"어떤 면에서 보면 우리는
우리 자신의 성공이 만들어낸 희생자들입니다."
++++++++

1차진료의들은 환자의 건강을 확증하거나 질병의 진단과 치료법을 알아내기 위해 데니스 오위그 선생과 같은 의사들을 정기적으로 찾는다. 그러나 정작 오위그 선생 자신은 환자의 진단과 치료에서 차지하는 비중만 높았지, 만나는 사람은 극히 제한적이다. 사실상 그는 하루 중 대부분의 시간을 어둠 속에서 혼자 보낸다. 사무실에 창이라도 나 있었다면, 미국 최고 경관에 든다는 멋진 풍경을 내다보았을지도 모른다. 그가 근무하는 샌프란시스코 북부 마린 종합병원은 타말파이스 산의 전망을 자랑한다. 타말파이스란 이름은 인디언 부족인 미오크족이 그 굴곡진 모양이 잠자는 아가씨의 형상을 닮았다 하여 지어준 것이라 한다.

유칼립투스 나무들이 병원을 에워싸고, 부드러운 산들바람이 나뭇가지들 사이로 불어온다. 그러나 오위그 선생은 의도적으로 그 자연을 피해 숨었다. 방사선과 전문의인 까닭이다. 그 무엇도 그가 쓰는 워크스테이션에 붙은 세 개의 모니터에서 그의 시선을 흐트러뜨려서는 안 된다. 특별한 일이 없는 한 그는 하루하루를 모니터에 나타난 디지털 이미지들을 읽으며 지낸다. 심장과 폐, 늑골과 쇄골을 보여주는 흉부 엑스레이 사진들, 양성이든 악성이든 종양을 찾아내는 유방 엑스레이 사진들, 조직과 혈관 및 뼈의 구조를 드러내는 CT와 MRI 필름들을 판독한다.

"방사선학은 두 개의 과정, 즉 지각과 인식으로 나눠지는 학문입니다."

오위그 선생의 설명이다. 다시 말해 방사선과 전문의는 먼저 관찰하고, 그 다음에는 지각한 내용, 그 내용의 의미, 원인을 분석한다는 뜻이다. 근무 시간 내내 이 두 가지 과정을 매시간, 매분, 매초 끊임없이 되풀이한다. 수많은 1차진료의들처럼 방사선과 전문의들 역시 흐릿한 영상 속의 중요한 단서들을 놓칠 수 있다. 가령, 조직의 윤곽이나 기관의 밀도에 일어난 변화를 놓칠지 모른다.

또한 빅토리아 맥에보이 선생을 비롯한 다른 의사들과 마찬가지로, 작업량이 가히 위협적이다. 10년 전이라면 오위그 선생 같은 방사선과 개업의는 1년에 12,000~15,000건을 평가했을 것이다. 그에 비해 오늘날의 작업량은 한 추정 결과에 따르면 16,000~25,000건에 달한다고 한다. 어떤 환자들은 서너 개의 영상이 나오는가 하면, 수백 혹은 수천 개의 영상이 나오는 환자들도 있다. 가령, 고열과 기침으로 응급실에 내원한 환자가 흉부 엑스레이를 찍는다고 하자.

촬영은 두 가지 자세로 이루어진다. 한번은 엑스레이 판에 가슴을 대고 찍고, 다음은 흉부 측면을 찍는다. 따라서 이 경우 방사선과 전문의가 판독해야 할 영상은 두 가지다. 반면 충수염이 의심되는 경우라면 흔히 응급실에서 지시하는 복부 CT 스캔에서만도 수백 가지 영상이 나온다. 방사선과 전문의는 그 많은 영상 가운데 가장 중요한 영상들만 골라 분석한다.

그렇기 때문에 방사선과 전문의들은 신속한 이미지 판독이 요구된다. 실제로도 첫인상에서 얻는 결론 또는 '게슈탈트(gestalt, 형태 즉 하나의 의미있는 전체-옮긴이)'는 수련을 잘 받았다는 표지로 인식된다. 응급실 의사들 사이에서 '반사적 대응(shooting from the hip)'이 높이 평가되는 것과 비슷한 맥락이다. 오위그 선생은 내게 이렇게 말했다.

"전 샌프란시스코 캘리포니아 대학에서 수련 생활을 했어요. 전국에서 최고로 꼽히는 병원이지요. 하지만 그곳의 수련 과정에 문제가 있다는 생각이 들어요. 동료들의 얘기를 들어보니 다른 병원들 사정도 대부분 마찬가지더군요."

신참 수련의들은 엑스레이 사진상의 각 해부학적 요소들을 체계적으로 조사하라고 배웠다. 하지만 그 궁극적인 목적은 영상들을 의도적으로 재구성하지 않고도 한눈에 이상 소견을 알아볼 수 있을 정도의 전문성을 계발하는 데 있었다.

"시간이 지나면 영상을 보는 순간 어느 정도 '감'이 잡히게 마련이지요."

이러한 지각 및 인식 방식을 배워야 하는 이유는, 그래야만 매일매일 판독해야 하는 수많은 이미지들을 감당할 수 있기 때문이라는 게 일반적인 견해다. 그리고 실제로도 많은 방사선과 전문의들이 주로 게슈탈트에 의존해 신속히 정상과 이상을 판별하고 수초 내에 결론을 이끌어낸다. 그러나 오위그 선생은 그런 방식에 성공 사례도 많은 반면, 노련한 의사들을 포함해 많은 방사선과 전문의들이 중요한 단서를 놓치는 경우가 많다는 사실을 곧 깨달았다. 게슈탈트에 대한 그의 우려는 자신의 현장 경험에서 비롯되었을 뿐만 아니라, 의학 논문에 실린 연구 결과들 역시 그러한 우려를 전한다.

허위양성과 허위음성

이스트 랜싱에 위치한 미시간 주립대학교의 E. 제임스 포첸 박사는 흉부 엑스레이 판독 수행 능력에 대한 연구를 진행했다. 100명 이상의 공인된 방사선과 전문의가 평가 대상이었다. 미시간 주에서 이루어진 이 연구에서는 60개의 흉부 엑스레이 사진이 이용되었는데, 그중 일부는 복사 필름들이었다. "이 필름은 정상인가?"라는 질문에 응답자들은 평균 20퍼센트의 의견불일치를 보였다. 이른바 '관찰자간 가변성(interobserver variability)'이다. 또 한 명의 방사선과 전문의에게 똑같은 60장의 필름을 다음날 다시 판독하게 한 결과, 5~10퍼센트의 판독 결과가 1차 판독 때와 달랐다. 이는 '관찰자내 가변성(intraobserver variability)'이라고 한다.

60장의 필름 중 하나는 좌쇄골이 소실된 환자의 것이었다. 그러한 흉부 엑스레이 필름을 보여준 목적은, 단지 긍정적인 단서를 찾아내는 것이 아니라, 필름상에 '없는' 것을 알아내는 능력을 평가하기 위해서였다. 즉 긍정적인 데이터에 집중하고 부정적인 데이터는 간과하는 우리의 선천적 경향성을 지적하기 위한 테스트였다. 테스트 결과, 놀랍게도 조사 대상자들 가운데 60퍼센트가 쇄골의 소실 사실을 밝혀내지 못했다. 임상 정보를 추가하여 그 60개의 필름이 폐암과 같은 중증 질환을 가려내기 위해 1차진료의들이 실시하는 '연례 정기 검진'에서 나온 것이라는 사실을 알려주었을 때도, 대상자의 58퍼센트가 여전히 빠진 부분을 읽어내지 못하고 정상으로 분류했다. 이번에는 그 필름들이 암 검진용으로 촬영되었다는 정보를 주자, 그제야 83퍼센트의 대상자가 쇄골이 없다는 사실을 알아냈다. 이러한 결과는 특정한 임상적 단서가 판독 결과를 크게 향상시킬 수 있음을 보여주었다. 그럴 경우 순간의 인상에 의존하기보다는 특정 질환을 염두에 둔 체계적인 탐색이 이루어지기 때문이다.

포첸 박사의 이 연구에서 도출된 가장 흥미로운 결과 중 하나는, 진단 정확도가 95퍼센트에 이르는 상위 20명의 방사선과 전문의와 진단 정확도 75퍼센트의 하위 20명을 비교한 결과였다. 가장 우려되는 부분은 바로 각 그룹이 분석 과정에서 보여준 자신감의 정도였다. 성적이 낮은 그룹의 경우 진단 정확도가 떨어질 뿐만 아니라, 자신의 생각이 틀렸을 때조차 자신이 맞을 거라는 매우 높은 자신감을 드러냈다. 즉, 정상 및 비정상 필름을 판별하는 판독자의 능력 부족이 반드시 자신감을 저하시키는 것은 아니라고 포첸 박사는 설명했다.

그는 또한 판독자의 판단이 얼마나 단호히 이뤄지는지 알아보기 위해 한 세트의 필름을 읽는 데 걸리는 시간을 측정했다. "모든 판독자들은 자신만의 독특한 방식으로 불확실성의 한계에 대처하면서 의사결정을 수행한다. 그중 어떤 이들은 모험가들로, 허위양성(false positive) 오류의 가능성이 높다." 이들은 영상을 '과잉 해석'하여 정상을 이상으로 판정한다. 즉, 허위양성 판단을 내린다. "또 어떤 이들은 모험 기피자들로, 이들은 허위음성(false negative) 판독률이 매우 높다." 다시 말해 지나치게 신중을 기한 결과 실제 질환자들을 정상으로 판정한다. 즉, 허위음성 판단을 내린다. "그런가 하면 마음을 쉽게 정하지 못하는 이들도 있다. 그들은 애매한 태도를 보일 가능성이 높고, 결론을 내리기 전에 추가 필름을 요구하는 경우가 많다."

포첸 박사도 지적했지만, 연구 결과를 보면 아이러니하게도 "필름을 보는 시간이 길면 길수록 환자에게 해를 줄 가능성은 더 높아진다." 약 38초가 지나면서 많은 판독자들이 "필름상에 존재하지 않는 것을 보기" 시작했다. 즉, 허위양성 판독을 하고 정상 조직을 비정상으로 보기 시작한 것이다. 이는 판독 대상에 대한 판독자의 불안감을 반영한다고 포첸 박사는 주장한다. 앞서 로터와 홀 박사 팀의 연구 및 크로스케리 박사의 글에서도 보았듯이 의사의 감정 상태는 진단 정확도에 지대한 영향을 미칠 수 있는데, 이는 환자와 직접적인 접촉이 없는 방사선과 전문의들에게도 예외가 아닌 것이다.

폐암 진단 외에도 관찰자간 가변성과 관찰자내 가변성을 모두 드러내는 예는 얼마든지 많다. 가령, 결핵 여부를 판정하기 위한 흉부 엑스레이 판독에서는 약 33퍼센트의 관찰자간 가변성과 약 20퍼센트의 관찰자내 가변성을 보여주었다. 110명의 방사선과 전문의에게 여성 148명의 유방 엑스레이 필름을 판독하게 한 결과, 실제로 암 질환이 있으면서 정확하게 이상 판정을 받은 여성의 비율은 50~100퍼센트 사이를 오갔으며, 질환이 없으면서 정확하게 정상 판정을 받은 환자의 비율은 35~98퍼센트 사이를 오갔다. 전체적으로 진단 정확도는 73~97퍼센트의 범위에 있었다.

듀크 대학교 메디컬센터 첨단영상연구소의 엣산 사메이 박사는 최근 다양한 방사선 검사 결과들을 이렇게 요약했다. "현재 의료 영상 판독에 있어 평균적인 진단 오류는 20~30퍼센트 범위 안에 든다. 이들 오류는 허위음성이든 허위양성이든 간에 환자 진료에 지대한 영향을 미친다." 그렇다면 문제는 이것이다. 방사선과 전문의들은 어떻게 판독 능력을 향상시킬 수 있는가?

의사들 사이에 존재하는 관찰 및 분석 능력의 큰 편차는 방사선과만의 현상이 아니다. 듀크 대학교에서 보건정책학을 가르치는 데이비드 에디 교수는 특히 청색증 여부를 확인하기 위한 신체 검진과 관련해 다음 결과를 발표했다. 청색증은 얼굴과 손가락이 청색을 띄는 질환으로, 이는 혈중산소량의 부족을 의미한다.

"22명의 의사를 대상으로 환자 20명에 대한 청색증 진단 능력을 평가하고, 실제 산소 수치를 측정하여 정확한 결과를 확인했다. 그 결과, 평가에 참여한 의사들 가운데 혈중산소량이 극히 낮은 환자들을 청색증으로 정확히 진단한 비율은 53퍼센트, 산소 수치가 정상인 환자들을 청색증으로 잘못 진단한 비율은 26퍼센트였다."

심전도 검사 역시 의사에 따라 판독 결과가 크게 달랐다. 한 그룹의 전문의들이 100건의 심전도 결과를 평가했는데, 그 100건 가운데 50건은 심근경색증 소견을 나타내고, 25건은 정상, 25건은 다른 이상 소견을 보였다. 다시 이 심전도 결과를 10명의 다른 심장 전문의들에게 주어 그들의 진단 기술을 평가했다. 그 10명의 전문의가 심근경색증으로 평가한 비율은 다양하게 나타났다. 실제 심근경색증 환자가 A라는 의사에게 진단받을 경우 심근경색증 판정을 받지 못할 가능성은 20퍼센트였으며, 정상인이 B라는 의사에게 진단받을 경우 심근경색으로 판정받을 가능성은 26퍼센트였다. 심전도처럼 일상적인 검사 결과를 평가하는 전문의들 사이에서도 그 결론은 큰 차이를 보일 수 있다.

기계의 판단 착오

의료 장비들도 반드시 정확한 답을 내놓으리라는 보장은 없다. 13명의 병리학자가 현미경을 이용해 자궁경부 생검에서 얻은 1,001개의 표본을 평가하고, 시간이 지난 뒤에 이를 다시 평가했다. 평균적으로 각 병리학자가 두 번 모두 동일한 결과를 내놓은 비율은 89퍼센트에 불과했으며, 고참 병리학자들과 의견을 같이한 비율도 87퍼센트에 불과했다. 실제로 자궁경부 이상을 가진 환자들의 경우 처음의 결론과 나중의 결론이 일치한 비율은 69퍼센트에 불과하였으며, 고참 병리학자와 의견 일치를 본 경우는 51퍼센트에 불과했다. 이들 병리학자들은 명백한 종양 조직과 정상 조직의 판별 능력은 전반적으로 좋았던 반면, 전암성 병변을 밝혀내는 데는 상대적으로 정확도가 떨어졌다.

오위그 선생은 관찰 및 분석 속도를 늦춤으로써 오류를 피하려고 했다. 그는 체계적인 관찰을 위해 지침서를 이용한다. 그 지침서는 치밀하게 짜여진 체크리스트 형식을 따른다. 가령, 흉부 엑스레이를 판독하는 경우 폐와 심장에 대한 명시적인 소견뿐만 아니라, 뼈와 흉부 연조직, 종격동(가슴의 가운데 부분), 그리고 흉막, 즉 폐의 내막에 대한 소견도 밝힌다. 요약 부분에 이르러서야 엑스레이를 요청한 내과의나 외과의가 제기한 명시적인 문제에 접근한다.

"한번은 어느 임상의가 전화를 걸어서는 '전 이 환자가 폐렴인지를 알아보려고 엑스레이를 요청했습니다만, 늑골과 관련한 그 모든 소견은 도대체 무엇입니까?'라고 묻더군요."

실제로 그 환자의 필름에는 검은색 음영의 오른쪽 폐 속에 흰색 음영이 넓게 자리하고 있었고, 이는 폐렴을 의미했다. 오위그 선생은 소견서에 과거에 치료받았던 늑골 골절의 흔적들이 있다는 추가 소견도 넣었다.

"물론 일부 방사선과 전문의는 한가롭게 그런 과거의 골절 소견을 넣지 않겠지요. 활성 조직으로 보이지 않을 뿐더러 1차 진단, 그러니까 감염증에 대한 소견으로도 보이지 않기 때문이죠."

오위그 선생은 자신의 입장에 대해 한편으로는 그저 완벽을 기하기 위해서, 또다른 한편으로는 모든 소견이 임상에서 중요한 의미를 지닐 수 있기 때문이라고 설명했다. 가령, 과거의 골절들은 그 환자가 과거 알코올중독으로 넘어진 적이 있다거나, 혹은 알려지지는 않았지만 발작장애로 정신을 잃고 쓰러진 적이 있음을 암시할 수도 있다. 알코올중독자나 발작 이상이 있는 이들은 점액질을 들이마실 수도 있기 때문에 세균이 폐에 침투해 폐렴을 일으키기 좋은 조건이 된다. 결국 그 임상의는 다시 환자와 면담을 했고, 그 환자는 자신이 술고래임을 고백했다.

내가 오위그 선생을 만난 건 그가 야간 당직을 마치고 막 집에 돌아와 있던 때였다. 당직 중에 그는 중환자실에 입원한 한 중년 남자의 CT 스캔을 읽어달라는 요청을 받았다. 그 환자는 간 질환이 있는 알코올중독자로, 정신혼미와 착란 증세로 입원한 상태였다. 검사 결과 내출혈이 있었고, 다른 많은 간경변증 환자들처럼 장에서 나온 소화된 혈액의 부산물들을 간이 해독하지 못해 정신착란에 빠졌음이 밝혀졌다. CT 스캔이 요청되었다. 처음에 호전 기미를 보이더니 다시 착란이 온 것이다. 중환자실 의사들은 내출혈도 한 번 더 있었을 거라고 추정했다.

오위그 선생은 CT 스캔을 보면서 체크리스트를 확인해 갔다. 복부 CT 스캔에 나타난 창자의 모든 고리를 하나하나 따라가며 살폈다. 그런 식으로 한참 동안 필름을 들여다보고 있노라면 동료들은 "저 봐라, 오위그 선생이 또 시작이군. 위장부터 항문까지 굽이굽이 다 밟아간다"라며 놀리곤 했다. 내장의 굴곡들을 따라가다가 그는 복부에서 작은 공기방울로 보이는 것들을 발견했다. 그 거품 알갱이들은 사람들의 장 속에 있는 가스와는 달랐다.

"그런 공기방울들이 장 속에 있을 리 없다고 생각했어요. 그러면 상장간막 정맥에 있어야 한다는 얘기지요."

어찌어찌하여 내장 정맥에 가스가 쌓였던 것이다.

"헌데 그 공기방울들 근처의 장 마디들이 두꺼워져 있는 겁니다."

오위그 선생은 장으로의 혈액 공급에 손상이 생겨 조직이 파괴되고, 장 내에서 발생한 가스가 주변 혈관으로 이동한 거라고 추론했다. 이른바 허혈성 장, 즉 장이 혈액을 공급받지 못해 썩기 시작한 것이다.

그러나 오위그 선생의 얘기를 들은 중환자실 담당의는 회의적인 반응을 보였다.

"과연 방사선과에서 허혈성 장 질환에 대해 제대로 진단을 내릴 수 있겠습니까?"

오위그 선생도 CT 스캔만을 토대로 진단을 내리기엔 어려운 질환이라는 사실에 동의했지만, 환자 복부의 장 마디마디를 철저히 관찰했으며, 그 가스가 발견 지점이 아닌 다른 곳에서 온 것임을 설명했다. 당장 외과의를 호출해 환자를 검사하는 일이 시급했다. 만약 오위그 선생의 추정이 맞는다면 신속히 수술에 들어가 장내 혈액 공급을 정상화시키는 일이 급선무였다. 결국, 오위그 선생의 생각이 옳았고, 환자는 목숨을 건졌다.

"방사선과에서는 주관대로 밀고 나가는 일이 쉽지 않을 때가 많아요. 복부에는 가스가 너무 많아서 작은 방울 몇 개가 보이는 것만으로는 전체적인 맥락에 별다른 영향을 주지 않지요. 각 부분을 따로 떼어 놓고 봐야 비로소 의미를 지녀요. 그제야 비로소 그곳이 가스가 있을 자리가 아니라는 사실을 알 수 있죠."

필름의 모든 면을 체계적으로 검토하는 자신의 방식에 대해 오위그 선생이 설명했다.

"그렇게 검토하면 제 뇌도 어쩔 수 없이 단계적으로 작용하게 되지요. 당연히 오른쪽 폐하엽의 폐렴만 본다면 더 쉽겠지요. 더 빠르기도 하고요. 다른 정보들까지 일일이 기술하느라 시간을 들일 필요가 없죠. 하지만 제 방식은 저를 보호해 줍니다."

오위그 선생은 방사선과 전문의들이 가장 흔히 저지르는 실수, 즉 '탐색 만족'의 오류에서 '보호'된다. 앞에서도 보았지만 사람이 어떤 중요한 단서를 발견하고 나면 더 이상 탐색하려 하지 않고 따라서 생각도 하지 않으려는 것이 자연스런 인지적 경향이다. 이러한 오류는 특히 방사선과에서 잘 일어난다. 시간에 쫓기는 내과의들이 방사선과 전문의들에게 이 환자는 고열, 기침, 가래 등 전형적인 폐렴 소견을 보인다며 관심을 폐로 돌려 결국 폐렴 소견만 찾게 만들기 때문이다. 이때 만약 관심을 오직 폐에만 집중하고 간단히 폐렴 진단에서 그친다면, 종양의 가능성을 암시하는 상위 늑골의 짙은 음영이나 혹은 대동맥류 가능성을 암시하는 종격동 확장을 놓칠 수 있다고 오위그 선생은 말했다.

오위그 선생은 열 명의 다른 의사들과 함께 비교적 큰 규모의 방사선과병원을 운영하고 있는 개업의다. 그들은 과중한 업무가 오진을 불러올 수 있음을 인식하여, 최근 두 명의 의사를 더 영입해 1인당 근무 중에 판독해야 할 엑스레이 수를 제한하고 있다. 1차진료의들과 마찬가지로 그들 역시 각 사례에 대해 충분히 생각할 수 있는 시간을 확보하기 위해 새로운 방안을 강구 중이다. 또한 품질 보증 프로그램(quality assurance programme)도 실시한다. 각 사람이 하루에 4~5건의 엑스레이를 판독하되, 그 각각의 엑스레이에 대해 다른 한 사람이 다시 독자적인 판독을 시행한다. 그런 다음 이 두 판독 결과를 비교한다. 어떤 경우는 차이가 미미하지만, 그 차이가 중대한 의미를 지니는 경우도 있다. 이러한 결과는 매일매일 전체 그룹의 데이터베이스에 저장되고, 전체 팀은 물론 각 사람도 항상 그 내용을 모니터링할 수 있다. "이런 식으로 자신의 실수는 물론 다른 사람의 실수를 통해서도 교훈을 얻지요."

오위그 선생은 얼마 전 크게 혼쭐이 났다고 했다. 한 동료가 무릎 MRI 스캔을 가지고 컴컴한 그의 작업실로 들어왔다.

"이것 좀 한번 봐주게나."

오위그 선생이 스캔을 보면서 대답했다.

"ACL 파열이군."

흔히 일어나는 운동 부상인 전방십자인대 파열이라는 말이었다. 그런데 동료가 오위그 선생 앞에 보고서 한 장을 내놓았다. 오위그 선생 본인이 작성한 그 보고서에는 '정상 전방십자인대'라고 씌어 있었다.

"순간 아찔했습니다. 처음엔 아무리 봐도 없었는데, 나중에야 보이다니 도저히 이해할 수 없는 노릇이었죠."

오위그 선생이 생각할 수 있는 유일한 이유라면, 자신이 '게슈탈트'에 지나치게 의존해 무릎의 각 해부학적 특징들을 체계적으로 확인하지 않았다는 것이었다.

"또 한 가지 이유를 들자면 과중한 업무량 때문이지요. 그루프먼 선생 같은 혈액학 전문의는 몇 달에서 몇 년에 걸쳐 환자들을 보지요. 계속 추적 진료를 할 수 있으니 나중에라도 문제가 보이면 그간의 진단과 치료 과정을 해체해 실수 지점을 찾아낼 수 있을 겁니다. 하지만 우리 같은 사람들은 수많은 환자들의, 수백 건의 필름을 읽습니다. 대부분의 경우 추적 판독이란 것도 없지요. 그래서 과거로 거슬러 올라가 처음에 못 본 부분을 다시 찾아내기가 어렵습니다. 그 무릎 스캔이 제 눈앞에 놓여 있던 그 순간으로 다시 돌아갈 수가 없는 겁니다.

그러니 스스로한테 체계적인 판독에 대해 끊임없이 상기시킬 수밖에 없어요. 경험이 많아지면 많아질수록, 노련해지면 노련해질수록 게슈탈트에 의존하려는 유혹이 커지니까요."

포첸 교수도 체계적 점검을 고수하는 오위그 선생의 전략에 대해 언급했다. 그는 오위그 선생이 필름에 나타난 각각의 해부학적 특징을 하나라도 놓치지 않도록 스스로를 단속함으로써 어느 정도 '차익'을 볼 것이라는 데 의견을 같이했다. 하지만 '진정한 부가가치'는 임상의의 관심을 늑골 골절이나 공기방울로 돌렸다는 사실에 있다고 했다.

포첸 교수는 의료계뿐만 아니라 법조계와 비즈니스계에서 이뤄지는 불확실성 속의 의사결정에 대해서도 연구했다. 그는 보스턴 브라이엄 병원의 방사선과 과장인 메릴 소스먼 박사가 흉부 엑스레이를 보고는 레지던트들에게 "신부전이로군"이라고 말한 일을 떠올렸다. 이는 아서 코난 도일에 버금가는 추론 능력으로, 당시 레지던트들은

"어떻게 흉부 엑스레이를 보고 신장 질환을 진단해 낼 수 있느냐?"며 의아해 했다. 소스먼 박사는 엑스레이에서 늑골 비후를 보았고, 이 소견으로 신부전과 그에 따른 칼슘과 인산염의 대사 작용 변화로 인한 골재형성 사실을 추론할 수 있었다고 설명했다.

"이것이 바로 방사선과 전문의로서 부가가치를 높이는 방식입니다. 엑스레이 촬영 당시 밝혀지지 않은 사실을 발견해 보십시오. 그것이 바로 명망을 쌓는 방법입니다. 다른 사람이 하는 것 외에 다른 무언가를 더 추가하는 거죠."

물론 이는 1차진료의들이 그토록 많은 환자를 방사선 검사실로 보내는 까닭이기도 하다.

유방 촬영 검사는 중년에 들어서는 여성들에게 혹시 있을지 모르는 암을 조기에 발견하기 위한 검사로, 1차진료의들이 일상적으로 지시하는 검사이다. 오위그 선생의 말이다.

"유방 촬영 검사는 우리가 하는 검사 가운데 가장 단순한 검사예요. 또 엑스레이 검사 가운데 사람을 가장 불안하게 만드는 검사이기도 하지요."

종양을 놓치면 그 결과는 치명적이다. 조기에 발견한 암들은 쉽게 제거될 수 있으나, 만일 놓치면 통제가 힘들고 완치가 거의 어려운 전이 암으로 이어질 수 있다. 반면 과잉 판독은 건강한 여성에게 추가 촬영과 생검의 불안을 지우고, 그런 뒤에도 혹시 종양을 놓친 건 아닌지 생검 결과를 못 미더워하며 노심초사하게 하는 등 마음고생을 시킬 수 있다.

그렇기 때문에 유방 촬영 검사는 의료 분쟁의 온상일 수밖에 없으며, 방사선과 전문의들은 혹시나 오진으로 인해 의료 소송에 휘말리게 되지나 않을까 잔뜩 긴장한다. 아무리 뛰어난 의사라도 2~3퍼센트의 오독 가능성은 존재하며, 20퍼센트나 그 이상의 오판율을 보이는 의사들도 있다고 한다. 유방 촬영 검사의 목적은 종양이 존재하면 생검을 권하고, 양성이면 생검을 받지 않게 하려는 것이다. 생검을 받는 경우를 '재방문(call back)'이라고 한다. 오위그 선생은 이론적으로 재방문 비율이 4~5퍼센트이면 가장 이상적이라고 했다. 이 정도가 적정 비율로 인식되지만, 보통은 10~11퍼센트 정도에 이른다는 게 오위그 선생의 판단이다. 이처럼 재방문율이 높아지면 양성인데도 추가 검사와 생검을 받는 여성들이 많아진다.

여기에는 잃는 것과 얻는 것이 있다. 양성인 여성들에게 정신적 고통을 안길 수 있는 반면, 놓칠 수도 있었던 수많은 유방 종양들을 '잡아낼' 기회가 되기도 한다. 11명의 개업의로 구성된 오위그 선생 팀에서 오위그 선생 자신은 평균인 10~11퍼센트의 재방문율을 기록하지만, 한 동료는 무려 15~16퍼센트의 재방문율을 기록한다. 그가 재방문을 요청하는 많은 여성들은 생검 결과 양성 판정을 받는다. "그 친구가 한 번 소송을 당한 적이 있거든요. 몇 년 전 유방 종양을 놓쳤을 때죠." 그 경험을 계기로 그는 더욱 '공격적으로' 유방 엑스레이 결과를 평가하고 추가 검사와 생검을 위한 재방문을 요청하게 되었다. 그 동료의 재방문율이 아직은 '적정선' 안에 들지만, 악성 병변을 놓치고 소송을 당한 경험이 그의 사고에 변화를 가져온 것은 분명한 사실이라고 오위그 선생은 말했다.

포첸 교수는 의사들의 의사결정을 분석한 한 논문에서, 의사들의 판단에 제일 큰 영향을 미치는 것은 '가장 최근의 나쁜 경험'이라고 결론짓는다. 이러한 포첸 교수의 결론은 크로스케리 박사와 레델마이어 박사가 강조했던 '가용성 오류'를 반영한다. 즉, 가장 손쉽게 떠올릴 수 있는 생각이 그와 유사점을 지닌 새로운 사례를 보는 시각에 강한 영향을 미친다는 것이다. 그러나 그럴 경우 둘 사이의 중요한 차이점을 간과하고 부정확한 진단을 내리게 할 수도 있다.

의료 장비의 발달과 전문가의 눈

엑스레이를 이용한 인체의 영상 촬영은 19세기 말에 시작되었다. 그 이후로 CT 스캔이나 MRI 스캔과 같은 기술의 진보는 우리 몸의 구조를 시각화하는 방사선학자들의 능력을 크게 향상시켰으나, 동시에 인지적 차원의 새로운 문제를 던지기도 한다. 앞에서도 보았지만 흉부 엑스레이는 심장, 폐, 뼈, 연조직, 종격동 등과, 흉곽, 즉 대동맥을 포함하는 흉부의 단일하고 정적인 영상을 보여준다. 흉부 엑스레이는 두 가지 자세로 촬영되어 가슴 전면과 측면 두 가지 영상이 나온다. CT 스캔이 처음 개발됐을 때는 수십 장의 이미지가 나왔다. 최초의 MRI 스캔은 수백 장이 나왔다. 이들 스캔에서 나온 이미지들은 한 필름당 평균 12개가 실렸는데, 이를 '타일식 영상 보기(tile display)'라고 불렀다. 이들 스캔 영상들을 보는 또다른 방법은 모니터상에서 하나씩 차례로 보여주는 방식이다. 영화를 보는 방식과 같다 하여 이른바 '영화식'으로 불린다.

흉부, 특히 폐결절의 탐지를 위한 CT 영상의 타일 및 영화식 판독을 비교한 기념비적인 연구가 있다. 폐결절은 폐 안에 있는 작고 딱딱한 덩어리로, 감염 후에 나타나는 양성 종양일 수도 있고 폐암이나 폐 전이를 나타내는 악성 종양일 수도 있다. 방사선과 전문의들은 타일

식보다 영화식으로 영상을 볼 때 더욱 성공적으로 폐결절을 탐지해 냈다. 또한 어떤 한 측면에서 봤을 때 마치 결절처럼 보이는 폐 속 혈관들 같은 인공산물을 밝혀낼 때도 영화식 판독이 더욱 정확했다. 연구자들은 특히 작은 결절의 경우 동영상들이 새로운 인지적 단서를 제공한다는 사실에 주목했다. 영화식으로 보면 그것들이 마치 '불쑥 튀어나오는' 것처럼 보이므로 관찰자의 눈을 사로잡을 확률이 더 높아진다. 1990년대를 지나는 동안 영화식이 높은 인기를 얻으면서 수백 가지에 달하는 스캔 영상들의 보다 효율적인 판독이 가능해졌다.

그러나 CT 스캔 기술이 발달하면서, 특히 인체의 광범위한 부분을 더욱 빠르게 영상화하고 그로써 다양한 조직과 혈관을 동시에 볼 수 있게 되면서 방사선과 전문의들은 딜레마에 봉착하게 되었다. 이제 관찰자의 눈앞에서 다양한 조직의 1,000개 이상의 영상들이 동시에 움직인다. 하버드 대학교 방사선학과 교수이자 복부영상 전문의인 허버트 크레셀 박사는 최근 내게 이런 말을 했다. "바쁘게 돌아가는 보통의 주말 응급실에서 방사선과 전문의가 판독해야 하는 CT 필름 수는 150건 정도입니다. 그렇다면 대략 15만 개의 영상을 본다는 얘긴데, 이게 어디 가능한 얘깁니까."

정밀 검사가 일상적으로 이뤄지는 곳은 응급실뿐만이 아니다. 1998~2002년 미국에서 전통적인 근무 시간에 이뤄지는 CT 검사 건수는 59퍼센트, MRI는 51퍼센트, 초음파 검사는 30퍼센트 증가했으며, 대기 외 시간에 이루어지는 검사 건수도 모두 15퍼센트씩 증가했다. 설문조사 결과에 따르면 이러한 업무량 증가와 더불어 방사선과 전문의들은 시력 불선명, 안구 피로, 집중력 저하, 두통 증가를 보고했다. 애리조나 대학교의 엘리자베스 크루핀스키 교수는 최근 발표한 논문에서 영상 데이터의 출력량이 크게 늘어나면서 방사선과 전문의들의 피로와 불만의 발생 가능성이 높아지고 오진율의 증가도 불러온 것으로 보았다.

크레셀 박사는 이러한 우려를 시간에 쫓기는 임상의들의 최첨단 영상에 대한 안일한 의존으로 확대한다. 자세한 임상 정보 없이 환자를 검사실로 보내는 경우도 있고, 검사의뢰서에 '병변 의심'이라고만 써 보내는 의사도 일부 있다. 어떤 의사들은 지나치게 지시적이고, 또 새로 나온 CT 및 MRI 스캔의 원리를 제대로 이해하지 못하는 경우도 있다. 크레셀 교수에 따르면 최근 한 여자환자가 '폐색전증 의심'이라는 의뢰서를 들고 검사실로 왔다고 한다. 폐색전증은 흔히 다리에서 나온 혈전이 폐동맥을 막으면서 생기는 질환으로 생명에 지장을 줄 수도 있는 병이다.

"조영제가 폐혈관을 채울 시점에 맞춰 영상을 촬영했습니다."

그러나 크레셀 교수는 검사 결과 폐색전증을 의심할 만한 아무런 소견도 보이지 않았다고 했다. 폐동맥으로 들어간 조영제의 흐름에 차단이나 둔화가 나타나지 않았기 때문이다. 며칠 뒤 그 여성의 흉통과 호흡 곤란의 원인이 밝혀졌다. 대동맥 파열이었다.

"대동맥으로 흘러 들어가는 조영제의 흐름을 촬영했다면 그 파열을 탐지할 수 있었을 겁니다."

대동맥 윤곽이 왜곡되지 않았기 때문에 파열된 대동맥 벽으로 조영제가 들어가지 않은 상태에서는 파열이 보이지 않았던 것이다.

"'이미지는 이미지일 뿐이다'라는 정적인 검사에 기초한 과거의 생각은, 이제 혈류 및 기타 생리 작용의 활발한 변화를 보여줄 수 있는 역동적인 첨단 기술의 발전 속에 쓸모없게 되었습니다. 이제는 첨단 기술을 어떻게 사용하느냐가 곧 무엇을 보느냐의 의미가 되었습니다."

 체계적이고 엄밀하게 모든 영상을 읽어내려는 접근법의 문제라면, 바로 CT 스캔이나 MRI가 "너무 많은 데이터를 쏟아낸다"는 데 있다고 크레셀 교수는 말했다. CT 혹은 MRI 스캔의 경우 한 건당 1,000개 이상의 영상이 나올 수 있기 때문에, 한 명의 방사선과 전문의가 단 한 건의 스캔을 판독하는 데 하루를 다 써버릴지도 모른다. 크레셀 교수는 부분적이나마 그 해결책으로 조직별 관찰을 제시한다. 먼저 자신의 분야인 복부 방사선에서는 간을 엄밀히 보고 그 다음엔 신장, 비장 등으로 나간다. 크레셀 교수의 전략 역시 MRI를 전문적으로 연구하는 다른 방사선과 전문의들처럼, 1차적으로 '정보량이 많은 계열', 즉 검사를 통해 가장 많은 정보를 제공받을 수 있는 부분을 먼저 분석해서 가능한 진단들을 잠정적으로 확보한 뒤, 이 가능성들을 지지하거나 반대하는 정보를 발견하기 위해 다른 이미지들을 선택적으로 관찰한다.

 때로는 기술 자체가 이러한 신중한 접근을 방해하기도 한다. 컴퓨터의 마우스에 해당하는 트랙볼은 손가락에 조금만 힘을 줘도 관찰자가 보고 있는 영상들의 전환 속도를 가속화시킬 수 있다. 다시 말해 관찰자가 알아차리지도 못하는 사이에 이미지들이 빠르게 지나갈 수도 있다는 얘기다.

 "세 개씩 뜨는 이미지를 각각 1초도 보기 힘듭니다. 응급실에 가면 일을 산더미처럼 쌓아놓은 방사선과 전문의들 볼 수 있죠. 그들이 CT 필름을 판독하는 모습을 보면 영상들이 그야말로 훨훨 날지요."

 크레셀 교수는 방사선과 전문의들이 1,000개 이상의 영상들을 처리해 내기 위해, 의식적이든 무의식적이든 어떤 식으로 트랙볼을 누르는지 그 모습을 관찰했다.

"트랙볼 위에 손을 올려놓고 한 번에 서너 개씩 말 그대로 휙휙 넘깁니다. 정작 본인은 그 사실을 모르지요."

이는 2차원의 영상들을 보면서 "뇌가 우리의 활동 공간과 같은 3차원의 공간으로 구성하려고 하기" 때문이다. 크레셀 교수는 레지던트들의 감독자로서 그들을 어떻게 훈련시키는지 이야기했다.

"아주 호되게 야단을 치지요. 절대 서두르지 말고 천천히, 영상 하나하나를 똑똑히 보라고 요구합니다."

의식적이든 무의식적이든 절대 지름길을 탐해서는 안 된다. 영상을 읽어온 수십 년 세월에 이제 제법 날카로워진 그의 눈은 "복부 어느 조직의 윤곽에 나타난 아무리 미세한 변화"도 잡아낸다. 이는 레지던트가 할 수 없는 일이다. 가령, 췌장 주변에 림프절이 보이는데 만일 그것이 스캔상의 단 하나의 영상에서만 관찰할 수 있는 경우라면 레지던트는 그것을 보지 못한다. 이러한 림프절 소견은 췌장 종양의 전이 여부를 판별하는 중요한 임상적 단서, 치료와 예후 판단에 중요한 정보가 될 수 있다. "그래서 내가 사례를 직접 세밀히 검토한 뒤, 레지던트에게 필름을 다시 보여주면서 그가 무엇을 보지 못했는지 확인시켜 줍니다."

"어떻게 보면 우리는 우리 자신이 이룬 성공의 희생자들인지도 모릅니다. 정말이지 훌륭한 영상 기법들이 너무 많아요. 어떤 의사들은 심지어 신체 검진이나 문진도 거의 하지 않아요. 그저 스캔만 지시하고는 방사선과에 '진단을 내려주시오'라고 말하지요."

데니스 오위그 선생의 말이다. 마침 우리가 대화를 나눴던 그 주에,

과연 청진기는 이제 구시대의 유물이 되었는가를 묻는 글이 《뉴잉글랜드의학저널》에 실렸다. 심장 영상 촬영 기법이 발달하면서 심장 전문의의 전통적인 청진 소견이 논의의 대상으로 떠오른 것이다.

"정밀 검사를 지시할 때 임상의들은 확정적인 대답을 기대하지요. 방사선과 전문의의 눈부신 관찰 소견에는 관심도 없어요. 오직 하나의 진단, 그걸 원합니다. 그러니 우린 어떻게든 한 가지 결론을 내려야 한다는 엄청난 압박에 시달릴 수밖에요. 하지만 이런 압박감에 무릎을 꿇어서는 안 됩니다. 때로는 정확한 진단을 내릴 수 없는 경우도 있으니까요. 우리가 할 수 있는 최선은 관찰한 바를 그대로 묘사하는 것입니다."

아무리 노련한 베테랑일지라도 임상의가 불연속적인 진단을 요구할 때 그 요구에 쉽게 응해서는 안 된다. 오위그 선생 역시 그 점을 지적했다.

"가령, 어떤 경우는 방사선과 전문의가 '아, 게실염이군요'라는 식으로 말할 수 있을 때가 있지요. 실제로 게실염일 확률이 99퍼센트이고, 그렇게 되면 임상의는 안심하고 환자에게 항생제를 처방할 수 있어요. 그런데 나머지 그 1퍼센트가 천공성 대장암일지 어떻게 압니까. 어떤 경우엔 CT 필름을 보고 우리가 내릴 수 있는 최선의 판단이 '이 남성 환자의 골반에 복합적 염증 반응이 보이네요' 정도에 그칠 때도 있어요. 많은 임상의들이 그런 얘기는 듣고 싶어하지 않아요. 우리가 애매한 태도를 보인다고 생각하는 거죠. 하지만 이는 임상의에게 자신의 생각을 보여주는 것이고, 전문가적 소견을 바탕으로 설명될 수 있는 최선의 정보를 나누고 있는 거예요."

임상의가 환자와의 의사소통에서 신중히 말을 골라야 하는 것과 마찬가지로 방사선과 전문의에게 검사를 요청할 때도 언어를 잘 골라야 한다. 이에 대해 크레셀 교수는 다음과 같이 지적했다.

"임상의들은 이렇게 생각하는 경향이 있습니다. 방사선과 전문의가 좀더 공정한 입장을 취할 수 있게 하려면 구체적으로 말하지 말아야 한다는 겁니다. 가령, 저희 과에 '복통 호소 환자'라고 적힌 의뢰서를 준다고 합시다. 이런 경우 보다 구체적인 병력이 없다면 결정적 단서를 제공할 임상 정보가 그만큼 줄었다는 얘기고, 실제로 판독 작업도 훨씬 더 어려워집니다. 늘 드는 생각이지만 그처럼 어리석은 일이 또 있습니까. 왜 누군가의 손을 등 뒤로 결박하려는 겁니까?"

그러한 행위는 포첸 박사의 연구가 보여주듯 지각 및 인지 작용을 방해할 뿐만 아니라, 크레셀 교수의 설명대로 기술에 영향을 미쳐 오진을 불러올지도 모른다. 최근 새로운 다중검출기 방식 CT 스캔의 도입으로 단시간에 대용량의 조직 스캔이 가능해짐에 따라, 이제 최선의 결과를 얻기 위해서는 CT 촬영기의 조건 설정에 환자의 임상 정보까지 포함시켜야 한다.

"임상의가 오직 한 가지 질문만 염두에 두고 환자의 모든 병력을 제공하지 않는다면, 우리는 기술적으로 검사의 방향을 그 한 가지 의심에만 둘 수밖에 없습니다. 가령, '폐색전증이 맞는가?'에만 답하려 하겠죠. 그러면 어떤 중요한 단서를 놓칠지도 모르는 일입니다."

의사전달 방식의 차이점

진단을 오도할 수 있는 건 비단 임상의의 언어뿐만이 아니다. 방사선과 전문의들도 사람마다 서로 다른 언어를 이용해 자신의 관찰 내용을 전달한다. 크레셀 박사의 말이다.

"흔히 방사선과 전문의들 사이에 존재하는 의사 전달의 차이에 대해서는 생각하지 않습니다. 의사들의 언어 사용이라고 하면 주로 임상의가 병실에서 환자에게 무언가를 말하는 모습을 떠올리죠. 그런데 방사선과 전문의들을 보면 소견서에 자신이 사용한 언어에 대한 애착이 강합니다. 당연히 언어는 그 사용자의 사고방식을 반영합니다. 더군다나 현재로선 용어 사용에 대한 합의도 없고, 체계적인 소견 전달 방식도 확립되지 않은 실정입니다."

첨단 기술의 CT나 MRI 스캐너의 경우에는 더욱 그렇다.

"한 영상에서 같은 것을 보더라도 본 내용을 어떤 식으로 묘사하고 어떤 용어를 사용하느냐에 따라 전달되는 뉘앙스와 의미에 차이가 생기죠."

이어 크레셀 박사는 앞서 말한 폐색전증 의심 여자환자에 대해 언급했다.

"방사선과 전문의는 대동맥 '비확장' 소견을 보고했죠. 그런데 여기서 '비확장'이라는 말은 다양한 방식으로 받아들여질 수 있습니다. 우선 이 말은 방사선과 전문의가 혈관 내부를 관찰한 것을 의미하지는 않습니다. 단지 묘사적인 진술일 뿐이죠. 또 '비확장'을 그 혈관이 정상이라는 말과 동일시할 수 없습니다. 물론 많은 임상의들이 그런 식으로 받아들이겠지만요. 서로 다른 용어는 서로 다른 의사에게 서로 다른 의미로 다가갑니다. 따라서 한 가지의 용어가 사고를 다양한 방향으로 이끈다고 볼 수 있죠."

우리 병원에서는 최근 자신의 의료 기록을 보고 싶어하는 환자들의 요구를 반영해 '환자 사이트'라는 웹 사이트를 만들었다. 모든 병리 검사 및 방사선 촬영 소견서들은 결과가 나오는 대로 검색이 가능하게끔 그 사이트에 올려진다. 이는 환자와 의사가 함께 앉아 결과를 볼 수 있는 기회를 제공한다. 그 소견서들의 언어를 읽어내는 일이 물론 많은 환자들에겐 어려울 수 있다. 그러므로 임상의는 어느 정도 불확실한 사실이 있음을 시사하는 방사선과의 말을 지적해 주어야 한다. 가령 자궁 뒷부분이 스캔으로 잘 잡히지 않았다든지, 혹은 장 내벽이 두꺼워진 것은 종양의 징후가 아니라 염증을 의미할 수 있다는 식으로 말할 수 있다. 그러면 임상의는 환자에게 왜 병력을 다시 청취하고 싶은지, 왜 좀더 광범위한 신체 검진이나 혹은 추가 검사가 필요한지를 설명할 것이다.

불확실한 사실을 전달하기란 쉽지 않은 일이다. 최근 오위그 선생은 보통 남성으로 진단되는 형태의 칼슘 침착 소견을 보이는 유방 엑스레이 필름을 검토했다. 그러나 그 여성의 이전 필름에서는 칼슘 침착이 보이지 않았다. 그는 유방 생검 여부를 동료와 의논한 뒤 생검을 하는 쪽으로 결정했다. 오위그 선생은 유방 촬영 검사로 칼슘 침착이라는 새로운 소견을 얻게 된 그 여성에게 이야기했다.

"먼저 유감의 뜻을 전하고 싶습니다. 소견상으로는 양성으로 추정됩니다만 생검을 받으시는 게 좋을 것 같습니다."

오위그 선생은 잠깐 말을 멈췄다가 다시 이어갔다.

"이런 말을 들으면 크게 걱정이 되실 겁니다. 그래서 제 생각을 말씀드리자면, 환자분의 유방 촬영 검사에서 새로운 소견이 나오는 바람에 이런 제안을 드리는 기준에 아슬아슬하게 걸렸습니다. 이전 검사에서는 나타나지 않은 소견이었습니다. 분명히 문제는 없을 것으로 보이지만, 완벽을 기하기 위해 진행하는 것이 좋을 것 같습니다."

생검 결과, 그 여성의 유방에 고도의 침습성 종양이 있는 것으로 밝혀졌다. 유방절제술로 제거하고 방사선 치료를 받아야 하는 종양이었다.

오위그 선생은 이 사례를 품질 보증 콘퍼런스에 제출하자고 제안했다. 품질 보증 콘퍼런스는 방사선과 전문들이 모여 자신들의 판단을 검토하고 기술을 향상시켜 미래의 실수에 대비하는 회의다.

"그때 한 동료가 이렇게 말했어요. '만일 이 사례를 공개할 경우, 이 칼슘 침착의 형태로 보건대 생검을 받겠다는 여성들이 몰려들어 장사진을 이룰 거요. 그래서 과연 우리에게 무슨 득이 있겠소? 또 사례를 공개하면 어쩐지 같은 종류의 석회화 소견을 보이는 모든 환자에게 생검을 실시해야 할 것 같은 느낌이 들 거요. 소견이 아주 구체적이어서 도움이 될 만한 사례들에 한해 공개해야 하지 않겠소?'"

칼슘 침착 형태만으로는 교육적 사례가 될 수 없다는 점에서는 오위그 선생도 그 동료와 생각이 같았다. 그러나 오위그 선생은 그 사례의 진짜 교훈은, 이전 유방 촬영 검사 결과에 근거해 판단을 바꿨다는 사실이라고 보았다. 보다 넓게는, 일반적인 규칙에서 벗어나는 예외를 보여주고 방사선학에 그와 같은 회색 지대가 존재함을 강조하는 것이 중요한 교육이 되리라 생각했다. 특히 판단이 중요한 역할을 하고, 칼슘 침착의 새로운 출현처럼 양성으로 간과될 수도 있는 구체적인 양상들도 의심해 보아야 하는 유방 촬영 검사에서 그 중요성이 더 커진다.

오위그 선생의 동료는 그 사례에 대한 논의가 '가용성의 오류'를 일으킬 수 있다는 사실을 우려했다. 가용성의 오류란 최근에 발생하여 의사의 머릿속에 현저하게 남아 있는, 특이하고 놀라운 사건에 기초한 편향적 사고를 말한다. 그러나 오위그 선생의 주장처럼, 그러한 사례를 공유하지 않는다면 동료들이 치명적인 악성일지도 모르는 징후를 놓칠 가능성이 존재한다. 우리의 목표는 중간 지대를 찾는 일, 전형을 따르지 않는 패턴도 존재할 수 있음을 인식하면서 가용성의 오류를 경계하는 것이다. 즉, 서로 모순적으로 보이는 다양한 정보들을 머릿속에서 저글링하면서 다른 한편으로는 어느 쪽이든 결정을 내리는 데 필요한 제3의 정보를 찾아야 한다. 그러한 정보의 저글링과 의사결정 방식은 그가 얼마나 노련한 의사인지를 말해 준다. 병실의 임상의든 암실의 방사선과 전문의든 마찬가지다.

오위그 선생은 유방 엑스레이 필름을 읽을 때면 종종 그 여성 환자 사례를 떠올린다. 비슷한 칼슘 침착 패턴을 발견할 때면 이전 필름을 찾아 당시도 그런 소견이 있었는지 확인할 뿐만 아니라, 침착의 첫 발생 시점을 확인하기 위해 과거 검사 결과들을 체크한다. 또한 그 과정에서 과잉 해석이 발생할 수 있다는 사실, 즉 기준을 지나치게 낮춰서 불필요한 생검을 권할 수도 있다는 사실을 경계한다. 중간 지대를 찾으려는 그의 노력은 여전히 진행형이다.

펜실베이니아 대학교의 해럴드 쿤델 교수는 동료 방사선의들의 눈의 움직임을 좇는 방법으로 영상 지각의 생리학을 연구했다. 우선 의사들에게 자전거 헬멧과 비슷한 기구를 머리에 쓰게 한다. 그 기구는 바이저와 소형 비디오카메라 등 다양한 부분으로 이루어져 있다. 의사들이 일련의 영상을 검사하는 동안 보이지 않는 적외선 한 줄기가 그의 눈에 조준된다. 그의 동공을 향해 있는 카메라가 적외선의 반사광을 추적하면서 그의 시선이 어디로 향하는지 판별한다. 한 실험에서는 각 방사선과 전문의에게 직경 0.5~1센티미터 정도의 작은 폐결절들이 있는 흉부 엑스레이 사진을 검사하게 했다. 그 결절들은 초기 암이나 결핵, 진균증 같은 감염증을 암시할 수 있는 중요한 단서였다. 실험 결과, 조사 대상자들 중 약 20퍼센트는 눈의 초점이 결절에 맞춰져 있지 않았다. 나머지 80퍼센트는 초점이 결절에 가 있었으나 그중 절반이 결절을 인식하지 못했다.

"우리의 뇌는 은밀한 결정을 내립니다."

쿤델 교수의 설명에 따르면, 인간의 정신은 의식 아래서 그 이미지를 의식적 인지 수준으로 끌어올릴 만큼 중요하지 않다고 판단한다. 2~3초 정도 결절에 시선을 둔 이들은 그것을 의식적으로 인식할 가능성이 높았다. 만일 결절과 주변 폐 사이에 뚜렷한 대조, 즉 딱딱한 덩어리를 표시하는 흰색 음영과 공기를 표시하는 검은색 음영이 선명한 대조를 이뤘다면 그 가능성은 더 높아졌을 것이다. 또 결절의 경계가 흐릿하지 않고 분명해도 인식 가능성은 높아진다.

이보다 먼저 아이오와 대학교에서 시행된 시선 추적 연구는, 방사선과 전문의들 사이에 탐색 만족의 오류가 빈번히 발생한다는 결과를 보여주었다. 쿤델 교수 팀의 추적 실험에서는 2차적 이상에 시선이 고정된 일부 예가 있었으나 인지는 이뤄지지 않았다.

가령, 한 폐렴 환자가 견갑골, 즉 어깨뼈에 작은 종양이 있었을지도 모르는데, 판독자는 폐렴 소견만 보고했다. 그러나 시선 추적 장치는 판독자의 시선이 어깨뼈의 종양을 지나쳤음을 보여주었다. 즉 판독자의 생각이 폐렴을 본 뒤에 바로 정지해 버리고 의식적으로 다른 소견을 인정하지 않으려 한 것이다.

"문제는 그 영상에 대한 과거의 인식으로 귀결됩니다. 그런 인식을 편견으로 볼 수 있죠."

쿤델 교수는 이어 브라이엄 병원의 메릴 소스먼 선생의 금언을 떠올리게 하는 이야기를 했다. "사람은 보고 싶은 것을 봅니다."

그러나 편견이나 탐색 만족의 오류를 깨닫게 되면, 이를 넘어서기 위해 생각의 문을 열어두려는 의식적인 노력을 기울일 수 있다. 이러한 노력의 과정에서, 방사선과 전문의는 임상 정보의 구성 방식, 임상의의 언어에 담긴 단서들, 데니스 오위그 선생의 판독 노하우인 체계적 영상 해체 등을 활용할 수 있다.

쿤델 교수 및 다른 연구자들이 보고한 지각 및 인지의 어려움을 고려해 볼 때, 과연 컴퓨터가 방사선 전문의를 대체하거나 그들의 오판율을 줄여줄 수 있을까? 2006년 미국식품의약국(FDA)은 흉부의 폐결절을 확인하는 컴퓨터 지원 진단 시스템을 승인했다. 유방암 진단 시스템을 비롯해 다른 시스템들도 연구 중에 있다. FDA 승인을 이끌어낸, 악성 폐결절에 관한 임상 시험에는 15명의 방사선과 전문의가 참여했다. 그들은 흉부 엑스레이 사진을 보고 종양 의심 정도를 평가해 달라고 요청받았다.

1에서 100까지 점수를 매기고, 의심이 나는 위치를 표시하도록 했다. 평가 대상은 총 종양 80건, 비종양 160건이었다. 각 방사선과 전문의는 이 240건의 엑스레이를 세 차례에 걸쳐 평가했다. 그중 두 차례의 평가는 컴퓨터 지원 없이 1~4개월 사이를 두고 이뤄졌으며, 두 번째 평가 뒤 바로 컴퓨터 지원 평가가 진행되었다. 컴퓨터 지원은 종양의 크기에 따라 종양 검출을 14~24퍼센트 향상시켰다. 그러나 컴퓨터 시스템은 방사선과 전문의들이 자신이 내린 정확한 진단(종양

확인)의 거의 10퍼센트를 부정확한 진단(중요하지 않거나 양성이라는 소견)으로 바꾸게 만들었다. 임상 시험에 참여한 방사선과 전문의 15명 가운데 동일한 평가 결과를 보고한 이들은 없었다. 25퍼센트를 제외한 나머지 종양은 15명의 방사선과 전문의 모두에게 확인되었다. 그러나 진단이 어려운 종양을 발견한 판독자는 4명뿐이었다. 80건에 이르는 모든 종양을 정확히 진단한 판독자는 한 명도 없었다.

컴퓨터 지원 검출에 관한 한 가지 반갑지 않은 결과는, 컴퓨터의 지원을 받은 뒤에 악성 종양이 없는 환자들의 흉부 엑스레이에서 종양을 의심하는, 즉 허위양성 판정을 내리는 의사들이 늘어났다는 것이다. 이러한 결과는 기술의 힘, 특히 컴퓨터 기술의 힘이 초기 진단에 대한 전문의의 자신감을 얼마나 뒤흔들 수 있는지를 보여준다. 또한 기계가 지각과 사고의 불완전함에 대한 완벽한 해답이 될 수 없음을 보여준다.

아마 방사선과 전문의들이 컴퓨터 지원 검출에 좀더 익숙해지고 흉부 엑스레이의 양성 소견에 대한 지나친 의심을 경고하는 임상 피드백을 받게 된다면, 그들의 사고와 신기술의 통합이 보다 잘 이뤄질 것이다. 그렇게 또다른 중간 지대를 찾아가는 동안에도 역시 타협을 위한 거래가 존재할 것이며, 보다 정확한 종양 검출이 가능해지는 대신 환자들의 불안은 커질 것이다. 허위양성 판정으로 인해, 실제로는 종양이 없는데도 정신적 충격과 고통스러운 시술을 겪어야 하는 이들이 늘어날 것이다.

마린 카운티에서 차를 타고 남쪽으로 잠깐 달려가면 금문교 건너 샌프란시스코에 다다른다. 파나서스 하이츠에 캘리포니아 주립대학교(UCSF) 메디컬센터가 자리잡고 있고, 그 근처에 모피트 병원이 있다. 비키 펠드스타인 교수는 UCSF의 방사선학과 교수로 초음파 검사 전문가다. (알고 보니 데니스 오위그 선생이 그녀의 남편이었다.)

대부분의 사람들은 임신을 하면서 초음파 검사에 친숙해진다. 자궁 속 태아의 모습이 검은색과 흰색, 회색이 소용돌이 모양으로 어우러진 평면 영상으로 잡힌다. "어떤 사람들은 초음파 영상이 마치 기상도 같다고 하던데요." 펠드스타인 교수가 재미있다는 듯 웃었다. 내가 봐도 확실히 기상도처럼 보이긴 한다. 특히 눈보라를 많이 닮았다. 검정색 바탕 위의 무수한 흰색 얼룩들을 보면, 그 불연속적인 윤곽들이 도대체 어떤 기관을 가리키는지 구별이 매우 어렵다. 물론 이러한 기술을 매일 사용하는 펠드스타인 교수나 또다른 방사선과 전문의라면 그런 영상이 마치 자신의 손금 같을 테고, 그 검은색과 흰색과 회색 음영들의 대비가 여러 의미로 다가올 것이다.

초음파 검사 영상들의 복잡성을 감안하면, 컴퓨터가 진단에 크게 도움이 되리라고 생각할 것이다. 컴퓨터는 태아의 각 기관을 정량적으로 평가한다. 가령, 임신 20주가 되면 초음파를 이용해 태아의 뇌 안에 액체로 차 있는 공간, 즉 뇌실을 측정한다. 만일 뇌실의 길이가 10밀리미터를 넘으면 수두증이 아닌지 세심한 모니터링이 실시된다. 수두증이란 보통 뇌의 물로 불리며, 뇌실이 점점 부풀어 오르면서 뇌 손상은 물론 기타 발달장애로 이어질 수 있는 질환이다. 그러나 결국 컴퓨터가 제공하는 숫자들은 방사선과 전문의들이 고려하고 싶어하는 점을 밝혀내지 못한다. 펠트스타인 교수의 말이다.

"숫자는 물론 도움이 되고 주의를 환기시킬 수도 있어요. 하지만 중요한 건 전체 그림을 파악하는 거예요. 뇌실의 형태를 보고 주변

조직들의 형태도 봐야 해요. 이런 일은 숫자에 의존할 수 있는 일이 아니죠."

정상적인 뇌실은 눈물방울처럼 생겼다. 뇌실은 초음파상에서 가운데 검은 음영과 하나의 흰색 선으로 나타난다. 여기서 가운데 검은 음영은 수액을, 흰색 선은 수액을 만들어내는 맥락얼기를 가리킨다. 펠드스타인 교수는 최근 출산 예정일이 가까운 한 여성 환자를 진찰했다고 했다.

"예정일이 곧 다가오는 환자였는데 태아의 뇌실 크기도 정상 범위 안에 들었어요. 그런데 제 눈에는 그 모양이 아무래도 이상한 거예요."

당시 눈물방울 윤곽의 변화는 미세했지만, 펠드스타인 교수의 노련한 눈에는 중요한 문제로 보였다. 경계가 매끄럽지 않고 약간 불규칙했으며, 눈물방울의 꼭대기 부분이 가늘어지지 않았다. 이 두 가지 관찰 사실은 대수롭지 않게 넘어갈 수도 있었다. 특히 그 정도가 일반적으로 용인되는 정상의 범위를 벗어나지 않았기 때문이다.

펠드스타인 교수는 그러한 소견의 임상적 의미가 당장은 분명하지 않더라도 한번 조사해 볼 필요가 있다고 생각했다. 그러나 이미 환자는 임신 35주에 접어들고 있었다. 그녀는 묻지 않을 수 없었다. 과연 이런 정보가 임산부에게 어떤 도움이 될 것인가? 아이를 포기하기엔 너무 늦어버렸다. 그러나 펠드스타인 교수에게, 태아의 뇌에 중대한 결함이 있을지 모른다는 자신의 직감이 옳은지 그른지를 확인하는 일은 중요했다. 또한 그 사실을 확인함으로써 부모가 아이의 출생 후 문제를 예상하고, 어쩌면 정신지체이거나 출생 후 특별 치료가 필요할지도 모르는 아이를 키우는 데 필요한 정신적, 병참학적 준비를 미리 해나가도록 도와줄 수도 있었다.

펠드스타인 교수의 의사결정에 영향을 준 또다른 요소는 의료 분쟁 문제였다. 만일 초음파 사진상에는 나타나지 않았지만 태아의 뇌실 윤곽에 변화를 불러온 이상이 존재한다면, 이는 출산 전에 아는 것이 가장 좋다. 그래야 실력 없는 의사가 외상을 입혀 태아에게 뇌손상이 생겼다고 생각하는 사람이 없을 것이다. 결국 펠드스타인 교수는 태아의 뇌실이 정상 범위 안에 들기는 하지만 어쩌면 뇌 이상을 암시할 수 있는 미세한 형태 변화가 보인다고 임산부에게 설명했다.

펠드스타인 교수는 임산부에게 필요 이상의 충격을 주고 싶지는 않았지만, 다른 한편으로는 자신의 분석 내용을 환자에게 전달하는 일 역시 자신의 책임이라고 생각했다. 임산부는 MRI 검사를 받기로 했고, 검사 결과 태아의 뇌출혈이 확인되었다. 뇌출혈로 인해 태아의 뇌실 경계가 울퉁불퉁해지고 눈물방울 모양의 꼭대기 부분이 왜곡되었던 것이다. 펠드스타인 교수의 예리한 눈이 정확했다. 그 임산부는 소아신경외과 전문의가 대기한 상태에서 아이를 출산했다.

내가 대화를 나눠본 모든 방사선과 전문의는 펠드스타인 교수의 경우와 같은 성공 사례뿐만 아니라 끔찍한 오류의 경험도 즉각 기억해냈다. 허버트 크레셀 박사는 최근 자신이 MRI 검사에서 이상 소견을 놓친 이야기를 들려주었다. 여러 개의 사진에 분명히 존재한, 작지만 식별 가능한 간 종양을 놓친 것이다.

"그건 분명히 실수였습니다. 내가 보지 못하고 지나쳤으니까요. 그런데 아직도 내가 왜 그걸 놓쳤는지, 그 이유를 잘 모르겠습니다."

그는 동영상 속도를 너무 높이지 않았는지, 트랙볼에 힘을 너무 주지 않았는지 의심했다. 무거운 목소리로 그가 말했다.

"하지만 이런 생각도 그저 추측에 불과하죠. 여전히 잘 모르겠습니다. 영상 촬영과 해석에 어느 정도의 부정확성이 존재할 수밖에 없다는 사실을 이해해야 합니다."

　기계는 의사의 생각을 대신할 수 없다. 즉 본 것, 그리고 보지 못한 것에 대한 의사의 생각을 대신할 수 없는 것이다. 검사를 의뢰하는 임상의의 언어와 방사선과 전문의의 소견서에 쓰인 언어에 대한 세심한 관심은 의사들의 지각과 분석의 질을 높일 수 있다. 일반인들은 그들 판독자의 눈에 내재하는 한계와 편견의 가능성을 알아야 한다. 그래야 어떤 중요한 결정을 내릴 때 제3의 전문가의 눈을 요청할 수 있다.

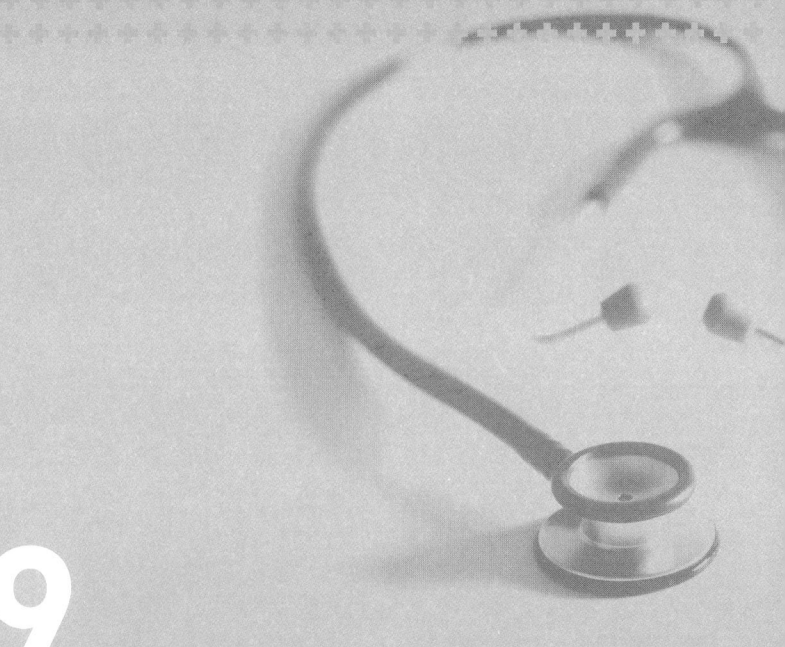

9. 개인의 욕망을 넘어

++++++++
솔직히 말하면 일부 의사들은 심약한 겁쟁이들이다.
환자들을 놓칠까 봐 최신 의약품에 대한 의존도가 높다.
++++++++

카렌 델가도 선생을 처음 만난 것은 1980년대 초반이었고, 그후로 줄곧 그녀를 지켜봐 왔다. 전공인 내과학과 내분비학에서 그녀의 영향력은 실로 막강하다. 최근에는 의사들의 진료 지침을 검토하고 교육 커리큘럼을 만드는 여러 위원회에 소속되어 활동하고 있다. 복잡한 사례가 생겼을 때 동료 의사들이 자문을 구하는 이도 그녀다.

그녀는 시간에 쫓기는 전형적인 임상의로, 진료해야 할 환자들이 긴 행렬로 늘어서 있다. 얼마 전 10분 만에 점심을 대충 때우고 그녀가 막 오후 진료를 시작하려던 참이었다. 초진 환자 3명, 재진 환자 6명이 대기 중이었다. 진료를 도와줄 레지던트 두 명이 있었지만, 도와주기보다는 오히려 그녀의 시간만 잡아먹을 뿐이었다.

병리 검사 결과 보고서를 한 묶음 모아 진료실로 가던 중 델가도 선생의 눈에 얼핏 누군가의 얼굴이 들어왔다. 순간, 몸이 얼어붙었다.

사무실 문간을 꽉 채우고 서 있는 사람은 릭 더건, 그 순간 그를 피할 방법은 없었다.

"델가도 선생님, 제가 더 이상 뭘 어떡해야겠습니까."

릭 더건은 테스토스테론제를 만드는 한 제약회사의 영업사원이었다. 푸른색 셔츠에 황금색 넥타이, 미끈하게 빠진 양복이 눈에 들어왔다.

"그동안 저희 약을 한 번도 처방해 주시지 않으셨더군요. 단 한 번도 말입니다. 선생님, 다음 달에는 일주일에 세 차례 저희 약을 처방해 주십시오."

마치 강요하듯 그가 말했다. 델가도 선생은 기가 막혀 말이 나오지 않았다.

릭 더건은 자기 회사 제품을 홍보하느라 거의 1년 동안 델가도 선생을 끈덕지게 따라다녔다. 맛도 형편없는 사탕 몇 통을 사들고 세 차례나 찾아왔고, 그 방법이 먹혀들지 않자, 근방에서 가장 비싼 레스토랑에서 열리는 '교육 만찬' 초대장을 놓고 가기도 했다. 델가도 선생은 그 초대장에는 눈길조차 주지 않았고, 근사한 요리를 먹고 싶으면 차라리 내 돈 내고 남편과 가겠다고 중얼거렸다. 델가도 선생을 정말로 놀라게 한 것은 자신이 어떤 처방을 하는지 그 영업사원이 알고 있다는 사실이었다.

"꼭 그렇게 해주십시오. 다음 달부터 일주일에 세 번입니다."

차가운 시선으로 그를 보며 델가도 선생이 말했다.

"싫습니다."

그러고는 흰 가운 주머니에 검사 결과 보고서를 넣고 사무실을 나가버렸다.

첫 환자는 닉 맨시니, 50대 초반의 건장한 잡역부로 중환자실에서 처음 만난 환자였다. 그는 흐린 시야에다 이렇게 심한 두통은 난생 처음이라며 응급실을 찾아왔다. 뇌출혈이 있었다. 뇌 스캔으로는 출혈의 원인을 찾지 못했지만 뇌하수체 확장 소견이 있었고, 이에 내분비학 전문의인 델가도 선생이 다른 전문의들과 함께 그가 있는 중환자실로 호출되었다. 델가도 선생이 침대로 다가갔다. 그의 얼굴이 잘 보이지 않았다. 두통이 너무 심해 전등불을 희미하게 낮춰놓은 상태였다. 악수를 하면서 손바닥을 눌러보는 순간 진단이 나왔다. 다른 모든 의사들을 교묘히 피해간 진단이었다. 그들도 모두 악수를 했을 테지만, 델가도 선생에게 두꺼운 밀가루반죽 같은 그의 살은 잡역부의 손 그 이상을 암시했다.

선단거대증이었다. 이는 종양으로 인해 뇌하수체에서 성장호르몬이 과다 분비되면서 생기는 질환으로, 손발이 점점 비대해지고 이목구비가 거칠어진다. 뇌의 기저에 위치한 뇌하수체는 갑상선이나 부신과 같은 다른 분비샘에 호르몬 분비 신호를 보낸다고 해서 대장 분비샘(master gland)으로도 불린다. 뇌하수체 종양은 점점 자라나 영양과 산소를 공급하는 혈관을 파열시켜 결국 뇌출혈을 일으킨다. 이를 뇌하수체졸중이라 부른다. 눈으로 이어지는 신경들이 뇌하수체 근처를 흐르는데, 바로 이 때문에 맨시니가 흐릿한 시야를 호소한 것이었다. 만일 출혈로 뇌하수체가 파괴되면 뇌하수체는 더 이상 인체에 호르몬 분비 신호를 보내지 못하고 결국 필수 호르몬의 분비가 중단될 것이다. 부신에서는 필수 호르몬 가운데 가장 중요한 호르몬인 코르티솔을 만들어낸다. 코르티솔이 없으면 쇼크에 빠지기 쉽다. 특히 수술 같은 경우에 더욱 그렇다.

델가도 선생은 맨시니에게 코르티코스테로이드를 처방했고, 그는 수술실로 옮겨졌다. 피를 뽑아내는 수술은 잘 끝났지만, 뇌하수체가 더 이상 제 기능을 하지 못하므로 분비되지 않는 호르몬을 대체할 요법이 필요했다. 매일 복용할 갑상선 호르몬제와 코르티코스테로이드 외에도 뇌하수체가 관장하는 또다른 호르몬인 테스토스테론도 처방했다.

"아이들은 잘 지내나요?"

델가도 선생이 물었다.

"괜찮습니다. 고등학생인 딸아이는 다음 주에 학기가 시작됩니다."

맨시니가 웃으며 대답했다.

델가도 선생은 고개를 끄덕였다. 그녀가 처방전에 적은 테스토스테론제는 더건의 회사 제품이 아니었다.

이튿날 오후, 델가도 선생은 주간 임상 콘퍼런스에 참석했다. 수련의들이 사례를 보고하고 선임 전문의들이 의견을 제시하는 회의였다. 콘퍼런스가 끝나갈 무렵 버트 포이어 박사가 델가도 선생에게 다가왔다. 포이어 박사는 60대 후반으로, 임상 진료와 연구 양쪽 분야에서 왕성한 활동을 펼치는 뛰어난 의사였다. 그의 전공은 다양한 내분비계 질환을 앓는 남자들을 대상으로 하는 테스토스테론 대체요법이었다.

"오늘 사례 발표는 아주 훌륭했습니다."

포이어 박사의 말에 델가도 선생도 동의했다. 이어서 그가 말을 이어갔다.

"어제 릭 더건 씨를 우연히 만났어요. 그 사람한테 잠깐 시간을 내주실 수 없으신가요?"

"제가 정말 바빠서요."

둘 사이에 흐르는 침묵이 델가도 선생의 답변을 마무리지었다.

그날 밤 집에서 저녁식사를 하는데, 델가도 선생이 근무하는 병원의 외과의사인 남편이 더건의 이름을 꺼냈다. 델가도 선생은 깜짝 놀랐다.

"그 사람이 날 찾고 있는 줄은 몰랐어. 수술을 막 끝내고 나오는데 그 사람이 복도에서 기다리더라고."

델가도 선생이 눈살을 찌푸렸다.

"그 사람이 자기소개를 하더니 이런 말을 하던데. '사모님께선 왜 절 싫어하시죠?'라고 말이야"

델가도 선생의 남편이 씨익 웃었다.

"몇 마디 농담을 던지고는 그냥 모른 체했어. 대체 무슨 일이야?"

남편의 질문에 델가도 선생은 일부 제약회사들이 건강과 질병에 대한 의사들의 생각을 바꾸려 하고 있다고 대답했다. 이번 경우는 노인들에게 나타나는 정상적인 변화를 하나의 병으로 만들려는 시도였다. 테스토스테론제를 만드는 제약회사들은 경쟁사 제품을 제치고 자사 제품이 처방되도록 노력하는 데 그치지 않았다. 의학이 규정하는 시장 너머까지 시장을 확대하고 싶어했다. 델가도 선생의 설명에 따르면, 더건이 자신을 목표로 삼은 까닭은 그녀가 마케팅 용어로 소위 '오피니언 리더'의 자리에 있기 때문이다. 유명 병원의 의사이며 전공 분야에서 최고로 꼽히는 임상의이자 콘퍼런스의 단골 강연자이고, 차세대 의사들의 교육을 책임지는 감독이자 수많은 환자들이 지속적으로 몰려드는 인기 의사로서, 지역 사회는 물론 다른 지역에서도 임상적 의사결정에 영향력을 미치는 이가 바로 그녀라는 것이었다.

더건은 그녀를 얻기 위해, 즉 자사의 브랜드를 선전하게끔 만들기 위해 다양한 고전적 마케팅 전략을 구사했다. 우선은 선물 공세. 사탕과 저녁식사 초대권 외에도 다른 소소한 선물들, 가령 전자계산기나 탁상시계, 펜 같은 선물들을 건넸다. 델가도 선생은 이 선물들을 비서의 책상 위에 그대로 둔 채 열어볼 생각도 하지 않았다. 그러자 다음 전략으로 넘어가 (세련된 옷차림과 노련미로) 비서와 말을 트며 접근했다. 비서의 허락 없이는 델가도 선생과 직접 얼굴을 대하고 제품 홍보를 할 수 있는 가능성이 없음을 알았던 것이다. 델가도 선생은 그 영업사원을 잘 봐달라는 비서의 간곡한 부탁을 정중히 무시했다. 이런 접근법까지 거부당하자 그 다음은 '꿀에서 식초로' 전술이 바뀌었다.

"정말 불쾌하기가 이를 데 없어요. 이젠 날 위협하려 드는 거예요. 그런 방법이 다른 의사들한테는 통할지 모르지만 나한테는 어림도 없죠."

저녁식사를 하면서 델가도 선생은 남편에게 자신이 어떤 제품들을 처방했는지를 더건이 안다는 사실에 너무나 놀랐다고 말했다. 그러자 그녀의 남편은 최근 한 경제 잡지에서 제약회사들이 약국들과 계약을 맺고 의사들의 처방 내용을 입수한다는 기사를 읽었다고 했다. 물론 제약회사들은 그런 약들을 어떤 환자들에게 처방했는지는 모르지만, 특정 기간 동안 어떤 제품들을 얼마나 많이 처방했는지를 모두 입수할 수 있었다.

"전혀 문제될 게 없는 합법적인 행위지."

델가도 선생의 남편이 말했다.

"그래도 마음에 안 들어요."

델가도 선생은 더건의 회사가 선물에서 정면대결로, 그리고 동료 의사인 포이어 박사의 개입으로까지 점점 수위를 높여가는 전략을 쓰는 것 같다고 했다.

"포이어 선생의 경우 이게 돈의 문제라고 생각하지 않아요."

물론 더건의 회사에서는 포이어 박사에게 테스토스테론 제품의 임상 시험에 대한 연구 보조금을 제공했다.

"그는 실제로 테스토스테론 대체요법의 신봉자였죠."

진단과 처방의 배경

수년 동안 테스토스테론 대체요법 시장은 상대적으로 작은 규모를 유지했다. 이 시장의 고객들은 닉 맨시니와 같은 뇌하수체기능부전 환자들이나 X염색체를 하나 더 가지고 태어난 클라인펠터증후군 환자들이었다. 이 증후군을 앓는 남자들의 경우 고환이 위축되어 호르몬이 충분이 생성되지 않는다. 테스토스테론 대체요법으로 처음 시도된 것은 안드로겐정이었다. 그러나 이 약은 종종 간 손상을 일으켰다. 그 다음에는 근육 주사 방식이 시도되었다. 그러자 테스토스테론 수치의 급격한 상승과 하락이 발생하고 흔히 기분, 성적 충동, 에너지의 평행 변화가 동반되었다.

1980년대 후반에는 피부에 붙이는 약이 개발되었다. 덕분에 보다 안전하고 지속적인 투약이 가능해졌지만, 대신 피부에 자극이 가해지고 운동 중에는 패치가 잘 떨어졌다. 그리고 마침내 거의 모든 사람이 편리하게 사용할 수 있는 형태의 호르몬이 만들어졌다. 하루에 한 번씩 어깨나 등에 간단히 문질러 바르는 무색의 젤이었다. 이로써 치료가 쉬워져 잠재 시장의 확대까지 불러왔다. 단, 치료 효과를 입증해 줄 환자들이 필요했다.

릭 더건이 델가도 선생 앞에 나타나기 몇 달 전, 《타임》에 2쪽짜리 광고가 실렸다. 자동차 연료 계기판 사진이 있고 그 옆에 "피곤하십니까? 우울하십니까? 성욕 감퇴를 느끼십니까? 그렇다면 당신의 테스토스테론이 바닥났을지 모릅니다"라는 문구가 적혀 있었다. 이 문구에 "일부 남성들은 나이가 들어가면서 테스토스테론 수치가 떨어진다"며, 테스토스테론 대체요법에 대해 의사와 상의해 보라는 권유가 이어졌다. 맨 밑에서는 계기판 눈금이 'Full'을 가리켰다.

델가도 선생도 《타임》에서 이 광고를 보았는데, 그저 그런 광고들 중 하나려니 하며 대수롭지 않게 여겼다. 지난 해에도 의학저널들에 유사한 광고들이 봇물을 이루었기 때문이다. 어떤 광고는 의사들에게 '테스토스테론 수치가 낮은 환자들 중에 집단 치료로 효과를 볼 만한 사람들을 뽑아달라'고 요구했다. 건장하고 행복해 보이는 남자들 사진이 있고, 그 옆으로 '성기능 향상', '기분 향상', '골밀도 향상'이라는 문구가 적혀 있었다. 그러면서 의사들에게 '테스토스테론 수치 하락에 따른 증상을 찾아내서 정상 테스토스테론 수치로 회복시켜' 주라고 했다.

릭 더건이 다니는 회사의 한 경쟁사는 의사들이 테스토스테론 수치가 '정상'을 밑도는 노령화 환자들을 가려낼 때 이용할 수 있는 질문지를 개발했다. 그 질문지에 따르면 그런 사람들은 여성의 폐경에 상당하는 증상들을 경험한다고 한다. '남성 폐경'이 대중적인 용어라면, 의사들은 남성 갱년기(andropause, 남성호르몬 작용을 하는 물질을 일컫는 안드로겐(androgen)의 쇠퇴(pause)를 의미-옮긴이), 혹은 고령화 남성의 안드로겐 부분결핍증을 뜻하는 PADAM(partial androgen deficiency in aging men)이라고 부른다. 일부 질문들은 상당히 구체적이었다. 가령 리비도 감소 경험이 남성호르몬 감소와 관련이 있을 수 있음을 암시했다. 모호한 질문들도 있었다. 무력감이나 인내심 감소 역시 테스토스테론 결핍을 암시할지도 모른다고 했지만, 이는 다른 이상들에서 비롯되었을 수도 있다.

어떤 질문들은 그물을 훨씬 넓게 던졌다. 삶의 흥미가 떨어졌는가? 짜증스럽고, 일의 능률이 떨어지고, 저녁식사 후 바로 잠자리에 드는가?

이 광고 내용을 두고 이야기를 나누던 중 델가도 선생이 지적했다.

"저녁식사 후에 가끔 졸음을 느끼지 않는 사람도 있나요?"

이 질문은 그저 의사들로 하여금 고령 남성들의 테스토스테론 수치를 측정하도록 유도하기 위한 방편일 뿐이라고 델가도 선생은 말했다. 일단 결과가 나오면 의사는 환자에게 그것을 말해 줄 수밖에 없다. 그러면 환자는 의사가 호르몬을 처방해 주리라고 기대할 것이다. 그렇다면 과연 이것은 의료 행위인가, 마케팅인가?

나이가 들수록 뇌하수체에서 보내오는 신호들에 대한 남성호르몬 반응은 줄어든다. 40세 이후부터 남성의 혈중 테스토스테론 수치는 1년에 평균 1.2퍼센트 가량씩 줄어든다. '정상' 테스토스테론 수치는 20대 남성의 정상 수치를 가리킨다. 그러나 청년들에 대한 '정상'의 정의도 내분비학을 전공하지 않은 의사의 경우 잘못 이해할 수 있다. 청년들의 테스토스테론 수치도 하루 동안 큰 변화를 보일 수 있다.

매사추세츠 종합병원의 생식내분비과 과장인 윌리엄 크로울리 박사와 그의 동료 프랜시스 헤이즈 박사는 최근 남성들의 테스토스테론 결핍이 가져오는 결과를 연구 중이다. 크로울리 박사는 자신들이 그 연구를 위해 정상 테스토스테론 수치의 정의를 분명히 할 필요가 있었다고 밝힌다. 그래서 건강한 20대 남성들의 혈액을 24시간 동안 10분

간격으로 채취했다. 이와 더불어 고환의 크기, 체모, 발기 기능, 정자 수, 근육량, 골밀도, 뇌하수체 기능도 평가했다. 그 남성들은 모든 기준에서 완전 정상이었지만, 하루 중 어떤 시간대에는 정상으로 간주되는 수치에 훨씬 밑도는 테스토스테론 수치를 보인 남성의 비율이 15퍼센트에 달했다. 구체적으로 밝히면 정상보다 50퍼센트를 밑돌았다.

60세 이상의 남성 중에 상당수는 그러한 정상 범위를 밑돈다. 이는 과연 테스토스테론 요법이 필요할 정도로 그들의 건강과 신체 기능을 손상시키는가? 간단히 말해, 남성 폐경은 과연 존재하는가?

카렌 델가도 선생을 비롯해 많은 내과학 및 내분비학 전문의들은 의사들의 생각을 바꾸려는 합동 공세가 있다고 보고 이에 대해 우려를 표명한다. 즉, 인체의 정상적인 변화와 문제까지 치료함으로써 질병을 만들어내려고 한다는 것이다. 일부 제약회사들은 자연스러운 노화 과정을 또 하나의 질환으로 만들려고 한다. 협소한 표준에서 벗어나는 성격과 기질적 특징들을 치료가 필요한 정신 질환으로 규정하려는 경우도 있다.

물론 친구 사귀는 능력에 문제가 있는 사회공포증을 앓는 아이들과 성인들도 있다. 그러나 어떤 경우는 단지 부끄러움을 잘 탈 뿐인데도 사회성장애라는 판정을 받고 강력한 향신경제를 처방받기도 한다. 과도한 긴장과 완벽주의로 손에서 일을 놓지 않으려 하고 혹시나 지나친 실수가 없는지 걱정하는 사람들도 너무 빨리 강박장애 판정과 약 처방을 받는다.

델가도 선생의 분야에서 테스토스테론은 노화의 질병화가 낳은 최신 호르몬 영약이다. 폐경 후 여성들에 대한 에스트로겐 처방의 증가는, 1960년대에 출간된 로버트 A. 윌슨 박사의 베스트셀러 『영원한 여성성(*Feminine Forever*)』에서 그 기원을 찾을 수 있다. 알고 보니 에스트로겐을 만드는 한 제약회사가 윌슨 박사에게 비용을 지원해 그 책을 쓰게 했다는 사실이 밝혀졌기 때문이다. 일각에서는 충분히 그럴듯한 여성 폐경 생리학의 분석 결과 및 호르몬 대체요법을 통한 폐경 문제 해결법들을 객관적인 임상 논문이 아닌 마케팅 선언으로 보게 되었다.

지난 10여 년간 대중을 겨냥한 직접적인 마케팅 노력이 전개되면서, 남성 노인들이나 폐경 후 여성들과 같은 사람들이 의사들에게 더욱 적극적으로 약 처방을 요구하게 되었다. 자신의 문제에 대한 그 약의 효과의 입증 여부는 별로 중요하지 않았다. 미국에서는 일단 약품이 특정 목적을 위해 판매를 승인받으면 의사들은 어떤 임상 질환이든 그 약을 처방할 수 있다.

FDA는 뇌하수체가 더 이상 고환에 호르몬 생산 명령을 보내지 않는 사람이나 클라인펠터증후군 같은 선천적 질환을 가진 남자들을 릭 더건이 홍보하는 약과 같은 제품들을 써서 치료하는 테스토스테론 대체요법을 승인했다. 사실 이런 질환들은 흔치 않다. 수천 명 중에 수십 명에 불과할 것이다. 그러나 미국에는 50세 이상의 남성이 거의 4천만 명에 이른다. 만일 의사들이 테스토스테론 수치가 떨어지는 이들에게 테스토스테론제를 처방한다면 그 시장 규모는 수십 억 달러에 이를 수 있다.

FDA가 자신들이 승인한 의약품 이외의 제품에 대해서는 광고를 금한다 해도, 그들이 구사할 수 있는 전략은 얼마든지 더 있다. 《타임》이나 의학저널들에 실린 그 광고들은 특정 제품명의 언급 없이 테스토스테론 결핍이라는 '질환'의 '인식 확산'을 목표로 했다. 또한 제약회사들은 그러한 광고 전략의 보완책으로, 버트 포이어 박사처럼 동료 의사들이나 수련의들에게 영향을 미칠 만한 '오피니언 리더들'을 끌어들였다.

FDA가 의사들에게 부여한 처방의 자유는 임상적 혜택을 불러올 수 있다. 나의 전공인 종양학 분야만 해도 그러한 자유 덕분에 특정 암의 치료제로 승인된 의약품(고환암의 시스플라틴이나 췌장암의 젬시타빈)의 적용 범위가 더 넓어졌다. 난소암 환자들은 시스플라틴처럼 백금 화합물 항암제 치료로 효과를 누렸고, 폐암이나 유방암 환자들도 젬시타빈으로 치료 효과를 얻었다. 또한 제약회사는 FDA가 최초로 승인한 질환들 외의 질환들에 대해서도 합법적으로 임상 실험을 수행할 수 있을 것이다. 만일 임상 실험으로 효능을 입증한다면 FDA에 치료의 승인 범위를 확대해 달라고 요청할 수 있다.

문제는 마케팅이 의학을 앞서려고 할 때 발생한다. 가령 치료 효과를 뒷받침해 줄 정보가 빈약하거나 심지어 부정적이거나 적대적인데도 마케팅이 벌어지는 경우다. 그런 경우 마케팅은 증거의 부재에도 아랑곳하지 않고 효능을 선전해 줄 오피니언 리더들을 찾는다.

남성 갱년기의 존재 여부는 아직 입증되지 않았다. 지금까지의 연구 결과에 따르면, 설문지상의 애매한 증상들만 보일 뿐 호르몬 감소가 미미한 수준에 그친 남성 노인들의 경우 대체요법의 효능이 설득력 있는 수준에 미치지 않았다. 대부분의 근육군에서도 치료에 따른 의미 있는 힘의 증가는 없으며, 유효 성분이 없는 위약들(placebo)과 비교해 리비도 향상이나 활력 증가도 없다. 미국 국립보건원이 소집한 전문위원회는 남성 갱년기에 대한 가설이 과학적 근거가 없다는 결론을 내렸다. 그럼에도 테스토스테론 대체 요법의 처방 건수는 지속적으로 큰 증가율을 보이면서, 그 대상도 닉 맨시니처럼 명확히 정의된 결핍증 환자들을 훨씬 넘어서고 있다. 이제 이익 추구를 최우선 과제로 삼는 제약회사들이 질환 규정과 치료법에 대한 의사들의 생각을 조종할 위험에 처해 있다.

환상의 벽을 뚫고

1998년에 나는 직접 질환을 경험하면서 한 신약에 매료된 적이 있다. 당시 나는 척추 수술의 실패로 만성적 관절염 증세를 앓게 되었고 제일 좋아하는 운동인 장거리달리기도 더 이상 즐길 수 없었다. 다시 운동을 시작하려고 할 때마다 요추 부분에 근육경련이 일어나면서 둔부로 통증이 뻗쳤다. 어쩔 수 없이 달리기를 포기할 수밖에 없었다. 대신 수영도 하고 사이클링도 했지만 상실감에서 벗어나기 힘들었다. 그때 류머티즘 전문의인 한 동료가 내게 당시 개발 중이던 소염제군에 대해 이야기했다. COX-2 억제제들로, 나중에 바이옥스와 셀리브렉스로 시판된 소염제였다. 나는 그 소염제들에 대해 알아보기 시작했고 좋아하는 운동을 다시 시작하게 될지도 모른다는 희망에 사로잡혔다. 그 희망이 얼마나 대단했던지 《뉴요커》에 「슈퍼아스피린」이라는 글을 기고했을 정도였다. 만성 관절염 환자들을 대상으로 한 6개월에 걸친 임상 실험에서 나온 최신 정보들을 다룬 글로서, 몇 가지 경고를 포함하기는 했지만 전체적으로 관절염 치료 패러다임의 변화를 예고한 것이었다. 그리고 마지막에 COX-2 억제제를 복용한 뒤 나도 다시 운동화 끈을 조이고 달릴 수 있으리라는 희망을 덧붙였다.

그렇기 때문에 테스토스테론에 대한 포이어 박사의 열정이 내게는 낯설지 않았다. 내 척추 퇴화를 돌이키지는 못해도, 최소한 완화할 방법이 있으리라 믿고 싶은 내 욕망의 반영이기도 했기 때문이다. 물론 COX-2 억제제에 얽힌 이야기는 거기가 끝이 아니었다. 분명 효과를 본 환자들도 있었지만, 그 효능이 나프록센이나 이부프로펜 같은 다른 소염제제들과 비교해 그다지 큰 차이는 없었다. 그나마 COX-2 억제제가 다른 소염제들의 부작용인 위장 자극을 완전히 없애지는 못해도 줄여주기는 했기 때문에, 위장관 출혈 병력이 있는 환자들에게는 비교적 효과가 클 수 있었다. 그러나 그 억제제에 심각한 독성이 없고, 치료의 새 장을 열리라는 견해는 틀린 것으로 밝혀졌다. 보다 엄정한 연구에서 COX-2 효소의 억제 작용에 따른 혈관 변화로 인해, 경미하지만 명백한 심장발작과 뇌졸중이 발병한 사실이 확인되었기 때문이다.

셀레브렉스와 바이옥스에 대한 나의 또다른 환상은 알츠하이머병 예방에 도움이 될지도 모른다는 것이었다. 한 가지 가설은 염증에 의해 유발되는 뇌손상이니 소염제가 유용하지 않겠느냐는 것이었다. 나의 외조부 맥스 셔먼은 성장기의 나에게 지대한 영향을 끼친 분이었다. 우체국에 근무하시면서도 우리들에게 늘 테디 루스벨트와 러프 라이터 연대(미·스페인전에서 활약한 의용 기병연대로, 카우보이·광부·경찰관·대학 운동선수 등 다양한 사람들로 구성됨-옮긴이)와 함께 활약한 시절의 무용담들을 들려주셨다.

몇 년이 흐르고서야 당시 할아버지의 연세가 러프 라이더스에 들어가기엔 너무 어렸다는 사실을 깨닫게 되었지만, 당시 할아버지의 이야기는 나의 상상력을 사로잡았고 그분을 역사와 가문의 영광의 산증인으로 생각했다.

외할머니가 돌아가시고 얼마 안 돼 할아버지의 행동이 바뀌었다. 시무룩해지고 내성적으로 변하신 것이다. 처음에는 기분이 우울해서 그러신 거라고 생각했다. 그런데 그런 의기소침함이 점차 공격적인 말이나 행동으로 바뀌었다. 세상에 그토록 다정다감하고 부드러운 분이 없으셨던 터라 외조부의 변화는 나와 가족들에게 너무도 낯설었다. 검사 결과 할아버지는 알츠하이머병을 앓고 계셨고 결국은 입원까지 하셨다. 할아버지는 나를 포함해 식구 중 아무도 알아보시지 못한 채 돌아가셨다.

지금도 수많은 가족들을 괴롭히고 있을 알츠하이머병이라는 망령은 그후로도 우리 가족의 가슴속에서 떠나지 않았다. 그러다 보니 COX-2 억제제 같은 안전한 약물이, 수십 년간 매일 복용해도 괜찮고 내 병을 치료해 다시 달릴 수 있게 해줄 뿐만 아니라 외조부를 빼앗아 간 그 병에서 나를 보호해 줄지도 모른다는 생각은 당연히 깊은 울림으로 다가와 나의 비판적 사고를 마비시킨 것이다.

델가도 선생이 자신의 환자들에게 수없이 지적하듯, 독성도 없고 거의 기적적으로 노화의 결과를 되돌릴 수 있는 약이 개발되리라는 생각은 흔한 환상이다. 알려진 대로 COX-2 억제제와 관련한 일부 데이터가 처음에는 공개되지 않았다. 통용되는 정보에 근거한 추천은 물론 있을 수 있는 일이라고 치자. 그러나 한 사람의 개인적 욕망이나 제약회사의 마케팅에 현혹되어 내려진 결론에 휩쓸리지 말고 우선은 냉정을 유지하면서 보다 광범위하고 장기적인 평가를 기다리는 일 역시 중요하다.

의사의 소신

1976년에 하버드 대학교의 지원을 받아 시작된 '간호사 건강 연구(Nurses' Health Study)'는 수십 년에 걸쳐 폐경 후 여성들을 위한 에스트로겐 요법과 관련한 대량의 결과를 내놓았다. 이는 이른바 관찰 연구로, 많은 수의 간호사들이 자신들이 복용하는 약과 음식, 근무 중 행동을 보고했다. 이 보고 내용을 바탕으로 연구자들은 건강한 행위와 그렇지 않은 행위가 어떤 것인지 추론을 이끌어냈다. 이러한 관찰 연구는 유용한 정보를 낳기도 하지만 잘못된 결론을 이끌어낼 수도 있다. 피실험자들이 숨겨진 편견 때문에 건강이나 질병에 영향을 미치는 특정 요인들을 보고하지 않을 수도 있기 때문이다. 치료군과 위약 투여군을 모두 포함하는 전향적 연구의 경우는 대부분 관찰 연구보다 좀더 신뢰할 만한 결과를 도출해 낸다.

'여성 건강 이니셔티브(Women's Health Initiatives)'는 미국국립보건원의 후원으로 1991년에 처음으로 시작되어 1만 5천 명 이상의 여성들이 참여해 호르몬 대체요법의 효과와 위험을 주제로 실시된 전향적 연구다. 이 연구는 원래 15년에 걸쳐 실시될 계획이었으나, 전문가들을 중심으로 독자적으로 구성된 한 전문위원회가 에스트로겐 및 프로게스테론 호르몬들이 건강한 폐경 여성들의 유방암 발병율을 높인다는 결론을 내놓으면서 일찍 중단되었다. 관상동맥심질환, 뇌졸중, 폐색전증의 발병 증가율 역시 호르몬 복용 여성들이 더 큰 것으로 관찰되었다. 이들 결과는 '간호사 건강 연구' 이후 통념으로 굳어졌던 사실들에 대해 심각한 의문을 제기했다.

그러나 2002년 '여성 건강 이니셔티브'의 결과가 발표되기 이전에도 심장병, 뇌졸중, 알츠하이머병 예방을 위한 노화기 여성들의 에스트로겐 복용에 제동을 거는 데이터가 발표된 적이 있었다.

"프래밍햄 연구(Framingham Study, 1948년에 시작된 장기간 지역 코호트(cohert) 연구로 미국의 대표적 역학 연구-옮긴이)가 에스트로겐이 심장병 발병을 막아준다는 사실을 보여주지 못한 점이 항상 마음에 걸렸어요."

델가도 선생이 말했다. 아테롬성 동맥경화증과 심장병의 위험인자를 밝혀내기 위한 대규모 장기 연구인 '프래밍햄 심장 연구'는 말하자면 '이상값'이었다. '간호사 건강 연구'에 반하는 것으로 보였기 때문이다.

"계속 머릿속을 떠나지 않았어요."

델가도 선생은 다른 동료들과는 달리 자신의 느낌을 무시하지 않기로 했다. 그때 '심장과 에스트로겐/프로게스틴 대체요법 연구(Heart and Estrogen/Progestin Replacement Study, HERS)'가 시작되었다. 한 제약회사가 호르몬이 여성 노인의 심장병 재발을 방지한다는 사실을 입증할 목적으로 에스트로겐의 위약 대조 시험을 후원한 것이다. 그런데 결과는 예상과 반대였다. 그러나 이러한 부정적인 결과에도 대부분의 임상의는 에스트로겐 처방을 멈추지 않았다. 불가항력적인 강력한 마케팅이 자기 앞길의 모든 장애물들을 옆으로 쓸어버리는 듯했다.

2006년 초《월스트리트 저널》에「'여성 건강 연구'의 설계 결함, 의심의 도마 위에 오르다」라는 헤드라인이 실렸다.《뉴욕타임스》에는「호르몬을 다시 생각한다」는 헤드라인이 올라왔다. 헤드라인은 보통 관심 끌기용으로 쓰이지만 독자들에게 잘못된 정보를 각인시킬 위험이 존재한다.《여성건강저널(Journal of Women's Health)》에도 '간호사 건강 연구'의 데이터를 인용하는 기사가 실렸다. 게재 매체를 보고 기사를 판단해서는 안 되지만 임상 의학계에는 매체의 서열이 존재한다. 《뉴잉글랜드의학저널(New England Journal of Medicine)》 《미국의학협회저널(Journal of the American Medical Association, JAMA)》이 으뜸이다. 내 전공 분야에서는 《내과연보(Annals of Internal Medicine)》《혈액(Blood)》《임상종양학저널(Journal of Clinical Oncology)》이 최고 권위를 자랑한다. 엄정하고 획기적인 데이터를 확보한 연구자들은 어떻게든 이들 유력 저널 중 한 곳에 게재하고자 한다. 유력 저널들 역시 자신의 명성을 드높여줄 획기적인 논문을 찾는다.

'여성 건강 이니셔티브'와 'HERS' 연구는 각각 《뉴잉글랜드의학저널》과 《미국의학협회저널》에 발표되었다. '간호사 건강 연구'의 초기 논문들도 이들 저널에 발표되었으나, 자기 보고 및 기타 편견들로 심각한 한계가 드러남에 따라 신뢰성이 떨어졌다. 미디어는 논쟁을 불러일으킬 뿐만 아니라, 매력적인 인구통계적 특징을 지닌 독자를 이끌어 올 주제에 굶주려 있다. 호르몬 대체요법은 가용 수입을 지닌 열독자를 확보할 수 있는 확실한 주제였다.

기자들은 뉴스 기사를 통해 정보를 정확히 보도했다. 폐경 직후에 호르몬요법을 시작한 여성들의 경우 관상동맥심질환의 발병 위험이 30퍼센트가량 감소했다는 것이다. 이 보도는 한 가지 가설로 이어졌다. 폐경이 시작되는 50대 초반의 여성들에게 에스트로겐의 효과가 가장 좋을 수 있으며, 따라서 '여성 건강 이니셔티브'의 참가자들에게서 에스트로겐의 심장 보호 효능이 나타나지 않은 것은 그들의 평균 연령(64세) 때문일 수 있다.

그 기사들은 의료계의 문화를 교묘히 통찰했다. 자리가 입장을 결정한다. 즉, 전공이 입장에 영향을 미칠 수 있다. 심지어 입장을 결정할 수도 있다는 것이다. 호르몬 대체요법의 경우, 부인과와 심장과가 입장을 달리했다. 많은 경우 여성들의 1차진료의이자 수십 년간 주치료제로 에스트로겐을 처방해 온 일부 부인과 전문의들은, 그것이 절대적으로 확실한 정보는 아니라는 사실을 인정하면서도 '간호사 건강 연구'가 내놓은 새로운 데이터를 크게 환영했다.

예일대 의과대학의 산부인과 주치의인 메리 제인 민킨 박사는 《뉴욕 타임스》를 통해 "개인적으로 나는 호르몬요법의 효능이 존재한다는 사실을 진심으로 믿는다"고 밝혔다. 또한 민킨 박사는 자신이 에스트로겐 제조업체들의 고문이자 고용 대변인을 맡고 있으며 자신 역시 호르몬을 복용하고 있다는 사실을 공개했다.

델가도 선생은 민킨 박사의 말을 포이어 박사의 말과 같은 맥락으로 보았다.

"민킨 선생 역시 신봉자죠."

그러나 민킨 박사의 '믿음'이 돈에 근거했을 거라고는 보지 않았다. 그렇다면 과학에 근거한 믿음일까? 예일 대학교처럼 높은 권위를 자랑하는 의과대학의 교수가 자신이 직접 복용할 정도로 확고하게 '진심으로' 호르몬 대체요법의 효능을 믿는다고 하면, 환자의 입장에서 이 말이 얼마나 강력한 영향력을 발휘하겠는가.

"그 선생들이 제약회사에게 스스로를 팔고 있다고는 보지 않아요."

델가도 선생은 그들이 객관성에 근거해 말하지 않고 믿음에 근거해 말하고 있다고 했다. 그러나 요즘 그런 의사를 찾는 일은 별로 어렵지 않다.

사람들은 신문을 읽을 때 주로 제목만 훑거나 처음 몇 문장만 읽고 만다. 또 일반인으로서 권위자가 강력한 목소리로 주장하는 내용을 비판적으로 평가하기도 쉬운 일이 아니다. 가령 《타임》의 기사를 보면, 기사 끝부분에 예일 대학교의 산부인과 및 생식과학과 과장인 프레더릭 나프톨린 박사의 반박이 나온다. 그는 '여성 건강 이니셔티브'의 데이터가 반직관적이라고 주장한다. "여성의 에스트로겐 감소와 심혈관계 질환 증가의 상관 관계는 논쟁의 여지가 없는 문제다. 그렇다면 생식 기능이 가능한 수준 정도로만 에스트로겐 수치를 유지해도 심장 보호 효과를 볼 수 있을지에 대해 왜 알아보려고 하지 않는단 말인가?"

이에 대해 심장내과 전문의들은 그러한 이론은 신빙성을 상실해 왔다고 주장한다. HERS 실험의 주 연구자인 데보라 그래디 박사의 말이다. "아테롬성 동맥경화는 폐경 연령에 이르기 한참 전에 시작된다. 게다가 혈전을 비롯해 많은 부작용을 보이는 예방 개입을 누가 원하겠는가? 그들은 무슨 일이 있어도 절대 자신들의 이론을 포기하지 않는다." 뉴욕 웨일 의과대학의 심장내과 전문의이자 주치의인 리처드 M. 푸크스 박사 역시 같은 주장을 펼친다. "호르몬요법이 심장 질환 위험을 줄여준다는 타당한 증거가 없으며, 대신 심장 질환, 뇌졸중, 폐경색, 유방암을 증가시킨다고 말할 수 있는 합리적인 증거는 있다. 나는 오히려 모든 여성은 그러한 요법을 중단하기 위해 노력해야 한다고 충고하고 싶다."

폐경 후 여성호르몬 수치의 지속적인 감소와 관련해 델가도 선생이 말했다.

"자연의 이치가 그렇게 큰 문제가 된다는 사실이 납득이 안 되죠.

모든 여성이 똑같은 약물로 치료를 받아야 한다는 사실도 납득이 가지 않았습니다. 모든 환자는 각각 한 명의 독립된 개인으로 보고 최선의 예방책이 무엇인지 평가해야 합니다."

분명 일괄적 처방은 문제가 있었다. 위약 대조 시험인 '여성 건강 이니셔티브'의 결과로 의혹이 씻기는 느낌이 들긴 했지만, 사실 단 하나의 호르몬으로 생리학적 젊음을 되찾을 수 없다는 건 당연한 상식이었다.

그러나 델가도 선생은 '여성 건강 이니셔티브'의 결과를 에스트로겐의 완전 불량 판정으로는 보지 않는다. 그녀 역시 효과가 기대되는 여성 환자들에게는 호르몬요법을 시행한다.

"정보를 잘 가늠해야 해요. 잠재적 위험을 평가하고, 그런 다음 타협해야 해요."

그러면서 최근 진찰했던 한 여성 환자 사례를 들었다. 막 폐경기에 접어든 여성으로 화끈거림 증세가 정도를 지나쳤고 어머니가 유방암 병력이 있었다. 에스트로겐은 유방암 발병 가능성을 높이는 것으로 보고 되었고, 유방암 가족력도 우려를 낳았다. 그러나 그 여성은 증세가 너무 심해 일도 못하고 사람들과 제대로 어울리지도 못했다.

"폐경기를 잘 극복하기 위해 에스트로겐을 복용하는 게 좋겠다고 권했어요."

뿐만 아니라 호르몬 치료를 권하기에 앞서 그 치료에 따르는 득과 실을 자세히 설명하고, 세심한 모니터링이 있겠지만 그래도 유방암 발병 가능성은 존재한다는 사실을 알렸다. 그리고 호르몬 치료를 곧 중단할 수 있었으면 좋겠다는 바람도 전했다. 이는 쉬운 결정도, 단순한 타협도 아니었다. 사실 그와 같은 선택이 단순한 경우는 극히 드물다.

이처럼 델가도 선생 역시 폐경의 증세가 극단적이고 심각한 환자에게는 그 인생의 전환기가 지나갈 때까지 단기 에스트로겐요법을 실시한다. 그리고 치료를 계속해야 할 분명한 이유가 없거나 다른 대안이 있으면 호르몬 치료를 중단한다.

"호르몬이 젊음의 샘은 아니죠."

미디어와 일부 의사들이 아무리 그런 식으로 그려내도 그건 사실이 아니라고 델가도 선생은 강조했다. 에스트로겐 같은 호르몬이 심장 질환이나 기억력 상실 등 대부분의 노화 현상을 예방할 수 있다고 믿는 것은 "도저히 말이 안 된다"고 했다. 노화는 많은 생리 작용, 분자들의 많은 변화들을 포함한다. 에스트로겐 같은 단 하나의 분자를 치료법으로 고정하는 것은 안일한 생각이며, '여성 건강 이니셔티브' 연구 결과가 보여주듯 잠재적 위험도 존재한다. 델가도 선생은 다음과 같은 말로 자신의 이야기를 마무리지었다.

"의사나 환자 양쪽 마찬가지일 거예요. 이런저런 복잡한 문제들을 통으로 해결해 줄 간단한 한 가지 답을 찾고 싶은 마음이 얼마나 간절하겠어요."

더글러스 왓슨은 제약업계에서 33년을 종사해 오다가, 스위스 기업 노바티스 AG의 미국 자회사인 노바티스 사의 대표이사이자 CEO 자리에까지 오른 사람이다. 내가 그를 만난 이유는, 기업의 윤리성과 데이터를 중요시한다고 알려진 한 제약업계 중역의 견해를 듣고 싶어서였다. 그는 스코틀랜드 출신으로 그 지역 사람들이 대체로 그렇듯이 자신의 생각을 솔직하게 드러내고 태도가 분명했다. 그는 영국 케임브리지 대학교에서 수학을 전공하고 제약업계로 들어가 여러 대기업을 거치며 최고의 자리에까지 올랐으며, 1999년 노바티스 사에서 비교적 빨리 은퇴를 했다. 예전에 그는 아주 인상적인 말을 한 적이 있다. 만일 어떤 임상 질환에 대해 부작용을 최소화하고 효능이나 안전성 면에서 현저한 향상을 예고하는 신약을 개발한 회사가 있다면, 의사들에게 그 약을 써보라고 설득하기 위해 통계를 나열하며 그런 식으로까지 곡예를 부릴 필요가 없으리라는 것이다.

"마케팅의 관점에서 내 목표는 의사가 환자 한두 명에게 새로운 치료법을 시험해 보게끔 만드는 겁니다. 다시 말하지만 환자 한둘이지 수백이 아닙니다. 우리가 바라는 건 그 의사가 그 신약에 대해 긍정적인 결과를 얻는 것, 그 한두 명의 환자에게 효과를 보는 겁니다. 그런 식으로 의사는 편안하게 신약에 대한 최적의 사용법을 익히고 그런 뒤 자신의 진료 원칙에 포함시키면 됩니다."

왓슨 씨는 마케팅과 관련한 연구 결과들을 보면, 대부분의 의사들은 보통 스무 가지 정도의 약만을 처방하며, 그 약들은 대부분 몇십여 년 전으로 거슬러 올라가 수련 기간이나 혹은 그 직후에 채택했던 것들이라는 사실을 알 수 있다고 했다.

대부분 개업의들은 치료의 주도권을 잡고 싶어하며, 그러한 주도권은 특정한 약에 대한 오랜 경험에서 얻어진다. 사실 고혈압이나 관절염 같은 질병은 최신 신약을 처방할 필요가 없는 경우가 많다. 그러한 질환의 최신 치료제들은 대부분 이전에 쓰던 약들과 상당히 유사한 '모방' 약들이거나, 아니면 효능이 현저하게가 아니라 그저 약간 좋아졌을 뿐이기 때문이다.

"한두 세대를 거치면서 '최저한도의 향상'을 보일 수는 있지만, 경력이 좀 되는 임상의라면 당연히 옛날에 쓰던 것들을 쓸 테고 그래도 치료에는 별 이상이 없을 겁니다."

왓슨 씨는 미소를 짓고는 다시 말을 이었다.

"여기에 대해 두 가지 관점이 있을 수 있겠지요. 비즈니스맨의 입장이라면 죽을 맛이겠죠. 어쨌든 물건을 팔아야 할 입장이니까요. 하지만 환자의 입장이라면 전혀 문제가 없습니다. 사실 건강이 좋아지는 데 최신 신약이나 위대한 약까지 필요한 경우가 별로 없거든요. 관절염 환자들의 소염제에 대한 만족도는 상당히 낮습니다. 아마 누구보다 그루프먼 선생이 잘 아실 테죠. 새로운 관절염 약이 개발되면 시장 진입이 매우 급속히 이뤄집니다. 사람들이 이렇게 말하죠. '지금 먹는 약은 별 효과가 없어. 아무래도 새로 나온 이 약을 먹어봐야겠어.'"

보통 관절염 약의 경우 신약의 전체 시장 점유는 초기 6개월 이내에 끝난다고 했다.

"언니고 동생이고 할 것 없이 전부들 달려가서 의사에게 텔레비전에서 셀리브렉인지 바이옥스인지 하는 약을 광고하는 걸 봤다고 말하죠. 그 환자의 관절염이 별 차도가 없다는 사실을 잘 아는 의사는 기꺼이 신약을 처방해 줍니다."

그러나 만일 그 광고가 혈압제 광고였다면 어제 약이나 오늘 약이나 다 비슷비슷해 대다수의 환자에게 썩 괜찮은 효과를 나타내고, 따라서 의사는 설령 환자의 요구가 있더라도 신약 처방에 덜 적극적이다.

왓슨 씨는 테스토스테론 대체요법을 제약산업이 하나의 문화 이동의 기회로 노린 비아그라와 같은 예로 본다.

"제가 어렸을 적에는 성기능이란 게 저녁식사 자리에 오를 만한 대화 주제가 아니었죠. 20년 전만 해도 요즘과 같은 성에 대한 사회적 기대가 있었는지 모르겠습니다. 테스토스테론, 비아그라를 비롯해 요즘 처방되는 기타 약제들은 모두 사회 변화에 따른 것이지, 약의 용도라는 게 전체적으로 '필요'라는 단어와는 거리가 아주 멉니다."

왓슨 씨는 비아그라가 개발 중일 때 자신은 그것의 잠재력을 제대로 몰랐다고 웃으며 말했다. 페니스 신경에 손상을 입었거나 골반 방사선요법이나 수술을 받은 비교적 소수의 남성들을 염두에 두고 있었다는 것이다. 분명한 의학적 이유에서가 아니라 오락적 이유로 그 약을 찾는 남성이 그렇게 많으리라고는 전혀 예상하지 못했다.

"밥 돌이 TV에 나와서 그런 얘기를 할지 누가 상상이나 했겠습니까?"

왓슨 씨는 밥 돌이 등장하는 그 광고가 대중의 시각에는 극적인 변화를, 의사들에게는 물결 효과를 일으켰으며, 이는 바로 비아그라의 수십억 달러 매출로 이어졌을 것이라고 보았다. 대체로 보수적인 정치 성향을 띠고 활기 넘치고 아름다운 부인을 둔 캔자스 출신의 명망 높은 전쟁 영웅이 그러한 약을 선전할진대, 누구라도 성생활 향상을 위해 거리낌 없이 그 약을 쓰지 못하겠는가. 비아그라 같은 약제들과 테스토스테론의 주요한 차이라면, 비아그라는 지속적인 발기라는 분명한 신체적 현상을 드러내는 반면, 테스토스테론은 위약과 비교해 별다른 성욕 증가가 나타나지 않는 경우가 많다고 한다.

약의 '윤리적 마케팅'을 어떻게 정의하는지 왓슨 씨에게 물었다. 그는 마케팅의 주 목적은 특정 약제의 부작용과 잠재적 효능을 의사들에게 정확히 교육하는 것이어야 한다고 했다. 그에 따르면 대부분의 의사들은 제약회사들부터 신제품에 대한 정보를 얻는다고 한다. "자기 시간과 노력을 들여 신약에 대해 깊이 공부하는 의사는 아주 예외적인 경우"이며, 연구 결과들도 이러한 의견을 뒷받침한다. 그러므로 심도 있게 학습할 시간이 거의 없는 바쁜 의사들에게 그 치료법을 정확한 임상 적소에 자리매김해 주는 교육 자료를 제공해야 한다는 게 그의 생각이다.

"제대로 된 영업사원이라면 의사들이 신약을 둘러싼 핵심 이슈들에 관심을 갖도록 유도할 것이고, 그러면 의사들은 따로 시간을 내서 영업사원이 주고 간 홍보 자료와 기타 자료들을 읽으면서 핵심적인 내용에 다시 한 번 주목해야 합니다."

제약업체들이 장사꾼으로만 머물지 말고 의사들의 교육도 일부 담당해야 한다는 것이다.

"물론 장사꾼이 아닌 척하려는 게 아닙니다. 당연히 장사꾼이니까요. 하지만 좋은 제품을 파는 윤리적인 회사라면 가장 기본적으로 의사들에게 사용법을 가르치려고 노력해야 합니다."

물론 이런 접근법에는 경제적 이기심이 포함되어 있다. 약을 더 잘 이해하는 의사는 그만큼 '약을 써볼' 가능성이 더 높기 때문이라고 왓슨 씨는 말했다. 그런데 올바르게 써야 한다.

"저희는 좋은 약이 바르게 쓰이길 바랍니다. 만일 바르게 처방되지 않으면 효능이 나타나지 않거나 예상치 못한 부작용이 생길 수 있으니까요. 그건 절대 우리가 바라는 바가 아닙니다. 환자를 위해서도 그렇고, 또 의사도 잃게 될 테니까요. 솔직히 말하면 일부 의사들은 심약한 겁쟁이들입니다. 어떤 사람이 와서 무릎이 아프다고 했을 때, 행여 자기가 뭔가를 주지 않으면 그 사람이 길 건너 병원의 다른 의사한테 가버릴까 두려워 처방을 해줍니다. 그때 최근 광고에 나온 신약 중 하나를 처방할 수 있는 거죠."

또 어떤 의사들은 일반인을 대상으로 한 광고를 떠올리고는 '음,

이 약을 원하겠군. 다른 약을 처방할 수도 있지만 뭐 별 문제 있겠어? 그렇다면 이 사람이 원하는 걸 주자'라는 식으로 생각하는 경우도 있다고 했다. 이러한 '대중 중심'의 시합장이 바로 '진짜 마케팅', 즉 일부 제약회사들이 의학적 필요에 따르는 게 아니라 필요를 만들어내려고 노력하는 곳이라고 했다. 왓슨 씨의 말을 듣다 보니 훨씬 적은 비용으로 동일한 효과를 볼 수 있는 일반 제산제가 있는데도 값비싼 소화제를 선전하던 광고가 생각났다. 그는 자신은 많은 제약업체들의 브랜드 전략에 반대하며, 대부분의 복제약들은 동일한 안전성과 효능, 상당한 비용 절감 효과를 지닌다고 주장한다. 그러나 제약업체들은 복제약들에 대해 공격적인 마케팅을 실시하며 선물 공세와 특혜로 의사들의 행동을 마음대로 주무르려고 한다.

"만일 제약업체의 영업사원한테 몽블랑 펜을 받았다는 이유로 제게 지나치게 비싼 브랜드 약을 처방하려고 한다면, 전 그런 의사에게 진료를 받고 싶지 않을 겁니다."

임상 연구와 병리학적 연구의 기준

왓슨 씨와 대화를 끝낸 직후 알고 지내던 한 외과의사와 얘기할 기회가 생겼다. 알고 보니 그는 다음날 한 콘퍼런스에 참석하기 위해 콜로라도로 스키 여행을 떠나려던 참이었다. 항공료, 식대, 회의 참가비 등 여행의 모든 비용은, 그가 수술실에서 즐겨 쓰는 외과 장비를 만드는 업체가 부담했다. 몽블랑 펜 정도가 아니었다. 수천 달러짜리 여행이었다.

"그렇다고 이러한 대우가 지금보다 그 회사 제품을 더 쓰게 될 정도의 영향력이 있다고는 생각지 않습니다."

그 외과의사가 주장했다. 나는 과연 그럴 수 있을지 회의적이라고 했다.

"사실은 일을 딱 반으로 나눕니다. 수술 건들을 반으로 나눠 한쪽 반은 이 회사 장비를 쓰고, 나머지 반은 경쟁사의 장비를 쓰죠."

그는 웃으며 이렇게 두 회사를 묶어놓아야 더 많은 혜택을 얻을 게 아니냐고 했다.

그러나 그가 말하지 않은 부분이 있었다. 어느 쪽 회사의 장비를 쓰든지 간에, 그들 회사 장비를 이용한 그 모든 수술들이 반드시 필요한 것이었느냐 하는 점이다. 때때로 특정 수술의 높은 의료 수가와 장비 회사의 부조가 불필요한 수술의 건수를 늘리는 것 같기도 하다. 척추 융합술이 그 대표적인 예다.

만성 요통의 수술 치료라는 논쟁의 여지가 많은 주제를 이해하려면 역사적 관점이 도움이 될 것이다. 외과의사들은 지금까지 많은 수술을 적극 선전해 왔다. 그러나 그 결과를 보면 완전 무익했다고는 볼 수 없더라도 실망스러운 것은 사실이다. 1950년대에는 수많은 협심증 및 관상동맥 질환 환자들이 가슴뼈 밑으로 지나는 동맥을 묶는 수술을 받았다. 당시 의사들은 그러한 처치를 통해 관상동맥 폐쇄로 정상적인 혈액 공급을 받지 못하는 심장에 더 많은 혈류를 보낼 수 있으리라고 생각했다. 그러나 1950년대 말에 시행된 한 임상 시험에서 가짜 수술을 받은 환자들도 진짜 수술을 받은 환자들만큼 좋은 경과를 보인다는 사실이 밝혀졌다. 많은 환자들이 수술 뒤에 나아졌다는 사실에는 분명 위약 효과가 있었다.

특정 질환의 생리학에 대한 오해로 인기를 끈 수술들도 있었다. 월리엄 할스테드는 1895년 존스홉킨스 병원에서 근치적 유방절제술을 최초로 시도했다. 그후 그 수술법은 유방암의 일반적 치료법이 되었다. 1970년대 초 컬럼비아 의과대학 시절, 그 수술법에 의문을 제기하는 이는 아무도 없었다. 전국의 외과의사들은 유방암은 원발종양에서 인접한 곳으로 순차적으로 퍼져 나가며, 유일한 치료책은 유방과 그 아래 근육들까지 모두 들어내는 것이라고 믿었다.

1980년대에는 암세포들이 발병 초기에 림프관들과 혈관들을 통해 몸 전체로 퍼질 수 있다는 사실이 확인되었다. 또한 유방암 치료에 있어 침범 지역에 방사선요법을 실시하고 이어 덩어리절제술을 시행하는 방법, 즉 종양만 절제하고 가슴은 보존하는 수술이 근치적 유방절제술만큼의 효과가 있다는 사실이 증명되었으며, 환자의 신체 손상 및 외상도 훨씬 적었다.

척추융합술은 아마 우리 시대의 근치적 유방절제술이 아닐까 싶다. 2006년 미국에서 실시된 하부요추융합술 시술 건수는 15만 건이 넘는다. 이 수술은 아래쪽 척추에서 추간판을 제거하고 기계적으로 금속 막대와 나사로 척추뼈를 고정시켜 주는 시술이다. 이 시술은 척추골절이나 척추암 환자들에게 엄청난 효과를 발휘하지만, 그런 경우는 전체 시술의 극히 일부에 지나지 않는다. 그보다는 만성 요통을 완화하기 위해 시술되는 경우가 더 많다. 그러나 이 경우 과연 효과가 있는지의 여부와, 일부 의사들이 그 시술을 시행하는 이유와 관련해 심각한 의문들이 제기된다.

그러한 수술 여부를 결정할 때 흔히 CT와 MRI 스캔이 쓰이지만, 손상 혹은 퇴화된 추간판과 요통 사이의 연관 관계는 미약하다. 가령 그간의 연구 결과에 따르면 40세 이상의 건강한 사람들 중 27퍼센트가 추간판탈출증(허리디스크)을 경험하고, 10퍼센트는 척추 추간관절 이상이 있으며, 50퍼센트는 CT 스캔상에서 주목할 만한 해부학적 변화를 보인다고 한다. 그런데 그들 중 아무도 요통은 없었다. MRI 스캔을 이용한 연구에서도 비슷한 결과들이 나왔다. 60세 이상의 노인 중 36퍼센트는 추간판탈출증을, 80~90퍼센트는 협착이나 융기 형태의 추간판 퇴행을 보였다. 이번에도 역시 요추에 주목할 만한 해부학적 변화가 보였음에도 지속적인 요통은 없었다. 물론 추간판탈출과 극심한 요통이 동시에 일어나는 사람들도 일부 있다. 그러나 그런 경우도 수술이 불필요한 사례가 많다는 게 일반적인 연구 결과다.

80퍼센트 이상의 사람들은 소염제 복용, 적당한 휴식, 운동과 물리치료와 같은 전통적인 방법으로도 회복이 가능하다. 간단한 추간관절제술(탈출되어 신경근을 압박하는 추간판의 가장자리를 제거하는 방법-옮긴이)로 보다 빠르게 통증을 완화시킬 수 있다. 수술을 피하고 싶은 사람은 그렇게 할 수 있지만 불편감은 더 오래갈 수 있다.

허리의 다양한 근육과 건, 뼈, 관절, 인대에는 각각 척수를 통해 통증 메시지를 뇌에 전달하는 감각신경이 있다. 복부나 골반에도 염증이나 기타 문제가 생겼을 때 등의 통증을 전달하는 기관들이 있다. 이 복잡한 통증 전달 시스템 속에서 만성 요통의 원인은 흔히 수수께끼로 남는다. 의사들은 그 이유를 밝혀내야 한다는 심한 압박감에 시달린다.

만성 요통과 같은 문제를 바라보는 의사들의 시각은 전공의 영향을 크게 받는다. 1994년에 발표된 「누구를 만나느냐가 중요하다(Who you see is what you get)」라는 연구 논문에 따르면, 각 전문가 그룹은 환자 평가시 자기 분야의 진단 도구를 선호한다고 한다. 신경과 전문의들은 신경전도계의 기능을 평가하는 근전도 검사(EMG)를 요청했다. 근전도 검사는 근육과 신경에 바늘을 삽입하고 약간의 전기 자극을 주는 방법으로 진행된다. 관절염을 비롯한 기타 관절 장애를 전문으로 치료하는 류머티즘 전문의들은, 척추에 영향을 미치는 희귀한 자가면역장애를 밝혀낼 수 있는 혈청학 검사라는 혈액 검사를 지시했다. 외과의들은 척추와 추간판의 구조를 보여주고 외과적 해답을 암시할 수 있는 MRI 스캔을 요청했다.

마취학 및 통증 관리 전문가로 만성 요통 환자에 대한 치료 경험이 풍부한 한 의사는, 기본적으로 모든 진단법과 치료법은 각각 하나의 '프랜차이즈'이며, 현재 수많은 프랜차이즈들이 주도권 경쟁을 벌이고 있다고 설명했다. 나는 그가 단순한 은유 이상의 경제 용어를 쓰고 있다는 사실을 알아챘다. 의료 분야의 경우 환자에게 특정 시술을 행하면 설령 그 시술이 주사바늘을 한 번 찌르는 데 그치더라도 신체 검진 때보다 보험회사로부터 훨씬 더 높은 비율의 급여를 받는다는 점을 그는 지적했다. 그래서 침습적 시술에 대한 강력한 욕구가 존재한다는 것이다.

다른 한편, 워싱턴 대학교의 1차진료의인 리처드 데요 선생은 요통 환자 수천 명의 치료 결과를 연구해 보니, 그들의 진단 검사가 대부분 치료를 위한 정보나 실제적인 도움을 제공하지 못한 것으로 밝혀졌다고 했다. 연구 결과에 따르면 요통 환자의 85퍼센트는 정확한 진단을 받지 못했다. 그들의 경우 통증의 원인이 대체로 요추 '염좌'나 '좌상' 등으로 모호하게 진단되었다. 그러나 이러한 진단도 그나마 중요하지 않은 것으로 밝혀졌다. 왜냐하면 결과들이 거의 비슷하게 나오기 때문이다. 급성 요통 환자들 중 90퍼센트는 특정한 치료 없이도 2~7주 안에 좋아진다. 급성 추간판탈출증은 회복은 대체로 더디지만 예후는 좋은 편이며, 80퍼센트는 수술 없이도 적어도 6주가 지나면 증상이 눈에 띄게 호전된다. 시간이 지나면 추간판이 제자리를 찾아가 더 이상 신경을 압박하지 않게 되고 염증도 가라앉는다. 앞서도 언급했지만, 급성 좌골신경통이 있는 사람은 간단한 추간판절제술을 통해 빠른 회복을 볼 수 있으며, 이런 이유로 일부 환자들은 이 시술을 선택한다. 그러나 급성이 아니라 만성 요통의 경우는 수술을 받아야 할 이유가 훨씬 모호하다. 의사들이 만성 요통 환자들을 어느 길로 인도하느냐 하는 문제에는 정말 슬프게도 경제 논리가 큰 영향을 미칠 수 있다.

내가 만나 대화를 나누어본 척추외과의들은 솔직한 대답을 하게 되면 의료계 내에서 자신의 입지가 악화되고 환자 수가 줄어들지도 모른다는 우려를 표명하며 이름 밝히기를 꺼렸다. 그래서 나는 그들 외과의들 가운데 한 명을 그냥 휠러 선생이라고 부르겠다. 휠러 선생은 일주일 두세 차례 척추융합술을 시술한다. 그는 수년 동안 자신의 환자들에게 만일 절대적인 필요가 없다면(척추가 탈구되었거나 혹은 척수나 신경 손상을 유발할 수 있는 질환으로 손상된 경우가 아니라면) 융합술은 되도록 피하는 게 좋다고 조언해 왔다. 그러나 그런 절대적인 경우는 만성 요통 환자의 2퍼센트에도 미치지 않을 만큼 극히 드물다. 휠러 선생은 이렇게 설명한다.

"만성 요통에 시달리는 환자들한테는 흔히 '척추 불안정성'이라는 진단이 내려집니다. 수술을 정당화하기 위한 용어지요. 게다가 이런 용어라면 직접적으로 반박할 수도 없으니 얼마나 훌륭한 진단입니까."

남성 노인들을 위한 테스토스테론 대체요법의 신봉자인 포이어 박사처럼, 내가 만나본 여러 명의 척추외과의들 역시 척추 불안정성과 융합술의 필요성을 굳게 믿는 이들이었다. 그들은 일상적으로 척추 엑스레이를 지시했으며, 구부리거나 펼 때 관찰되는 척추뼈들의 사소한 움직임들을 그러한 진단의 근거로 해석했다. 그러나 휠러 선생과 같은 척추수술 전문가들과 뉴잉글랜드 척추센터의 제임스 레인빌 박사와 같은 재활의학 전문가들은 엑스레이상의 그 사소한 변화들이 만성 통증을 설명할 수 있다는 주장에 대해 깊은 회의를 나타냈다.

장기 요통 환자들에게 융합술을 피하라고 충고해 온 휠러 선생도, 특히 직업 관련 사고나 부상에 따른 지속적인 활동장애를 근거로 경제적 이득을 취할 수 있는 환자의 경우에는 융합술에 대한 자신의 보수적인 입장이 거센 저항을 받을 수밖에 없음을 깨달았다. 그에 따르면, 그가 속한 지역 사회 내의 신경과 전문의 4명은 한 그룹을 이뤄 변호사들과 직접적인 협력 관계를 유지한다고 한다. 즉, 변호사들은 사고를 당하거나 직업 관련 상해로 허리에 문제가 생긴 환자들을 신경과 전문의들에게 소개한다.

신경과 전문의들은 근전도 검사 한 번에 1,500달러를 청구하고 또 소견서 대가로 변호사에게 500달러를 받는다. (휠러 선생은 20년 넘는 의사 생활 동안 그 신경과 전문의들이 사고 환자들의 근전도를 음성으로 판독하는 경우는 한 번도 본 적이 없노라고 단언했다.) 그런 뒤 신경과 전문의들은 환자들에게 추간판에 심각한 문제가 생겼다고 말하고, 이로써 환자들은 통증을 더욱 민감하게 지각한다. 뿐만 아니라 만일 수술을 하면, 이후에 반드시 일자리로 돌아갈 필요는 없어진다는 사실도 알려준다.

휠러 선생은 그 신경과 전문의들 중 누군가가 환자에게 근전도나 MRI 소견으로 보아 척추에 심각한 문제가 생긴 것 같다는 말을 할 때마다 자신의 입지가 아주 곤란해진다고 했다. 한번은 그들 중 한 명에게 이의를 제기한 휠러 선생에게 이런 대답이 돌아왔다.

"저는 환자의 권익을 옹호합니다."

물론 대부분의 의사들이 이처럼 터무니없이 행동하지는 않으며, 대부분 병리 검사와 정밀 검사에서 얻은 정보를 바탕으로 정확한 권고를 한다고 생각한다. 그럼에도 불구하고 현재의 의학 풍토는 이익 추구형 의뢰 및 시술 네트워크를 부추기며, 실제적 가치에 대한 비판적인 검토 의지는 꺾고 있다. 보험 혜택 역시 수술 편을 들어준다.

대체로 척추 수술을 받을 때 환자들은 더 큰 재해 보상금을 받는다. 휠러 선생은 자신이 돌려보낸 거의 모든 환자들이 다른 외과의들에게 수술을 받는다는 사실을 알게 되었다. 그 뒤로는 만일 자신의 환자가 어차피 수술을 받을 거라면 자신이 집도하는 게 나을 거라고 생각했다. 그러면 적어도 수술이 제대로 이루어졌는지 알 것이기 때문이다.

보험회사는 거의 항상 추간판제거술보다 융합술에 훨씬 높은 요율의 급여를 지불한다. 가령 휠러 선생의 분야에서 간단한 추간판제거술에 대해 외과의가 받는 총 진료비는 대략 5천 달러인 반면, 융합술의 진료비는 2만 달러에 달한다. 융합술의 경제적 유인력이 훨씬 큰 것이다.

대다수의 만성 요통 환자들에게 융합술은 통증이나 활동성에 획기적인 영향을 주지 못한다. 그러나 많은 외과의들이 그 형편없는 결과에 거의 관심을 쏟지 않는다. 스칸디나비아에서 시행된 한 전향적 연구에서 만성 요통으로 융합술을 받은 환자들과 받지 않은 환자들을 비교했다. 2년 뒤 한 독립 연구자가 수술 그룹 환자들 가운데 겨우 6명당 1명꼴로 '탁월한' 결과를 보인 것으로 평가했다. 집중적으로 물리 치료를 받은 환자들과 비교하면 최저한의 향상에 불과했다. 그러한 실망스러운 결과에도 불구하고 일부 척추외과의들은 수술의 정당성을 뒷받침하기 위해 그 연구 결과를 인용한다.

1993년 연방보건정책조사국(Agency for Health Care Policy and Research)이 광범위한 분야(신경과, 정형외과, 내과, 방사선과, 척추교정과, 류머티즘, 정신의학, 간호학)의 요통 치료 전문가 23명을 소집해 전문위원회를 구성했다. 워싱턴 대학교의 리처드 데요 선생도 그 위원회의 위원이었다. 그는 최근 척추융합술이 과학적 논거가 부족하며, 간단한 추간판제거술보다 합병증 발병률이 상당히 높다는 사실을 암시하는 기존 연구의 통계 분석 결과를 발표했다. 그 연방전문위원회의 구성 목적은 요통의 진단 및 치료와 관련한 과학적 증거를 평가함으로써 급성 요통의 임상 관리 지침을 만들려는 것이었다. 비록 그 전문위원회에서 보험 급여 문제는 논의되지는 않았지만, 메디케어와 민간 보험회사가 급여액을 결정할 때 그 지침을 고려할 것으로 보인다.

그 전문위원회는 소집과 동시에 공격의 대상이 되었다. 북미척추협회는 그 전문위원회가 공개 심의를 하지 않는다며 비난하고, 전문위원들이 수술에 대해 편견을 가지고 있다고 주장했다. 북미척추협회는 보건정책조사국 산하의 그 전문위원회에 후원하는 보조금을 삭감하기 위해 국회의원들에게 로비를 벌였다. 데요 선생은 내게 "저자들은 수술 반대주의자들이며, 융합술 반대주의자들이다"라는 구호가 바로 반대파의 노선이라고 했다. 그러면서 "우리에겐 정말 다른 속셈이 없다. 우리의 목적은 오직 그러한 일반 의료 행위의 근거와 결과를 비판적으로 검토하려는 것뿐"이라고 주장했다.

다수당이 민주당에서 공화당으로 바뀐 획기적인 변화가 일어난 1994년 11월 의원 선거 이후, 새로 구성된 하원은 그 전문위원회를 겨냥한 비난에 대해 수용적인 입장을 취했다. 미국의학협회, 미국의사협회, 미국병원협회가 모두 그 전문위원회를 구하려 나섰지만 하원은 결국 재정 지원을 줄였다. 곧 이 전쟁은 상원으로 옮겨갔다.

궁극적으로 그 전문위원회는 살아남았지만, 의회는 보조금을 대폭 삭감했다. 척추융합술 장비 제조업체는 그 전문위원회의 연구 결과에 대한 출간을 막기 위해 법원에 출간 금지 명령을 요청했다. 이러한 우여곡절 끝에 출간된 전문위원회의 지침들은 물리 치료와 같은 보수적 치료법을 강조했다. 그러나 전문위원회를 둘러싼 논란은 그러한 권고의 신뢰성을 손상시켰으며, 외과적 시술에도 거의 영향을 미치지 못했다.

내가 만난 한 척추외과의는 그 전문위원회의 권고에 맞서 스스로의 입장을 변호하면서도, 미국 내 척추융합술의 급속적인 확산을 인정했다. 그러면서 20년도 훨씬 전인, 자신이 처음 수련의 생활을 할 때만해도 척추수술 전임의가 소수에 불과했는데 이제는 80명이 넘는다고 했다. 해를 거듭할수록 훈련 받는 전문가들은 점점 늘어나고, 그들은 당연히 자신의 기술을 사용할 기회를 찾을 것이다. 기술 역시 급속한 발전을 이루었다. 새로운 종류의 나사, 금속막대, 인조 디스크를 비롯한 많은 장치들이 척추에 삽입된다. 그 기구들은 공격적으로 광고되고 있으며 제조업계나 병원 양쪽 모두에게 높은 중간 이윤을 안겨주고 있다.

호화 리조트에서 열린 척추수술 콘퍼런스에서 참석했던 외과의도 만나보았다. 앞서 내 친구 외과의도 말했듯이, 그 여행 경비는 그가 융합술을 시술할 때 사용하는 하드웨어의 제조업체가 전액 부담했다. 그는 그러한 특혜가 자신의 의료 행위를 바꾸지 않을 거라고 확신했지만 스스로 융합술의 신봉자임을 인정했다. "나의 시술 결과들은 출간된 논문 속의 그 어떤 결과보다 좋습니다." 그가 말했다. 그러나 좀 더 추궁하자, 장기적인 추적 관리는 거의 없었으며, 물리요법 같은 보수적 치료와 융합술을 비교하는 무작위의 전향적 연구에 단 한 번도 참여하지 않았음을 시인했다.

정부가 불필요한 시술을 중단시키지 않을 때, 기업의 이윤 추구 욕구가 그러한 수술을 추동할 때, 그리고 의사들이 그것들을 신봉할 때, 불필요한 수술의 확산을 막을 수 있는 유일한 기관은 의과대학과 대학병원뿐이다. 실제로 많은 병원들이 기업의 영향력에서 의학을 떼어내기 위해 노력하고 있다. 2006년 1월, 《미국의학협회저널》에 큰 주목을 받은 논문 한 편이 실렸다. 그 논문에서 컬럼비아 의대와 하버드 의대의 연구직 의사들은 제약업체들의 부적절한 영향력에 이끌려가지 않도록 의사들은 이제 스스로를 단속해야 한다고 권고했다.

물론 신약 개발이든 이식용 의료기구의 개발이든, 민간 부문과의 파트너십 없이는 의학의 진보가 불가능하다. 또한 자유주의 경제는 비즈니스의 목적이 시장점유율의 최대화와 이익의 극대화임을 전제로 한다. 그러나 환자를 대상으로 하는 의사의 판단은 사적인 이윤 추구에서 자유로워야 한다. 《미국의학협회저널》의 논문 게재자들은 더 나아가 아주 사소한 선물조차도 의사의 판단에 교묘한 영향력을 행사할 수 있다고 주장한다. 선물공세의 심리학에 따르면 누구든 선물을 받게 되면 의식적이든 무의식적이든 답례의 의무를 느낄 수밖에 없기 때문이다.

항상 그렇다고 볼 수는 없지만 그 답례가 환자의 부담으로 넘어갈 수도 있다. 요즘 많은 병원과 대학, 의학저널 들은 의사들에게 업체들과의 금전 관계를 공개할 것을 요구한다. 일부 의사들은 업체의 컨설팅을 담당하고, 또 연구나 교육 활동을 위한 재정 지원을 받는 경우도 있다. 이 때문에 그 관계를 공개함으로써 환자들이나 저널 독자들이 잠재적 편견이나 선입견을 갖지 않도록 경각심을 줄 수 있다.

하지만 《미국의학협회저널》의 저자들은 그러한 공개로는 충분하지 않다고 주장했다. 그러면서 월스트리트를 예로 들어, 애널리스트들이 자신의 소속사와 특정 업체들의 경제적 관련성을 무시하고 그 관련 업체들의 주가를 부적절하게 부추기고 있음을 주목하라고 했다. 사실 공개로 인해 오히려 역효과를 볼 수도 있다.

환자들과 독자들은 사실 공개를 계기로 의사들이나 연구자들이 개인적 이익과 관련한 잠재적 편견에서 벗어나리라고 믿을지 모른다. 그러나 실상은 그렇지 않을 수 있다. 보스턴 브라이엄여성병원의 저명한 혈액학 전문의 토머스 스토셀 박사는 《포브스》를 통해, 제약업체들과의 관계는 의학의 진보에 필수적이며 그 관계를 끊거나 심한 압박을 가하면 결국은 신약을 필요로 하는 환자들에게 악영향이 미칠 것이라는 반박문을 발표했다.

이해충돌의 가능성을 고려해 내가 일하는 병원에서는 임상 진료와 병리학적 연구를 구별한다. 병리학자들에게는 제약업계와의 관계를 잘 이끌어가도록 권장한다. 둘 사이의 친밀한 관계가 불치병 치료제 개발에 필수적이기 때문이다. 반면, 제약업체나 장비업체의 고문을 맡고 있는 의사들은 사적인 경제적 이득이 사고에 영향을 미칠 위험성이 매우 크다고 판단하여 실험 프로토콜에서의 신약 테스트를 금지한다. 그러나 이러한 제약도《미국의학협회저널》이 제안하는 수준에는 아직 미치지 못한다. 따라서 값비싼 레스토랑에서의 저녁식사나 콘퍼런스 강연의 대가로 얻는 사례금(콘퍼런스 후원업체가 '교육 후원금' 명목으로 의사들에게 지불하는 돈)은 아직 허용된다. 이로써 오늘날 대부분의 병원과 의과대학은 자신들이 아직 회색 지대에 속해 있음을 깨닫는다.

특정한 의사결정을 통한 의사들의 사적 이윤 추구가 가까운 시일 내에 사라질 것 같지는 않다. 몇몇 척추외과의들은 자신은 여전히 간단한 추간판제거술과 융합술 비교 연구에 참여할 의사가 없다고 했다. 융합술이 그들의 주 수입원이며, 또한 그 가치를 확신하기 때문이다. 이것이 바로 다트머스 의과대학의 제임스 웨인스타인 박사가 전국 규모의 연구를 준비하면서 맞닥뜨렸던 장애물이었다. 정형외과 전문의이자 대표적인 요통 전문의인 웨인스타인 박사는 내게 만성 요통 치료에 대한 의사들의 접근법에는 근본적인 변화가 필요하다고 밝혔다. 또한 그 질환에 대해 알려진 사실은 무엇이며, 미지의 사실은 무엇이며, 어떤 다양한 치료법이 존재하는지에 대한 중립적인 정보를 환자들에게 제공해야 한다고 역설했다. 그는 소위 '정보에 바탕을 둔 선택', 모든 가능성과 잠재적 위험과 효과에 대한 종합적인 이해를 지지한다.

정보에 바탕을 둔 선택은 특정 질환에 대한 다양한 의사들의 견해를 아는 것, 과학과 전통, 경제적 인센티브와 개인적 편견이 그러한 의사들의 견해를 어떻게 만들어냈는지를 아는 것을 의미한다. 각각의 질환에 대해 이 모든 정보를 얻을 수 있는 단 하나의 정보원은 없다.

그러므로 환자와 환자 가족들은 제시된 치료법이 표준적인지, 다른 전문의들은 어떤 대안을 제시하는지, 그 이유는 무엇인지를 의사들에게 물어야 한다. 일반인들 역시 새로운 치료법이 과연 오랜 시간 유효성을 지킬 수 있는지 물어야 한다. 카렌 델가도 선생은 이런 면에서 좋은 모델이다. 그녀는 임상 시험의 과학적 결과에 상식을 결합시킨다. 관습과 전통에 도전하기를 두려워하지 않고, 의학을 비즈니스가 아니라 소명으로 여기며, 자신의 진료 행위를 교묘히 조종하려는 경제적 유혹을 비켜간다. 어떤 의사가 신문과 TV를 통해 새로운 연구 결과나 소위 획기적인 발견을 증언하면, 그 소식을 접한 환자들이 종종 그녀를 찾아와 그에 대해 묻는다고 한다. 그럴 때면 델가도 선생은 이렇게 대답한다고 한다.

"그게 그 사람들의 생각인가 보네요. 그럼 잠깐 우리의 생각, 우리는 뭘 알고 뭘 모르는지 한번 얘기해 볼까요?"

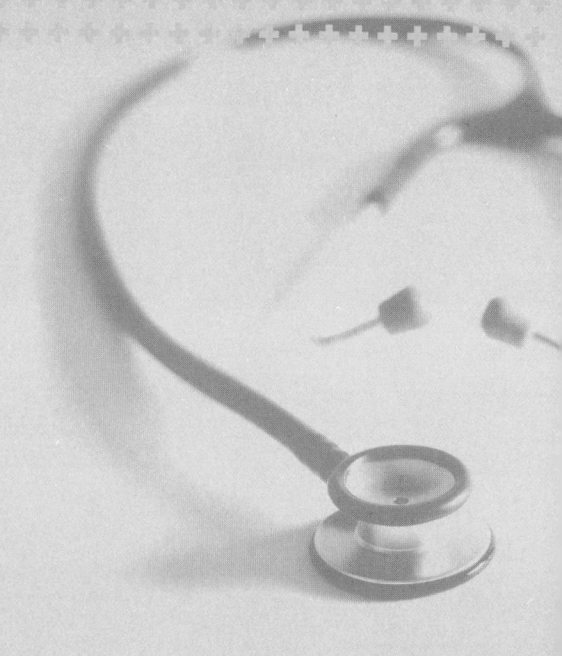

10..
How Doctors Think

과학과 영혼의 결합

++++++++
합리적으로 보이는 것이
사실 환자의 요구와 목적에 적용하면 비합리가 될 수 있고,
환자의 필요보다는 의사의 심리를 반영한 것일지도 모른다.
++++++++

맨해튼 동쪽 요크 애비뉴 67번가와 68번가 사이에 위치한 메모리얼 병원은, 21층짜리 갈색 벽돌 건물로 그 한 블록을 전부 차지하고 있다. 병원 옆으로는 유리와 철골 구조의 건물들이 복잡한 미로를 형성한 슬론 케터링 연구소가 연결돼 있다. 2005년을 기준으로 메모리얼 병원에는 21,000명이 넘는 환자가 입원하고, 외래 환자 445,000명이 다녀갔으며, 16,000건에 육박하는 수술과 11만 건의 방사선치료가 실시되었다. 그리고 의사, 간호사, 정신의학자, 사회복지사, 임상병리사, 보조 인력 등 9,000여 명이 암 환자들을 돌보기 위해 매일 이 병원으로 출근한다.

거대 규모를 자랑하는 이 병원의 역사는 1890년 여름으로 거슬러 올라간다. 그해 여름 미혼의 젊은 여성 엘리자베스 대시엘이 병에 걸리면서 시작된 불행이 그 역사의 처음이었다. 스티븐 S. 홀의 명저

『피의 폭동(A Commotion in the Blood)』이 그녀의 이야기를 소개한다. 문제의 발단은 미국 횡단 기차 여행 중에 일어났다. 그 여행 중에 그녀는 침대차의 두 좌석 사이에 손을 끼였다. 금세 손이 붓고 통증이 나타났다. 그녀는 상처가 곪은 거라고 생각했다. 그런데 뉴저지의 집으로 돌아와서도 통증은 계속되었다. 그리고 9월, 뉴욕 시에서 개인병원을 운영하는 28세의 외과의사 윌리엄 콜리를 찾아가 진찰을 받았다.

콜리 선생은 진단에 자신이 없었다. 그래도 부디 감염증이길 바라면서 새끼손가락과 손등을 잇는 관절 아래를 작게 절개했다. 그러나 절개 부분에서 나온 고름은 겨우 몇 방울. 그후 3개월 동안 콜리 선생은 어떻게든 문제를 진단하고 점점 심해지는 통증을 줄여주겠다는 의지로 정기적으로 대시엘을 만났다. 그리고 뉴욕 병원에 있는 몇몇 선배들과 의논한 후 부어오른 조직을 좀더 깊이 살펴볼 필요가 있다고 판단했다.

1890년 10월, 대시엘은 수술을 받았다. 콜리 선생은 그녀의 건과 뼈에서 단단한 물렁뼈 같은 물질을 긁어냈다. 그러나 수술로도 답은 나오지 않았고 잠시 통증을 달래줄 뿐이었다. 11월 초 콜리 선생은 생검을 실시했고 마침내 진단을 내렸다. 육종이었다. 연결조직에 생기는 암으로 뼈나 건, 근육에서 발병하는 병이다. 콜리 선생은 대시엘을 꼭 살리고 싶었고 이를 위해 그녀의 팔꿈치 바로 아래 부분을 절단하고자 했다. 그러나 그후 몇 달 동안 육종은 그녀의 얼굴과 가슴 및 복부까지 퍼졌다. 통증의 강도가 너무 심해 오직 고용량의 모르핀으로만 통증을 다스릴 수 있었다. 1891년 1월 23일 오후 7시, 엘리자베스 대시엘은 자신의 집에서 숨을 거두었다. 콜리 선생이 그 곁을 지켰다.

그로부터 몇 달 뒤 콜리 선생은 뉴욕의학학회(New York Academy

of Medicine)에서 대시엘의 사례를 동료 외과의사들에게 발표했다. 그날 발표를 마무리하면서 그는 이런 말을 남겼다. "이제 막 피어나는 젊음의 생기로 가득했던 한 건강한 젊은이를 공격하고, 그 뒤 몇 달도 안 돼 교활하고 불가사의한 방법으로 생명을 파괴해 버린…… 이 질환은 분명 우리의 깊은 고민과 지속적인 연구를 필요로 하는 중대한 주제임에 틀림없습니다."

엘리자베스 대시엘 외에도 불치의 암 때문에 비극적으로 생을 마감한 젊은 여성들이 또 있었을 것이다. 그러나 그녀의 절친한 친구 중 한 명이 스탠더드 오일 창립주의 외아들 존 D. 록펠러였다는 사실은 좀 특별했다. 대시엘은 오빠의 소개로 록펠러를 만났고, 록펠러는 그녀와 자신을 의남매로 생각할 만큼 그녀를 좋아했다. 대시엘의 사망 소식을 들은 록펠러는 충격에 빠졌다. 몇 년 뒤 그는 조상 대대로 이어온 박애 사업을 펼쳤고, 이는 메모리얼 병원의 창립으로 이어졌다.

메모리얼 병원의 스티븐 니머 선생은, 윌리엄 콜리의 정신을 이어 '깊은 고민과 지속적인 연구'를 실천에 옮기며 헌신적으로 환자들을 돌보는 의사다. 최근 어느 봄날 아침, 니머 선생은 메모리얼 병원의 11층 복도를 지나 회의실로 들어가 교육 회진을 시작했다. 그는 백혈병, 림프종 및 기타 악성 골수장애를 전문으로 다루는 혈액학 전문의다. 180센티미터 정도의 키에 V자형 앞머리가 인상적이고 달걀형 얼굴에는 무테안경을 걸치고 있다. 그리고 아마 자신이 하키를 하기 위해 MIT에 들어간 몇 안 되는 학생 중 한 명일 거라는 농담을 즐긴다.

그날 니머 선생은 빳빳한 푸른색 셔츠 위에 넥타이를 완벽하게 매듭져 매고 그 위에 새하얀 가운을 입고 있었다. 자신이 제시간에 정확히 맞춰 도착했다며 만족스러운 표정으로 말했다. 임상 진료팀의 혈액학 전임의와 수석 레지던트가 기다리고 있었다. 그 전임의는 몇 마디 인사를 건넨 뒤, 그날 자신이 보고해야 할 새 환자에 대해 설명하기 시작했다.

"성명 맥스 본스타인, 59세의 남성으로 2년 전 대세포성 림프종을 성공적으로 치료받았으며 현재는 MDS가 있습니다."

MDS는 골수이형성증후군(Myelodysplastic Syndrome)을 뜻하는 말로, 골수의 원시세포 혹은 조혈모세포 손상을 의미하는 그리스어에서 나온 복합어다. 즉, 손상된 조혈모세포들이 위축되고 무질서한 성장을 보이면서 충분한 혈액을 만들어내지 못하는 질환이다. 본스타인의 조혈모세포가 손상을 입은 이유는, 2년 전 림프종을 치료한 화학요법 때문이었다.

"백혈구 수치 1,900, 혈소판 74,000, 헤모글로빈은 9.8입니다. 골수 소견을 포함해 모든 보조변수까지 계산한 결과, 총 점수는 IPSS(International Prognostic Scoring System, 국제예후분류법) 중간 위험군으로 나왔습니다. 환자의 점수로 볼 때 수혈 조치만 실시하고, 그러한 보존적 조치 외에는 더 이상 나가지 않을 예정입니다."

니머 선생의 얼굴이 굳어졌다.

"환자가 국제예후에서 몇 점을 받았는지는 관심이 없네."

"그렇다면 다른 분류법을 사용해서, 세계보건기구 분류법을 따르면······."

"핵심을 놓쳤네."

니머 선생이 전임의의 말을 자르고 끼어들었다. 너무나 자주 놓치는 핵심, 니머 선생이 차세대 혈액학자들의 훈련에 필수적이라고 보는 핵심이 빠져 있었다.

"하지만 환자는 분명 IPSS 중간위험군에……."

"잠깐."

레지던트 쪽으로 몸을 돌리며 니머 선생이 물었다.

"저 선생이 방금 IPSS 중간위험군 환자라고 했나?"

"네."

어리둥절한 표정으로 레지던트가 대답했다.

"그 말에 무슨 문제를 못 느끼겠나?"

니머 선생은 다시 몸을 홱 돌려 전임의를 바라보며 물었다.

"정말 그 말을 하려고 한 건가?"

"네? 왜, 무슨 문제가……."

"자네도 이 환자의 MDS 발병이 지난번 화학요법 때문이라고 생각하나?"

전임의를 다른 방향으로 이끌면서 니머 선생이 물었다.

"네."

"그렇다면 IPSS 분류에서 이전 치료가 MDS의 발병 요인인 환자가 제외된다는 사실도 알았어야지."

니머 선생이 말을 잠시 멈췄다 다시 이었다.

"좋아, 그게 내 첫 번째 핵심이네. 하지만 더 중요한 사실은, 어떤 환자든 환자를 치료하기 위해서 IPSS 점수도 계산하는 게 아닌가?"

"하지만 늘 하는 일이라서."

"그렇지, 늘 하는 일이지. 그런데 지난 주 이 환자의 백혈구 수치는 3,200이었다가 일주일 뒤에는 1,900으로 떨어졌고, 혈소판 수치는 105,000에서 74,000으로 떨어졌네. 이런 시점에서 난 IPSS 점수 따위 정말이지 아무 관심도 없네. 언제 큰일이 일어날지 모르는 상황이야.

상태가 급속도로 악화되고 당장 치료가 필요한 환자야. 수혈 따위의 간단한 보존적 조치가 아니라 치료가 필요해. 지금 당장."

뒤에 니머 선생이 내게 설명했듯이, 스스로 생각하기를 포기하고 각종 분류법들과 알고리듬이 자신의 생각을 대신해 주기를 바라는 젊은 의사들을 만나는 건 일상사였다. 그날 그 전임의는 번스타인이라는 환자를 혈구 수치와 골수 상태를 근거로 어떤 틀에 끼워 맞추고 있었다. 니머 선생이 그의 의견에 이의를 제기하자 그는 또다른 분류법을 꺼내는 식으로 반응했다. "그건 사람들을 고정된 방식으로 보는 겁니다. 엄밀히 말하면 문제 될 게 없죠. 하지만 임상적인 관점에선 틀렸습니다."

니머 선생은 그러한 진부한 분류 기준들이 널리 이용되면서 의사들이 포괄적 분석에만 익숙해져 환자 개개인의 특징은 간과하게 되었다고 했다. "그 분류 체계로 보면 그 환자는 나빠 보이지 않습니다." 그래서 그 전임의는 공격적 치료보다는 보존적 치료를 제안한 것이다. 그러나 사실 본스타인의 상태를 그런 식으로 보는 것은 환상이자 도식이 빚어낸 산물이었다. 왜냐하면 그 분류 기준은 개인의 질병 경과, 혈구 수의 감소율을 고려하지 못하기 때문이다. 변화 곡선을 그려본다면 그 환자의 혈구 수치는 금세 위험 수준까지 떨어질 것이다. 이는 곧 어떤 치료 방법이든 그 효력이 발휘되기도 전에, 감염이나 출혈로 사망할 가능성이 높다는 이야기다.

분류 시스템이 의료계의 전 분야로 확장되고 있다. 이는 임상 정보를 효율적으로 조직하는 유용한 도구로서, 복잡하고 이질적인 각종 장애들을 평가하는 하나의 틀을 제공한다. 그러나 높은 위험성도 내재한다. 가령 치명적일 수 있는 고독성 화학요법의 경우 치료 시기가 언제나 분명한 건 아니기 때문이다. 본스타인의 경우 니머 선생은 골수이식을 제안했다. 골수이식은 혈액종양학에서 대체로 가장 극단적인 시술로 여겨지며 완치, 혹은 죽음을 불러올 수도 있다. 환자에게 과연 골수이식이 필요한지, 또 시술 시점을 언제로 잡을지에 대한 판단은 무거운 책임이 뒤따르는 일이다. 만약 평가 틀에서 골수이식처럼 힘든 치료를 지시하지 않는 지점에 환자를 끼워 맞추면, 이는 환자는 물론 의사에게도 안도감을 안겨줄 것이다. 그러나 중대한 실수가 될 수도 있다.

또한 도식에 대한 의존은 속도전을 방불케 하는 오늘날의 임상 진료 환경에 들어맞는다. 본스타인은 그 전임의가 일주일 동안 보게 될 수십 명의 환자들 중 한 명일 뿐이었다. 알고리듬과 평가 틀은 그에게 각종 복잡한 질환을 앓는 수십 명의 환자들을 한 명씩 평가해야 하는 번거로운 과정을 피해갈 수 있는 지름길을 제공했다. 그러나 니머 선생은 그 전임의를 어렵지만 반드시 필요한 생각의 길 쪽으로 밀어주고 싶었다.

익숙함의 이면

니머 선생은 환자 진료 업무 외에도 림프종이나 백혈병 같은 악성 혈액 질환에 대한 대규모 연구 프로그램도 감독한다.

"연구실 운영이 임상에서의 사고에 도움이 돼요. 만일 어떤 실험을 두 차례 똑같이 반복했는데도 결과가 나오지 않으면 어떻게 해야 합니까. 세 번째는 그와 똑같은 방식으로 하면 안 되겠죠. 그때는 스스로에게 물어야 합니다. 내가 놓치고 있는 게 뭔가? 다음엔 어떤 식으로 바꿔볼까? 진료실에서도 마찬가집니다. 만일 어떤 환자를 치료하는데 전혀 호전이 보이지 않으면 계속 같은 치료법을 고수하지 말고 새로운 치료법을 생각해야 합니다. 또 뭔가를 놓치고 있는 건 없는지 의심해 봐야 합니다."

이런 이야기가 당연하게 들릴지도 모르지만 사실은 심오한 깨달음이다. 중증 질환의 경우, 비록 반응이 없더라도 자신에게 익숙한 치료법을 계속해서 밀고 나가는 것이 정신적으로도 전략적으로나 의사에게는 훨씬 수월하다. 혈액종양학과에는 치유가 어려운 질환들이 많다. 때로 전문의들 사이에서 자신들끼리 하는 말로 "정말 악증이야(It's a bad disease)"라는 표현이 있는데, 이는 매우 복잡할 뿐만 아니라 표준적인 치료법에는 잘 반응하지 않는다는 의미다. 그러나 어떤 유형의 림프종이 얼마나 심각하며 어떤 유형의 백혈병이 얼마나 공격적인지, 그런 식으로 계속 단언하다 보면 이는 그 사람의 심리에 미묘한 영향을 미칠 수 있다.

"정말 악증이야"라는 주문은 생각의 부담을 다른 대상에 넘긴다. 또한 근본적으로 보면 자신의 시각을 바꾸고 새로운 약을 추가하거나 환자맞춤식 투약 계획을 통해 취약점을 찾아보려는 노력을 포기하고 손을 들겠다는 얘기다. 물론 이런 식의 항복이 의식적으로 이뤄지지는 않을 것이다. 그러나 예민한 환자라면 자신의 주치의가 전혀 호전이 없는데도, 새롭고 독창적인 치료법에 도전하지 않고 계속 같은 방법만 고수하고 있음을 감지할 수 있다. 단지 '악증'이라는 이유로 말이다.

UCLA에서 전임의 생활을 할 때 만난 선배들 중 일부 역시 그러한 주문을 외우곤 했으며, 사실 나 자신도 안도감 섞인 죄책감을 느끼며 그 주문을 되풀이하곤 했다. 그 주문은 실패의 두려움, 명의로 꼽히던 의사들조차 떨쳐내지 못하는 두려움에 대한 일종의 완충 장치였다. 환자의 병을 치료하는 데 자존심을 거는 일은 건강하고 유익한 일이다. 그러나 자존심이 그 목적보다 우위에 서는 순간, 그땐 위험이 자리잡게 된다.

"전 환자분들께 가능한 모든 노력을 다해 도와드리겠다고 말씀드립니다. 그 말은 실패를 각오하겠다는 얘기이기도 하지요."

니머 선생의 말이다. 그러나 사실 실패는 의사들의 뿌리 깊은 거부 대상이다. 전립선암 수술 결과를 연구하면서 나는 그 사실을 확실히 알게 되었다. 수술 후 발기부전 및 실금의 정도는 의사마다 현격한 차이를 보였다. 수술의들 사이의 기술적 차이가 일부분 그러한 차이를 설명할 수 있을 것이다. 그러나 좀더 깊이 연구해 본 결과 이는 대체로 의사들이 어떤 환자를 선택했느냐에 그 원인이 있었다.

일부 의사들은 크고 공격적인 종양에 관한 어려운 수술을 거절했다. 또 당뇨병처럼 심각한 문제가 있는 환자의 경우, 암을 제거할 수 있는 최선의 방법이 수술임에도 일부 의사들은 수술을 거부했다. 그러한 환자들은 신경 손상의 위험이 크고, 따라서 발기불능의 위험이 크기 때문이었다.

"전 환자들에게 질병의 공격성이 크면 클수록 치료 또한 더 공격적이어야 한다고 말합니다."

니머 선생의 말대로, 만일 '악증'을 치료해야 한다면 물러설 게 아니라 노력을 더 해야 한다. 때로는 악증 중의 악증도 치료될 수 있으니까.

전략적 진단

조지 프랭클린은 파크 애비뉴의 대궐 같은 아파트와 허드슨 리버 밸리에 있는 주말 별장을 오가며 지내는 성공한 독립 투자가였다. 그는 전 세계 구석구석을 돌아다니며 사냥과 낚시, 아름다운 자연을 즐기며 살았다. 그의 형수가 바로 내 친구였는데, 그녀는 내게 그를 시어도어 루즈벨트의 원기를 소유한 사람이라고 소개했다. 약 15년 전, 프랭클린은 고열과 혈구수 감소를 보이며 맨해튼의 한 병원에서 시들어가고 있었다. 그의 내과 주치의는 그보다 나이는 몇 살 더 많았지만 사회적 배경이 비슷한 사람이었고, 그 자신의 시인한 바에 따르면 프랭클린이 가진 문제의 원인을 잡아낼 수가 없다고 했다.

프랭클린을 진찰한 그 혈액내과 전문의는 진단을 내리지 못했다. 재생불량성 빈혈, 즉 골수 조혈모세포들이 현저하게 감소된 질환같다는 심증만 있을 뿐이었다. 나는 프랭클린을 잘 설득해서 메모리얼 슬론 케터링의 한 전문의에게 진찰을 받게 했고, 곧이어 정확한 진단이 나왔다. T세포 림프종이었다.

림프종은 혈액세포의 일종인 림프구들이 암화한 악성 종양이다. 림프구는 크게 두 가지 종류인 B세포와 T세포로 나뉘는데, 림프종은 주로 B세포들에서 발생한다. T세포 종양은 그보다는 적지만 공격성이 악명 높다. T세포 림프종은 의사들 말로 악증이다.

조지 프랭클린은 처음에는 ICE(이포스파미드(Ifosfamide), 카보플라틴(Carboplatin), 에토포시드(Etoposide))라는 복합 항암화학요법 치료를 받았다. 힘겨운 치료였고, 예상했던 합병증이 생겼다. 입에 물집이 생기고 설사를 했다. 그는 애써 태연을 가장하며 치료가 별로 마음에 안 든다고 했다. 그러나 그런 치료에도 호전이 없다는 얘기를 들고는 훨씬 힘들어 했다. 그는 다른 치료, 다른 의사를 원했다. 나는 스티븐 니머 선생을 추천했다.

아마 이런 경우 일부 혈액학 전문의들은 그동안 축적된 효과로 T세포 림프종이 완전히 없어질지 모른다고 기대하며, ICE 요법을 몇 차례 더 실시할 것이다. 그러나 니머 선생은 고용량의 화학요법으로도 반응이 없다는 건, 치료법에 대한 즉각적이고 근본적인 전환이 필요함을 의미한다고 생각했다.

니머 선생은 프랭클린과 함께 전략을 짰다. 그들은 다른 약제를 써보기로 했다. 한두 차례 써서 골수이식수술을 받을 수 있을 정도로 림프종을 줄여보자는 것이었다. 골수 일치자를 찾지 못했으므로 프랭클린 본인의 골수에서 조혈모세포를 채취하고, 초고용량의 항암화학요법으로 치료한 뒤, 채취해 놓았던 조혈모세포로 그를 '구조하기로' 했다.

"두렵네요. 하지만 다른 선택의 여지가 없지요?"

프랭클린이 니머 선생에게 물었다. 니머 선생은 누구에게나 늘 선택의 자유는 있으며, 이번 기회야말로 가장 합리적인 치료이자 유일한 완치의 기회라고 대답했다.

이런 경우 의사들이 어떤 방식으로 권고하느냐는 환자의 선택에 강한 영향을 미친다. 가령 결과를 긍정적으로 표현하면 환자는 그 제안을 받아들일 가능성이 높다. 예를 들어 "이 방법을 쓰면 30퍼센트의 호전 가능성이 있다"는 말은 "실패하고 사망할 가능성이 70퍼센트다"라고 말했을 때와는 다른 반응을 이끌어낸다. 물론 임상적으로는 같은 의미를 지니겠지만 말이다. 또한 일부 환자들은 '호전'이라는 말을 '완치'라는 말로 해석할 수도 있다. 그러나 실제로는 암의 한시적 위축을 의미할 수 있다.

또한 환자들은 정보가 숫자가 아닌 퍼센트로 표현될 때도 다르게 반응한다. 우리 동네에 사시는 노인 한 분이 최근 내게 전화를 걸어 결장암 진단을 받았다면서 치료와 관련해 물어볼 게 있다고 하셨다. 암은 비교적 제한적이었고 다른 주요 기관에는 전이가 없었다. 여러 가지 다른 질환도 있었고, 최근에는 고관절대체술, 심장바이패스 수술까지 받았다. 그는 삶의 질에 특히 신경 쓰면서 화학요법에 따른 몸의 쇠약을 크게 우려했다. 한 종양학 전문의는 그가 만일 화학요법을 받으면 사망률이 30퍼센트 정도 감소할 것이라고 했다. 그 말이 그분에게 아주 인상적으로 들리는 것 같았다. 그러나 나는 그분에게 다음과 같이 설명했다. 전반적으로 예후가 아주 좋으니, 5년 뒤를 생각해보면 그때 사망률이 30퍼센트 감소했다는 것은, 총 100명의 사람들 가운데 화학요법을 받지 않고 10명이 사망하는 동안 화학요법을 받는 7명이, 다시 말해 30퍼센트 더 적은 수가 사망하는 것이다. 이런 식으로 정보를 절대적인 숫자로 제시하자(5년 뒤 100을 기준으로 10 대 7) 그분의 선택은 확실해졌다. 화학요법을 받지 않겠다고 했다.

니머 선생은 조지 프랭클린에게 고용량의 사이클로포스파마이드를 투여했다. 림프절과 비장, 골수 속의 T세포 림프종이 녹아 없어졌다. 종양이 없어지자 프랭클린의 조혈모세포로 골수 이식을 진행했다. 그 후 6년 동안 재발은 없었다. 그동안 프랭클린은 많은 여행을 하고, 아프리카와 아시아에서 새로운 거래 계약도 성사시키고, 아이들과도 가까워졌다. 그러던 어느 날, 한참 동안 수영을 하고 나와 몸을 말리던 중 왼쪽 겨드랑이 밑에서 덩어리를 발견했다. T세포 림프종이 재발한 것이다. 그러나 검사 결과 전이는 없었다.

"그럴 때는 뭘 어떻게 해야 할지, 프로토콜도 로드맵도 없습니다."

당시를 떠올리며 니머 선생이 한 말이다. 프랭클린과 같은 유형의 림프종을 앓으면서 ICE 치료에 반응하지 않은 수많은 환자들 중, 1년을 넘게 산 사람은 프랭클린이 유일했다. "사람마다 생리 작용이 다릅니다. 종양의 생리 작용이 다르고 각 사람의 선천적 생리 작용도 다릅니다." 프랭클린에게 이렇게 설명하며, 니머 선생은 겨드랑이 부분에 방사선 조사를 하고 그 다음에 단기 코스의 화학요법을 시도해 보자고 제안했다. 병은 또 재발될 테지만 그래도 그 방법이 가장 독성이 적고 국부적으로 재발하는 암은 없애줄 거라고 했다. 또 희망하는 바이지만, 전이의 씨앗을 뿌릴 수 있는 종양이 제거될지도 모른다고 했다. 결과는 예상대로였다. 그리고 거의 2년 뒤에야 림프종이 재발되었다. 이번에는 골수였다. "전 살아야 할 이유가 너무 많습니다. 살아 있게 해주십시오." 이런 순간 환자의 애절한 간청은 의사의 가슴을 쥐어짠다.

"전 할 수 있는 한 최선을 다해 환자의 소망을 존중하려고 합니다."

니머 선생은 내게 이렇게 말하면서, 프랭클린의 상태의 심각성과 살고자 하는 간절한 소망을 고려해 다시 한 번 골수이식을 제안했다고 설명했다. 일부 의사들은 너무 극단적이라고, 성공 가능성은 너무 희박하고 실패 가능성이 압도적이라고 주장할 것이다. 모두 맞는 말이다. 그러나 실패를 무릅쓰지 않으면 성공의 가능성도 없다.

프랭클린의 두 번째 이식수술은 첫 번째보다 훨씬 어려웠고, 프랭클린은 감염 때문에 몇 달 동안 메모리얼 병원을 들락거렸다. 그러나 결국은 회복되었고, 거의 1년 동안 정상적인 삶을 살았다. 그리고 다시 그의 복부에 폭발하듯 커다란 암 덩어리들이 자라났다. "그루프먼 선생, 난 아직 죽을 준비가 안 됐어. 그런데 아무래도 죽을 것 같아.

정말 죽고 싶지 않은데." 프랭클린이 떨리는 목소리로 내게 말했다.

한 달여에 걸쳐 니머 선생은 프랭클린을 설득했다. 인간의 힘으로 가능한 모든 노력을 다했으며, 이제 남은 시간을 최대한 가족과 친구들과 함께 편안히 지내는 데 힘을 합쳐보자고 말이다. "어떤 환자의 암을 더 이상 치료할 수 없다는 것이 그 환자를 더 이상 치료하지 않겠다는 뜻은 아닙니다."

사실 치료가 가장 힘든 때는 바로 이 단계다. 주변 환경을 인식하지 못하고 사랑하는 이들과 함께 시간을 나눌 수 없을 만큼 환자의 감각과 지각이 무뎌지지 않도록 통증을 조절하면서 약물 치료의 균형을 잡아가는 일, 진실을 말하면서 동시에 위로의 말을 전하고, 끝이 다다랐음을 인정하지만 그래도 여전히 다른 사람들의 삶에 의미 있는 존재가 될 수 있다는 사실을 전하는 일은 결코 쉽지 않다.

니머 선생이 치료하는 많은 환자들은 관해의 가능성이 아주 적으며 완치의 가능성은 더더욱 낮다. 대체로 경과가 아주 나쁜 급성 백혈병 노인 환자들을 치료한다.

"문제는 언제나 치료할 것인가, 말 것인가를 결정하는 일입니다. 저는 주로 치료 쪽을 선호하죠. 제가 사람들에게 항상 말하고 또 제가 믿는 바는 이겁니다. 만일 급성 백혈병 환자를 치료하지 않는다면, 그의 백혈구 수치가 떨어지면서 감염이 발생하거나 혈소판 수치가 떨어지면서 출혈이 발생할 거예요. 치료가 없으면 나아질 가능성도 전혀 없기 때문입니다. 제 의견은, 환자가 어쨌거나 병원에 있을 거라면 한 번 시도해 볼 가치가 있다는 겁니다. 만일 치료를 한다면, 화학요법을 실시한 후에 백혈구 수치가 떨어지면서 감염의 위험이 높아지고, 혈소판 수치가 낮아지면서 출혈 가능성도 높아집니다. 하지만 적어도 치료를 하면 몇 주 뒤에는 상태가 호전되고 병원을 나갈 수 있는 가능성이 존재합니다. 만일 제대로만 효과를 보면 1년이든 혹은 그 이상도 건강하게 멋진 시간을 보낼 수 있을 겁니다. 비록 그 경우가 15퍼센트이든, 아니면 상태가 좋아 25퍼센트에 이르든 말입니다. 그런데 만약 효과가 없고 화학요법도 전혀 영향을 미치지 못하면 그러면 그때는 치료를 중단해도 됩니다."

니머 선생은 단순히 숫자로만 이야기하지 않는다. 그가 다른 문제를 꺼냈다. 환자와 환자 가족이 치료를 주저할 때 그들은 흔히 부작용에 집착한다. 종양학 전문의들은 최근 진통제를 이용한 오심과 구토 조절에 큰 성과를 이뤘다. 환자들은 이제 그러한 부작용으로 고생하는 일이 거의 없다. 니머 선생은 이러한 발전 덕에 사람들이 흔히 화학요법과 관련해 떠올리는 독성을 상당 부분 없애준다고 생각한다. 뿐만 아니라 의사들 역시 부작용을 과대평가하고 있다고 했다. 그의 이런 지적은 백혈병같은 무서운 질환이 아니라 골다공증과 관련한 것이었다.

그의 친척 중에 70대 할머니가 계시는데, 그분은 자신의 골밀도가 정상 범위의 최저한도로 떨어져 골절 위험이 아주 높다는 사실을 아시고는 주치의를 찾았다. 최근 신문들의 일면을 장식한 보도를 접한 그 의사는 비스포스포네이트 처방을 꺼렸다. 그 치료제가 턱뼈의 괴사를 유발한다는 것이다. 대신 비타민 D 보충제 복용을 권했다. 그러나 그 할머니는 늘 정상 식단을 유지하셨고 비타민이나 칼슘 섭취도 충분했다.

니머 선생은 그 의사의 권고를 환자 가족과 함께 논의한 뒤 비스포스포네이트 복용 쪽으로 결정했다. 그러나 골대사는 자신의 분야가 아니니 자신의 생각을 확인해 봐야겠다고 판단했다. 니머 선생은 뉴욕 장로병원에 근무하는 그 분야의 세계적 권위자 존 빌레지키안 박사와 이야기를 나누었다. 가족들이 그 주치의를 다시 찾아가자 그 의사는 이렇게 말했다. "하지만 턱뼈에 문제가 생길 수 있습니다. 이미 말씀드렸지만, 그 치료제를 복용한 일부 환자들에게서 턱뼈 괴사가 발생했습니다."

"그 말에 할머님께서 잔뜩 겁을 집어먹으셨죠. 전 그분께 그럴 가능성은 아주 낮다고, 아마 1퍼센트쯤 될까 한데 그것도 주로 치과 치료 후에 일어난다고 말씀드렸습니다. 그건 아주 먼 미래에나 걱정할 일이죠. 우선 시급한 문제는 뼈를 안정화시켜 골다공증으로 인한 골절을 예방하는 거였죠. 그런데도 그 의사의 말 때문에 할머님 생각은 부작용에만 가 있었죠. 물론 사람들이 왜 그렇게 부작용에 집착하는지 이해도 갑니다. 하지만 그건 위험 대비 효과 비율을 왜곡하죠."

화학요법에서도 이와 마찬가지라고 니머 선생은 말했다. 사람들은 화학요법의 위험을 크게 우려하지만, 그런 위험은 공격적인 악성 종양에 미치는 잠재적 효과에 비하면 아주 미미한 수준이라고 주장했다. 그는 환자들에게 당장 코앞에 닥친 문제부터 해결하자고 말한다.

"제가 지금까지 만난 환자들을 보면 어두운 면만 생각한 채 치료를 거부한 사람들이 많습니다. 당장 오늘 무슨 일이 일어날지만 생각하는 거죠."

이는 일부 환자들의 심리에 대한 예리한 통찰일 뿐만 아니라 일부 의사들의 심리에 대한 것이기도 하다. 니머 선생은 자신의 환자들이 보다 광범위한 시각, 두려움에 움츠러든 눈이 아니라 장기적인 눈을 가지기를 바란다. 정말 관심을 두어야 할 대상은 질병인데도 치료의 두려움이 환자의 마음속에서 그 관심을 밀어내는 경우가 흔하다.

"만일 다발성골수종 환자에게 탈리도마이드를 권했는데, 그 환자가 신경 손상이 우려된다고 하면 저는 이렇게 말합니다. '좋습니다. 그런 일이 생기면 당장 투약을 중단하지요. 하지만 우선은 암과 싸워야 하지 않겠습니까'라고요."

역설적이게도 사람들은 질병이 일으키는 불확실하고 언제 끝날지도 모르는 고통보다, 명백히 정의된 치료의 부작용을 더욱 우려한다. 보스턴 어린이병원의 심장 전문의 제임스 록 선생이 앞서 지적했듯이, 사람은 누구나 불확실성에 직면하는 순간 본능적으로 확실성에 매달리려 한다.

"사람들이 제게 와서 이렇게 말합니다. '선생님, 그 화학요법에 대해 전부 알아봤는데 저는 아무래도 그 치료를 견디지 못할 것 같습니다.' 그러면 저는 이렇게 이야기합니다. '그럴지도 모르죠. 하지만 견뎌내실지도 모르잖습니까. 그러니까 한번 해봅시다. 정 견디지 못하실 것 같으면 당장 중단하겠습니다.' 만일 그 환자가 견디는 것 같으면 치료를 지속하고, 환자가 더 이상 견디지 못하거나 효과가 나타나지 않으면 그때 중단합니다."

니머 선생은 이러한 접근법이 '의사결정의 윤리적 책임을 최대한 지키는 일'이라고 말한다. 환자와 환자 가족이 치료와 관련해 어떤 결정을 내리도록 이끌어주는 능력에 대해 그는 이렇게 설명했다.

"막중한 책임이죠. 하지만 우선은 환자가 원하는 것이 무엇인지 알아야 하고, 그걸 알려면 환자와 대화하는 법을 알아야 합니다."

니머 선생은 자신의 역할은 사실상 환자가 자신의 원하는 바를 알게 하는 것이고, 그런 뒤에는 설득력을 발휘해서 환자가 그 바람에 이를 수 있는 길을 알려주는 것이라고 했다. 카렌 델가도 선생의 생각도 같았다. "그것이 바로 환자에게 진정으로 권한을 이임하는 거죠."

충격적인 진단과 복잡한 치료 과정에 직면했을 때 대부분의 환자들은 자신이 진정 무엇을 원하는지 알지 못한다. 이에 대해 니머 선생은 이렇게 말한다.

"우리는 환자들에게 그들 삶의 원칙이나 가족에 대한 의무를 저버리지 않는 방법을 알려줘야 합니다. 그런 뒤에 의학적으로 올바른 결정을 내리고 그 결정에 대해 편안한 마음을 가지도록 도와야 합니다."

니머 선생은 자신이 환자와 어떤 방식으로 대화를 나누는지, 어떤 방식으로 환자에게서 그의 삶의 원칙과 가족에 대한 의무를 이끌어내는지 잘 알고 있다. 이러한 정보는 알고리듬 속에서 얻어지지 않으며, 머리글자를 따서 만든 알파벳 몇 개로 이뤄진 화학요법들이나 계량화를 위한 분류 체계 속에서도 결코 찾을 수 없다. 그것은 통계나 최신 의학논문들을 넘어선다. 니머 선생의 표현대로, "그들의 선택은 그들 삶의 철학과 일관성을 지녀야 한다."

니머 선생의 얘기를 듣노라니 수년 전 그와 함께 치료했던 한 환자가 떠올랐다. 그 환자는 삶의 질은 자신에게 아무런 의미가 없다고 했다. 삶을 유지하는 일이 아무리 고통스럽고 힘겨워도 삶 그 자체가 중요하다고 했다. 그는 가장 혹독한 화학요법과 방사선 치료를 받으면서도 절대 물러서지 않았다. 그는 자신의 목표는 오직 한 가지라고 했다. 바로 병을 이기는 것. 같은 유형의 혈액암 환자로, 역시 니머 선생과 함께 치료했던 또다른 환자는 치료 비용이 너무 많이 들고, 가능성이 극히 희박하고, 고통이 너무 크다는 결론을 내렸다. 결국 그는 치료를 받지 않겠다고 했다. 이 두 경우 모두 니머 선생은 환자와 더불어 자신이 납득할 만한 방법을 찾아나갔다. 그 두 환자는 질병은 생물학적으로 비슷했지만 삶의 철학은 달랐다.

이와 관련한 더 자세한 설명을 위해 니머 선생은 내게 빈센트 리베라라는 환자에 대해 들려주었다. 그는 롱아일랜드 출신의 70대 노인으로, 그의 부인은 다발성경화증이 진행되어 휠체어 신세를 지고 있었다. 리베라는 혈액과 주치의에게 MDS, 즉 골수이형성증후군이라는 진단을 받았다. 이 역시 골수 이상으로 백혈구, 적혈구, 혈소판의 생산을 방해하고 빈혈을 유발하며 감염과 출혈 감수성을 높이는 질환이다. 니머 선생이 리베라를 만났을 때 그의 백혈구 수치는 500이 안 되고 혈소판 수치는 3,000으로 모두 심각한 상태였다. 그는 혈액과 주치의에게 매주 수혈을 받고 있었다. 골수 생검 결과를 검토해 보니, 리베라는 MDS에서 개화성 급성 백혈병으로 넘어가는 경계에 있었다.

"여러 가지 집중치료법에 대해 얘기하는데, 그분은 자꾸만 얘기를 돌려서 롱아일랜드로 오리사냥을 떠난 일이며 집에서 부인을 돌볼 사람이 자기밖에 없다는 얘기를 하는 겁니다."

리베라가 니머 선생에게 보낸 암묵적 메시지는, 자신이 계속 외래환자로 치료받으면서 부인을 돌볼 수 있는 치료법을 찾아달라는 것이었다.

"그래서 '5-아자사이티딘'에 대해 얘기해 드렸지요."

이는 당시 MDS 치료제로 임상 시험 중이던 화학요법제였고, 국립암연구소에 특별 요청을 해서 얻어야 했다고 니미 선생은 회상했다. 리베라는 만일 그게 최선이라고 생각하면 그렇게 밀고 나가달라고 말했다고 한다. 그러나 몇 차례 시도에도 혈액세포 수치에는 호전이 없었고, 골수 소견은 여전히 백혈병 발병 가능성을 시사했다. 니머 선생은 다시 ATG, 즉 항흉선세포글로불린을 제안했다. 일부 면역체계를 바꿈으로써 작용하는 항체제제였다. 그러나 ATG 역시 효과가 없었다.

"그런데도 그 환자는 계속 부인 이야기를 하더군요. 밤에 부인과 어떤 얘기를 나눴는지, 어떤 영화를 빌려 봤는지까지 계속 말씀하시는 겁니다."

그런 그에게 니머 선생은 백혈병 발병 기미가 있어서 복합 화학요법을 받아보는 게 좋겠다는 의견을 꺼냈고, 리베라의 눈에서 주저하는 뜻을 읽을 수 있었다.

"그를 위해 무엇을 할 수 있을지 계속 고민했죠. 그러다가 사이클로스포린을 써보자고 생각했습니다. 그런데 그것의 MDS에 대한 효과를 둘러싸고 논문마다 의견이 분분했지요."

사이클로스포린은 외래 환자에게도 투여가 가능했다. 치료가 시작되고 몇 주 안 돼 리베라의 혈액세포 수치가 호전을 보이기 시작했다. 혈소판 수치가 3만으로 늘어나더니 최고 8만까지 올라갔다. 백혈구 수치는 1,000을 넘어서고 빈혈증도 상당히 호전되어 더 이상 수혈을 받을 필요가 없어졌다.

"리베라 씨는 롱아일랜드에 있는 집을 팔기로 했죠. 그 돈으로 부인과 함께 유료 양로 시설에 들어갔습니다."

빈센트 리베라는 장기적인 효과를 거의 기대할 수 없는 약에 의존하면서도, 거의 9개월을 입원하지 않고 편안히 생활했다. 니머 선생은 그 9개월 동안 리베라 씨의 자녀들에게 계속 전화를 받았다.

"아버지의 병이 급성 백혈병으로 바뀌고 있다는 사실을 알고는 아버지를 병원에 입원시켜서 화학요법을 받게 해달라고 계속해서 압박하더군요. 저는 그들에게 당신들의 아버지와 함께 여기까지 왔노라고, 우리는 그분이 납득하실 수 있는 방식으로 최선의 노력을 다하고 있노라고 설명했습니다."

결국 백혈병 전이가 일어났고 혈소판 수치는 급격히 떨어졌다. 그는 뇌출혈로 사망했다.

"전 그분의 자제분들에게서 가장 아름다운 편지를 받았습니다. 제가 왜 그분을 병원에 입원시켜 집중 치료를 받게 하지 않았는지, 그 아홉 달이 그들 부모님께 얼마나 소중한 시간이었는지 이해한 거지요."

스스로의 한계를 넘어

제프리 테플러 선생은 뉴욕 장로병원에서 개인 진료를 하는 혈액종양학 전문의로, 그의 진료실은 니머 선생의 병원과는 몇 블록 거리에 떨어져 있다. 테플러 선생은 날씬하고 단단한 체구에 앞머리를 늘어뜨리고 목소리가 부드러웠다. 20년 넘게 혈액종양학 전문의로 일해오는 동안 그는 유방암이나 림프종, 전립선암 등을 앓는 수백 명의 환자를 만나왔다. 세월이 흐를수록 의사들은 해결하기 어려운 병에 도전하는 것뿐만 아니라, 환자들의 성격을 해독해 내는 일에서도 만족감을 얻는다. 환자들을 온전히 이해하려는 테플러 선생의 노력은 그의 문학 사랑에서 비롯되었다. 그는 가장 좋아하는 작가로 존 업다이크와 존 치버, 필립 로스, 솔 벨로를 꼽았는데, 이들은 모두 현대를 사는 남녀들의 갈등과 욕구를 탐색한 작가들이다.

"기본적으로 제가 좋아하는 일은 병을 고치는 일과 환자들과 이야기를 나누는 일이에요. 제 생각에 어떤 의사가 종양학을 하는, 혹은 종양학을 하지 않으면 안 되는 이유는 말이죠, 환자들과 특별한 관계를, 다른 전공에서는 그리 흔치 않은 아주 독특한 관계를 맺을 수 있기 때문이 아닌가 합니다. 바로 우리가 다루는 질병의 성격 때문이죠. 진부한 소리로 들릴지도 모르겠습니다. 하지만 전 항상 올바른 일을 해야 한다는 절박한 욕구를 느낍니다. 사람의 생명이 달려 있으니까요."

그러나 그의 말은 내게 진부한 소리로 들리지 않았다. 은퇴한 학자인 나오미 프레이리히 박사를 그에게 소개한 적이 있었기 때문이다. 몇 년 전에 한 혈액학 전문의가 프레이리히 선생의 병에 '만성 림프구성 백혈병'이라는 꼬리표를 붙였다. 그리고 그 꼬리표는 다른 전문의들에게로 계속해서 전달되었다. 그녀가 앓는 혈액 질환의 임상 패턴을 비판적으로 살펴보거나 순환계의 이상 세포들을 다시 분석해 보려는 의사는 아무도 없었다.

그녀의 가족 중 한 사람이 내게 전화를 걸어왔다. 의사로부터 만성 림프구성 백혈병 치료를 위한 가능한 모든 방법을 다 썼기 때문에, 나오미 선생이 조만간 세상을 떠날 거라는 말을 들었다는 것이다. 나는 일단 다른 의사의 소견을 들어보는 게 좋겠다며 메모리얼 병원의 한 전문의와 테플러 선생을 소개해 주었다. 두 의사 모두 그 진단이 틀렸음을 밝혀냈다. 나오미 선생의 병은 만성 림프구성 백혈병이 아니라, 악성 림프구들을 표적으로 삼는 항체제제인 리툭산으로 간단히 호전되는 특이 형태의 림프종이었다. 나오미 선생은 내게 메모리얼 병원에서의 진료에도 감사하지만 테플러 선생의 절제된 행동이 더 편하다며 이렇게 말했다. "그 선생님은 서두르는 법 없이 아주 침착하세요." 나오미 선생은 리툭산 치료를 받고 2년을 더 생존하면서 대규모 연구 프로젝트도 여러 건이나 수행했다. 그런 뒤 오진 때문에 받았던 화학요법의 영향으로 급성 백혈병이 발병해 세상을 떠났다.

날카롭고 공격적인 성향의 사람들은 강하게 밀어붙이는 의사들 쪽으로 기운다. 그들은 그러한 공격성이 성공으로 이어질 거라고 믿는다. 반면 테플러 선생은 말을 부드럽게 하고 주도면밀하여 그러한 성격의 사람들이 연대감을 느낄 확률이 높다. "확실히 외과나 내과에서 제게 소개시켜 주는 환자분들을 보면 주로 제 스타일과 성격에 맞는 분들이지요. 저와 기질이 잘 맞을 것 같은 분들을 소개해 주는가 봅니다."

사실 나는 의학의 이러한 측면이 지니는 중요성에 대해서 별로 생각해 본 적이 없었다. 의사의 태도와 성격은 그의 사고방식을 반영하며, 따라서 자기충족적인 예언의 가능성이 존재한다. 환자들 가운데 특정한 성격 유형들은 의사들 중 그와 비슷한 성격 유형들에게 보내질 것이며, 따라서 특정한 방식의 임상적 판단 및 행위는 그들의 성격에 기초해 환자에게 적용될 것이다.

일반 혈액종양학 전문의인 제프리 테플러 선생은 매일매일 다양한 유형의 질환을 앓는 환자들과 만난다. 이는 다시 말해, 다양한 질병 트렌드와 속속 밝혀지는 새로운 사실들을 따라잡기 위해 늘 열심히 공부해야 한다는 얘기다. 그는 이렇게 말한다. "전 그런 의사로 사는 일을 즐기는 편이죠. 지금까지 의사 생활을 해오면서 제가 얼마나 많은 장애들을 봐왔겠습니까. 하지만 이렇게 폭넓게 사고하는 일이 참 좋습니다."

지난 여름, 낸터킷 섬에 다녀왔다는 한 환자가 테플러 선생을 찾아왔다. 열과 빈혈이 있고 비장 확장 소견이 보였다. 이러한 갖가지 소견들의 배합 뒤에는 다양한 종류의 질환들이 숨어 있을 수 있다. 감염성 질환 전문의의 소견서에는 바베시아증 검사 내용이 포함되어 있었다. 바베시아증은 참진드기가 매개하며 해안 지역이나 낸터켓 같은 앞바다 섬에서 집중적으로 발병하는 기생충성 질환이다. "병리 검사 보고서를 보니, 후층 및 박층 도말표본 관찰 결과가 바베시아 음성으로 나왔더군요." 그러나 그는 그 무엇도 당연하게 받아들이는 사람이 아니었다. 그래서 자신의 사무실에서 직접 도말표본을 만들어 현미경으로 관찰해 보았다. "그런데 있는 겁니다. 도말표본 위에 바베시아 형체가 딱 하나 보였어요. 왜 그걸 못 보고 지나쳤는지 충분히 이해가 갔죠. 그 순간 그걸 찾아냈다는 생각에 흥분을 감출 수가 없더군요." 그 환자는 치료를 잘 받았고 완전히 건강을 되찾았다.

"뭔가 미묘한 차이를 보이는 질환, 그러니까 변종처럼 보이는 질환을 만나면 전 항상 다시 처음으로 돌아가 최근 논문들을 읽습니다. 게임의 주도권을 빼앗기지 않으려 최선을 다합니다. 논문들을 읽으면서 논문 한 편의 내용이 한 개인의 치료에 어떤 식으로 기여하는지를 알아가는 과정은 큰 즐거움이 아닐 수 없지요." 이 '즐거움' 때문에 테플러 선생은 저널들과 교과서들을 읽느라 밤이 깊도록 사무실을 떠나지 못 하곤 한다. "진료를 하고 있는 상황에서는 문제를 깊이 있게 생각하기가 어려워요. 깊게 고민하면서 설득력 있는 의견을 만들어내려면 조용한 시간이 필요하지요." 그는 종종 환자들에게 당장 치료 계획을 정하지 말고 좀더 생각할 시간을 가져보자고 제안한다. 그는 하루 일과의 마지막을 그렇게 온전히 생각하는 일에 쓰고 보통 8시 30분이나 9시가 되어야 사무실을 나온다.

"제가 다양한 유형의 질환을 가진 환자분들을 진료하는 일을 좋아하긴 하지만, 만일 환자가 다른 곳에서 더 나은 진료를 받을 거라는 판단이 서면 다른 의사에게 보낼 겁니다." 이는 자신이 비록 전문가이긴 하나 스스로의 한계를 인정하고 환자에게 무엇이 최선인가를 생각하는 진정한 의사의 또다른 모습이다.

테플러 선생에게 소개되는 환자들 중에는 이미 암이 많이 진행된 사람들이 많다. "때로는 제가 환자들을 위해 할 수 있는 가장 중요한 일 중의 하나는, 그들에게서 무의미한 치료의 고통을 덜어주는 거라는 생각이 듭니다." 말기암 환자들은 때로 '매질을 당한다.' 이는 아무런 소득 없이 계속 되풀이되는 항암 치료를 일컫는 말로 임상 의학에서 주로 쓰인다. 약이란 약은 다 써보지도 않고 환자를 죽게 만드는 것은 잘못된 일이라고 믿는 종양학 전문의들도 있는 것 같다. 그러나 테플러 선생은 아니었다. "만일 환자가 어느 정도의 효과가 있을지 그 가능성을 제대로 안다면 그런 식의 치료는 받고 싶지 않을 겁니다." 그러나 환자를 생각해 의사가 아무리 명확히 설명해 주려고 해도 환자가 항상 그 가능성을 이해하는 것은 아니다.

"제 판단에 잘못된 것으로 보이는 요구를 환자가 해오면 전 강경하게 나갑니다. 그건 틀렸다고 말합니다." 테플러 선생은 만일 환자의 요구가 심각한 해를 일으킬 것 같으면 환자의 비위를 맞추려 하지 않는다. 이러한 문제는 어느 정도 통제가 가능하지만 완전히 없앨 수는 없는, 완치 불가능한 암의 경우에 주로 발생한다. 여기서 테플러 선생의 사람에 대한 관심이 효력을 발휘한다. "환자들은 완치를 바라지요. 당연히 이해합니다. 그런데 어떤 환자들은 완치에 대한 기대 때문에 극단적 치료를 원하거나 혹은 하나의 제제만 써도 효과가 같고 독성은 적은데도, 복합 화학요법을 요구합니다."

테플러 선생은 알렉스 우라는 환자를 떠올렸다. 결장암에서 안정적인 전이가 일어난 환자로 직업이 디자이너였다. 테플러 선생의 치료를 받으면서 종양은 3년간 진행되지 않았다. "하지만 알렉스는 자신이 암과 공존한다는 사실을 견딜 수 없어 했습니다. 사라져주길, 자신의 인생에서 완전히 사라져주길 바랐어요. 전 차마 치료의 강도를 더 높이면 해가 될 것이라는 제 생각을 있는 그대로 말해 줄 수가 없었습니다." 결국 알렉스는 테플러 선생을 떠나 다른 의사를 찾아갔다.

테플러 선생의 또다른 환자인 다이앤 워터스는 간으로 단독 전이가 일어난 유방암 환자였다. 테플러 선생은 그녀를 8년 넘게 치료했다. 다이앤의 암은 표면에 HER2 단백질이 보였고, 이에 테플러 선생은 허셉틴을 써서 암을 효과적으로 통제할 수 있었다. 허셉틴은 다양한 화학요법제와 협력하여 그 표면 단백질을 표적으로 삼는 항체다. "그녀는 뉴욕의 무수한 의사들을 찾아다녔습니다. 그러던 중 한 병원에서 만난 방사선과 전문의한테서 화학색전술로 간 전이 치료가 가능하단 얘기를 들은 겁니다." 그 방사선과 전문의는 카테터를 통해 화학요법제를 직접 간의 종양으로 전달하자고 하면서, 그런 뒤 혈액 공급을 막으면 종양이 죽을 거라고 했다.

테플러 선생은 그 치료에 반대하며 전이성 유방암은 전신 질환으로 간 종양 외에도 미세 침착들이 있다고 설명했다. 게다가 그 단독 전이 암은 아무런 증세를 보이지 않았으며, 당시 받고 있던 치료로도 잘 통제되고 있었다. "다이앤은 그 화학색전술 때문에 거의 죽다 살아났죠. 간 좌엽이 완전히 망가지고 흉부에 몇 리터의 수액이 고였어요. 몇 주 동안이나 중환자실 신세를 졌을 정도였지요."

테플러 선생의 예견대로 간 종양은 재발했다. "대체로 제가 사람들을 잘 설득하는 편입니다만, 그 경우는 그러지 못했어요." 그러나 알렉스 우와 달리 다이앤 워터스는 다시 테플러 선생에게 돌아왔다. "그녀가 자신의 결정에 대해 너무 자책하지 않도록 잘 얘기해 드렸습니다." 테플러 선생은 그녀에게 이렇게 설명했다. "반드시 해야 한다고 생각하는 일을 하셨고, 살아나셨으니 다행입니다." 테플러 선생은 당시 가장 적합해 보이는 신약으로 치료를 진행했다. 현재 그녀의 유방암은 화학요법으로 잘 통제되고 있다.

다이앤 위터스의 경우처럼 극단적인 치료에 따른 치명적인 합병증은 때로 소송으로 이어지곤 한다. 현대 의학의 모든 위험한 결정 뒤에는 소송이라는 망령이 어른거린다. 테플러 선생은 시술을 제안한 의사의 의견에 반대하면서 자신의 입장이 곤란해지는 걸 느꼈다고 한다. 소송의 우려 때문이었다.

이 문제와 관련해서 레이첼 스완슨의 이야기를 들려주었다. 스완슨 부인은 난소암을 앓는 중년 여성으로 화학요법으로 임상적 통제가 잘 이루어지던 환자였다. 종양 크기가 비교적 작고 오랫동안 눈에 띄는 진행을 보이지 않았다. 주치의에게 1년 동안 치료를 받으면서 한 소화기내과 전문의를 소개받아 흔히들 하는 대장내시경 검사를 받게 되었다. 그 의사는 대장 표면에 침착된 전이성 암에 주목했다. "어쨌거나 그 종양은 아무런 증상을 보이지 않았죠. 전이성 난소암 환자의 경우 보통 출혈이나 기타 문제가 없으면 대장내시경 검사를 시행하지 않습니다. 그건 정말 우연한 발견이었습니다. 종양이 잘 통제되고 있었으니 장까지 뚫었을 거라고는 생각할 이유가 없었죠."

그럼에도 불구하고 그 소화기내과 전문의는 그녀를 외과의에게 소개했고 그 외과의는 전이성 암과 대장의 인접부를 제거하자고 했다. 일단 이런 권고가 내려지자 다른 의사들은 이의 제기를 주저했다. 언젠가 혹시라도 문제가 되면, 특히나 장 천공이라도 생기면 소송을 당할지도 모른다는 희박한 가능성 때문이었다. "물론 그들 마음을 십분 이해합니다만, 그렇다고 소송의 두려움에 끌려다닐 수는 없지요. 그런 식의 방어 진료를 할 수는 없습니다. 더군다나 한 여성이 큰 수술을 받느냐를 결정하는 일 아닙니까."

테플러 선생은 수술을 받지 말라며 부인을 계속 설득했다. 그러나 스완슨 부인은 증상은 없더라도 그 전이성 암을 제거하는 게 중요하다는 외과의의 말을 따르기로 했다. 테플러 선생도 지적했듯이 자신의 몸속 종양이 당장은 화학요법으로 잘 통제되고 있지만 언제 위협을 가해올지 모른다는 사실을 알면서 그대로 살기란 몹시 어려운 일이었다. "스완슨 부인은 수술을 받고 싶었고, 이런 바람이 그녀를 진찰한 의사들에게 전달되었죠. 사실 한 유능한 부인외과 전문의는 그녀를 처음 진찰했을 때는 자신도 내 의견에 동의한다며 수술해야 할 근본적인 이유가 없다고 했습니다. 그런데 마음을 바꾸더군요. 아마도 그녀의 바람을 충족시켜 주고 싶어서였겠죠."

그 외과의는 대장의 전이성 암은 성공적으로 제거되었지만 복부에 제거할 수 없는 또다른 암들이 있다고 했다. 테플러 선생은 그 전에 레이첼 부인에게 난소암을 잘 제어해 주고 있는 정기적인 화학요법 치료가 수술 때문에 미뤄져야 할 거라고 말했었다. "결국 병이 폭발했습니다. 장 절제로 격심한 통증이 있었는데 그러면서 난소암이 무섭게 퍼지기 시작한 겁니다. 레이첼 부인이 다시 저를 찾아왔는데, 정말 안타까움을 금할 수가 없더군요. 제가 틀림없이 화가 나 있을 거라고 생각했다며, 제가 그 수술을 반대한 사실을 기억한다고 하더군요. 그래서 반대한 게 사실이라고 말했죠. 하지만 솔직히 말해 세상에 그 누가 언제 어떤 일이 벌어질지 알 수 있겠느냐고 했습니다."

이러한 근본적인 진실을 말할 수 있는 의사는 극히 드물다. 테플러 선생의 겸손을 보여주는 대목이 아닐 수 없었다. 자신의 임상적 판단에 자신감을 잃지 않으면서도 그는 때로 자신도 틀릴 수 있음을, 혹은 결과를 정확히 예견할 수 없음을 인정한다. 이 경우 테플러 선생은 회색 지대가 존재함을 인정했다. 스완슨 부인은 수술 후의 합병증이나 다른 전이 암들의 폭발적 진행 없이 성공적으로 종양을 제거했을 수도 있었다. 사실 그 절제술은 그 뒤 몇 달도 안 돼 암이 장을 침습하는 일만 없었다면 현명한 판단이었을지도 모른다. 환자의 선택은 당사자의 성격과 맥을 같이 한다고 템플러 선생은 말했다. 그녀는 자신의 암을 '앞지르고' 싶어했다. "당연히 사람들은 홈런을 바랍니다. 하지만 종양학에서 우리가 이룰 수 있는 건 그에 못 미칠 때가 많지요. 홈런을 좇다가 생길 수 있는 위험은 삼진아웃을 당할 수 있다는 거죠."

테플러 선생은 더 이상의 화학요법이 무익하다는 판단이 들면 환자에게 끝까지 그들 곁에 있을 거라고 약속한다. 더 나아가 남은 시간을 편안히 보내게 될 거라고 약속한다. 환자들이 몇 주냐, 몇 달이냐 수치를 말해 달라고 하면, 선생은 조용히 스티븐 J. 굴드(미국의 진화생물학자-옮긴이)의 말을 환기시킨다. "중간자는 메시지가 아니다."

치료에서 가장 중요한 것

많은 이들이 최고의 암 치료 전문기관이라는 명성을 믿고 메모리얼 슬론 케터링을 찾는다. 그러나 사실 많은 경우 병원보다 의사가 더 중요하다. 방광암으로 메모리얼 병원을 찾았던 내 친구 한 명이 이 사실을 직접 체험했다. 50대의 예술가인 그녀는 메모리얼 병원에서 수술을 받았고 집도의를 높이 평가했다. 전이가 발견되어 더 이상의 수술이 무의미해졌을 때도 그 의사는 그녀의 입원실을 찾았다. 그녀가 유명인사도 아니고 부자도 아니었으니 무슨 딴 속셈이 있을 리 없었다. 그러나 그녀는 따뜻하고 활발하고 빛나는 사람이었으며, 의사는 그녀를 찾아감으로써 자신이 그녀를 얼마나 생각하며, 그녀와 함께하는 시간, 소설가인 그녀의 남편과 함께하는 시간을 얼마나 좋아했는지 보여주었다.

문제는 종양학 전문의와의 관계였다. 그는 그 자신의 주장대로라면 '최고의 프로토콜'로 그녀를 치료했다. 그러나 일시적인 관해 후 암이 재발했을 때 추가 치료에 대한 그녀의 질문에 그가 보인 반응은 그녀를 경악시켰다. 나는 그 전문의를 만나 그녀의 상태를 물었다. "남은 시간은 7개월 정도로 추정됩니다. 이제 어떤 약물을 써도 10~15퍼센트 이상의 반응율이 나올 거라는 근거가 없습니다. 이것도 최대로 잡아서 말입니다." 나는 개발 중인 몇 가지 약제에 대해 물었다. "제2상 임상 연구가 있습니다."

2상 연구는 독성이 정의되는 1상 연구에 이어 환자에게 나타나는 효과를 평가하기 위한 제2단계 평가를 말한다. 일부 방광암 환자들이 그러한 2상 연구에서 약물 반응도가 좋게 나왔다는 사실을 나는 알고 있었다. "그런 반응이 의미가 있는지를 판단하기엔 너무 이릅니다. 그리고 최적의 치료 기간 용량도 아직 모릅니다." 그 종양학 전문의는 내게 했던 이 말을 내 친구 부부에게도 있는 그대로, 아주 단호하게 대놓고 전했다. "이제 집으로 돌아가셔서 남은 시간을 보내십시오. 지금으로선 치료의 정당성을 뒷받침해 줄 근거가 더 이상 남아 있지 않습니다."

"난 이제 겨우 쉰여섯이야. 집으로 돌아가 7개월 뒤에 죽을 준비가 아직 안 돼 있어. 내겐 사랑하는 두 아들과 남편이 있어." 예술가 친구가 절망하며 내게 말했다. 그녀는 맨해튼의 다른 병원의 종양학 전문의를 찾아갔다. 그는 2상 시험 중인 약들 가운데 한 가지를 처방해 주었다. 반응은 놀라웠고 그녀는 1년 이상을 건강하게 살았다. 다시 암이 재발되어 장 폐쇄를 일으켰을 때 그녀는 이제 죽을 준비가 되어 있었으며 삶의 질을 지속할 실질적인 가능성이 없다고 판단했다. 결국 그녀는 가족이 지켜보는 가운데 세상을 떠났다.

"근본적으로 중요한 건 병원이 아니에요." 카렌 델가도 선생의 말이다. "물론 유명한 병원에는 더 좋은 장비가 있고, 간호 인력도 좋고, 특정 질환의 경우는 전문성도 더 높겠죠. 물론 이런 모든 조건이 중요하지만, 가장 중요한 건 의사예요. 전 사람들에게 한 의사가 어떤 사람과는 잘 맞지만 또 어떤 사람과는 잘 맞지 않을 수 있다는 얘기를 해줘요."

델가도 선생의 말에는 일리가 있다. 스티븐 니머 선생을 만나기 전 조지 프랭클린은 메모리얼 병원의 다른 전문의에게 치료를 받았다. 그 두 사람은 잘 지내지 못했다. 사실 프랭클린은 물론 그의 가족도 그 종양학 전문의를 무척 싫어했다. 이와 달리 역시 공격적 림프종을 앓던 또다른 친구는 프랭클린이 참을 수 없어 한 그 전문의를 높이 평가했다. "정말 목을 조르고 싶을 정도로 미울 때도 있지. 하지만 바로 그 부분이 내가 그 의사를 무척 좋아하는 이유이기도 해. 그는 믿기 힘들 정도로 직선적인 사람이야. 절대 머뭇거리는 법이 없어. 어떤 생각을 하는지, 왜 그런 생각을 하는지, 있는 그대로 얘기해. 사람 속을 뒤집어놓기도 하지만 그래도 나한테는 최고의 의사야."

그러나 치료 과정에 문제가 생겼을 때 환자와 환자 가족을 포기하는 의사는 절대 훌륭한 의사가 아니다. 정보 기관에서 일하며 골초로 유명했던 한 친구가 폐암 진단을 받았다. 암은 이미 광범위하게 퍼진 상태였다. 첩보 일선에서 은퇴한 뒤에도 그는 사람을 관찰하는 예리한 능력만큼은 잃지 않았다. 그러나 그런 그도 막상 병에 걸리자 일부 의사의 사람됨을 제대로 읽어내지 못했다. 메모리얼 슬론 케터링에서 치료를 받겠다는 그의 집착은 대단했다. 그곳에 가면 이미 참담해진 자신의 몸을 돌이킬 마법이 있을 거라고 굳게 믿었던 것이다. 마침내 한 젊은 의사에게 진료 예약을 얻어냈다. 처음 만났을 때 그는 그 의사가 무척이나 매력적이라고 생각했다. 그런데 몇 차례 집중 화학요법을 받은 뒤에도 폐암이 점점 진행하자 그 의사는 전화를 받지 않았다.

합병증으로 병원에 입원했을 때도, 병실로 찾아와 몇 분 머물다 간 뒤로 완전히 모습을 감춘 듯했다. 사무실에서는 그가 여행을 많이 다닌다고 했다. 며칠을 입원해 있었지만 그 의사는 찾아오지도 않고 전화도 없었다. 친구는 마음에 큰 상처를 입었다. 두렵고 외로웠다. 다행히도 고향인 뉴저지에서 뛰어난 종양학 전문의를 만나게 되었다. 그 의사는 친구를 세심히 배려했고 남은 날들을 최대한 편안히 살다 가도록 힘써주었다.

내 소설가 친구가 이끌어낸 이론에 따르면, 자신의 아내를 치료했으나 통계 수치와 프로토콜 외에는 어떤 방법도 고려하지 않은 종양학 전문의와 정보요원 친구를 버린 종양학 전문의 두 의사는 실패의 두려움, 어쩌면 죽음의 두려움에 늘 시달리며 사는 사람들이었다.

"물론 좀 이상한 추론일 수도 있어. 수많은 죽음을 목격하는 종양학 전문의가 그 죽음에서 도망치려 한다니 이상한 논리처럼 들리기도 하겠지. 하지만 난 유난히 합리성을 강조하는 태도, 모든 수치가 확보된 뒤에야 행동에 착수하는 태도는 사실 암 환자 치료에 있어서는 비합리적인 방법이라고 생각해. 그런 사람은 창조적인 시도를 외면하고 최전선에 나서기를 거부하지. 그 의사는 분명히 알았을걸. 우리 인생의 가장 힘겨운 순간, 즉 죽음에 직면하는 순간에는 우리가 자신을 떠나 다른 의사를 찾아가리란 사실을 말이야. 이건 폐암을 앓았다는 자네 친구에게 일어난 일보다 더욱 교묘한 방기라고 볼 수 있지."

이는 종양학 분야의 가장 근본적인 간극, 거의 전적으로 데이터에만 의존해 움직이려는 이들과, 증명된 프로토콜을 넘어서는 방법으로라도 환자를 치료하겠다는 의지를 가진 이들 사이의 간극이다. 광범위한 테스트를 거친 치료법을 너무 멀리 벗어나다가는 때로 불필요한 해로움과 고통을 불러올 수도 있다. 그러나 그 소설가 친구의 설명, 합리로 보이는 것도 사실 환자의 요구와 목적에 적용하면 비합리가 될 수 있고, 환자의 필요보다는 의사의 심리를 반영한 것일지도 모른다는 설명에 나는 깊이 공감했다.

니머 선생과 테플러 선생은 환자의 성격을 이해하고 그 이해를 임상적 판단에 반영하고자 한다. 내 소설가 친구는 환자와 환자 가족이 어떻게 의사의 성격을 이해하고 그 이해를 자신들의 판단에 반영할 수 있는지를 보여주었다. 암을 비롯해 다른 중증 질환을 앓는 이들은 선택의 미로에 갇혀 휘청거릴 수 있다. 그들이 어떤 길을 선택할지는 인상 정보와 성격적 차원(환자 자신의 성격은 물론 의사의 성격까지)에 따라 결정된다. 이는 종양학 분야뿐만 아니라 의학계 전 분야에 적용되는 원리로, 바로 과학과 인간의 결합이다.

에필로그

환자와 의사가 맺는 최상의 관계

자, 당신이 지금 병원에 와 있다고 생각해 보라. 몇 주째 계속 가슴 중앙의 명치께가 아프다고 하자. 지난번에 와서 의사에게 그간의 병력을 설명하고 검진과 몇 가지 정밀 검사도 받았다. 오늘은 의사가 그동안 취합한 결과들을 얘기해 주면서 위산역류 같다고 한다. 자극성 위즙이 식도로 역류하면서 생기는 사람들이 흔히 경험하는 질환이다.

대체로 의사들은 정확한 진단을 내리고 적절한 치료를 행하지만, 늘 그런 것은 아니다. 혹시 시간이 어느 정도 지났는데도 아픈 게 낫질 않고 가령 속쓰림이 계속되거나 악화되는 것 같다면 진단에 대해 다시 생각해 봐야 한다. 대부분의 잘못된 진료가 인식의 오류들이 얽히고 섞이면서 일어난다는 사실을 기억하라. 의사마다 병을 고치는 방식이 다르고 여러 가지 문제들에 접근하는 방식이 다르다. 그러나 의사들은 누구나 동일한 사고의 오류에 노출되어 있다.

정확한 진단을 내릴 수 있는 방법은 무엇인가? 이에 모든 의사와 환자가 따라야 하는 단 한 가지 답안이 존재하는 것은 아니다. 그러나 사고의 오류를 바로잡는 데 도움이 되는 몇 가지 판단 기준은 있다. 의사와 환자는 그 판단 기준에 따라 사고의 오류를 바로잡아 줄 실마리를 찾기 위해 다시 한 번 탐색전을 벌여야 한다.

정확한 진단에서 멀어지는 길은 첫째, 잘못된 의사소통이다. 따라서 생각이 있는 의사들은 언어의 문제로 돌아간다. 가령 "지금 제게 처음 하시는 말씀이라고 생각하시고 다시 한 번만 더 들려주시겠습니까? 그게 어떤 느낌이었고, 그런 느낌이 언제, 어떻게 처음 들었지요?"라는 식으로 물을 것이다. 만일 의사가 이런 요청을 하지 않으면 환자가 먼저 얘기를 다시 해보겠다고 제안할 수도 있다. 이처럼 경과를 되짚어가는 중에 이전에는 놓쳤던 중요한 정보가 떠오를지도 모른다. 또 의사가 처음에 들었으면서도 간과했거나 별 의미를 두지 않았던 새로운 단서를 얻게 될지도 모른다. 그러면 의사는 다른 방향으로 눈을 돌려 답을 궁리하려고 할 것이다.

요즘에는 환자들이 병의 호전을 못 느끼고 다시 의사를 찾을 때 대체로 마음속에 무엇이 문제일 거라는 생각을 가지고 있다. 그런 생각은 비슷한 증세가 있었던 친구나 친척을 보면서 들 수도 있고, 아니면 인터넷에서 본 내용 때문에 든 생각일 수도 있다. 지속되는 증상에 대한 우리의 생각은 흔히 최악의 시나리오에 초점을 맞추게 된다. 그러한 자가 진단은 환자도 의사도 결코 무시해서는 안 되는 사실이다. 의사가 그에 대해 언급하지 않으면 환자가 언급해야 한다. 예를 들어 이런 식으로 말할 수 있다. "위산역류로 보이는 게 암 초기 증상일 수도 있다는데 정말 걱정이에요." 또는 소화불량인 줄 알았는데 알고 보니 심장마비의 조짐이라고 진단받은 친구가 있었다는 얘기를 의사에게 들려줄 수도 있다.

어떤 이들에겐 이처럼 두려움을 겉으로 드러내는 일이 무척이나 힘들지 모른다. 말이 씨가 된다는, 일종의 미신과 같은 생각 때문이다. 이와 관련해 생각나는 환자가 있다. 하루는 가슴 통증을 호소하며 내원한 중년 여성을 진찰하는데 얼굴에 근심이 가득했다. "당신이 정말 겁내고 있는 걸 선생님께 말씀드려요." 그분의 남편이 단호하면서도 애정을 담아 부인에게 말했다. 친척 중에 폐색전증으로 사망한 사람이 있고, 그래서 자신의 가슴 통증이 혹시 그 때문이 아닐까 겁을 먹고 있다고 했다. 속을 털어놓은 뒤 그 부인은 혹시나 말을 했다가 실제로 그런 일이 생기지 않을까 싶어 말하기가 두려웠다고 고백했다.

사려 깊은 의사는 이러한 환자들의 근심에 귀기울인다. 환자의 가장 깊은 근심에 주의를 기울이면 좀더 면밀한 질문을 하게 되고 그러면 환자는 자신의 증상을 더욱 세밀하게 이야기한다. 따라서 환자와 대화의 폭이 넓어지고 단서를 가리고 있던 장애들이 제거된다.

그러나 이런 대화를 시도한다고 해서 언제나 답이 금방 나오는 것은 아니다. 신체 검진을 다시 하면서 몸의 어느 부분을 보다 집중적으로 살펴야 할 수도 있다. 아니면 특정 병리 검사 결과나 엑스레이 판독에 의심이 들 수도 있다. 지금까지 살펴보았듯이 의사들은 첫인상을 계속 가져가려는 경향이 있다. 이러한 최초의 편견적 사고는 진단 정보를 선택적으로 조사함으로써 더욱더 강화된다. 누구든 긍정적으로 보이는 정보는 붙들고 부정적이거나 모순적인 정보는 무시하려는 경향이 있기 때문이다.

병리 검사와 정밀 검사를 새로 해야 할 때도 있다. 문제는 높은 비용이다. 오늘날의 진료 환경에서 재검사는 비용 효과가 높지 않다는 이유로 강력히 제한된다. 병원과 관리 의료 관리자들의 명령은 경제성을 고려하라는 것이다. 또한 정확한 진단을 내리기 위해 실제로 재검사가 반드시 필요한 것만도 아니다. 문제제기만으로 충분할 때도 있다.

이미 설명했듯이, 같은 영상이라도 방사선과 전문의마다 어떻게 판독할지, 같은 생검이라도 병리학자마다 어떻게 평가할지 상당한 차이가 있을 수 있다. 진단을 다시 생각한다는 것은 의사가 처음으로 돌아가 예리한 판단력과 분별력으로 지금까지 나온 모든 결과, 혈액 검사와 엑스레이 검사와 병리 검사 소견을 전면 재조사한다는 것이다.

물론 재검사가 반드시 필요할 때도 있다. 최초 CT 사진이 잘못 찍힌 경우가 그렇다. 앞서 허버트 크레셀 박사가 얘기한 흉통을 호소하며 내원한 여자 환자 사례도 그런 경우다. 처음에는 폐색전증으로 보았으나 실제로는 대동맥 파열에 따른 통증이었다. 혹은 첫 생검에서 병변을 놓칠 수도 있다. 내 전공인 혈액학 분야의 경우 림프종과 같은 악성 종양을 발견하려면 단 한 번의 골수 검사로는 힘들 수 있다. 종양들이 뼈에 균일하게 퍼져 있는 것도 아니고, 아니면 종양이 없는 부분에 생검 바늘을 꽂았을 수도 있기 때문이다. 재관찰과 재검사 후에도 여전히 답이 나오지 않을 수도 있다.

"또 어떤 가능성이 있는가?"는 환자나 환자 가족, 친구들이 의사에게 반드시 물어야 할 질문이다. 오진의 주된 원인인 인지적 오류는 의사들이 잘 알아차리지 못한다. 그러한 오류들은 대체로 의식적 사고 밑에 존재하기 때문이다. 그런데 "또 어떤 가능성이 있는가?"라는 간단한 물음 하나로 의학의 불확실한 진실을 수면 위로 가까이 끌어올릴 수 있다. "또 어떤 가능성이 있는가?"는 성급한 결론, 틀에 꿰맞추기, 최근 경험에 쉽게 의지하는 것, 말굽소리는 얼룩말이 아니라 말이라는 식의 편견 등 의사들이 가질 수 있는 사고의 오류를 막는 중요한 방어책이다. 이들 각각의 오류는 답의 탐색을 방해하지만, 오류의 시정은 과거에 생각하지 못한 검사나 시술을 생각하게 하고 진단을 내리도록 돕는다.

"뭔가 맞아떨어지지 않는 부분은 없는가?"는 그 다음에 할 질문이다. 이러한 추적 질문은 의사들이 잠깐 멈춰 서서 정신을 좀더 넓게 풀어놓을 수 있도록 돕는다. 이때 의사들은 '의심의 눈'의 도움을 받아 임상 영역을 보다 세밀하게 조사하기 시작한다. "뭔가 맞아떨어지지 않는 부분은 없는가?"는 레이첼 스타인의 주장, 즉 자신의 어린 딸 쉬라의 비정형성이 전혀 다른 그 무엇일지도 모른다는 주장을 뒷받침하는 질문이었다.

"문제가 한 가지 이상일 수 있는가?" 학교에서도 전공의 시절에도 우리는 인색한 사고를 하라고, 오컴의 면도날 법칙을 적용하라고, 환자의 많은 불평에서 한 가지 문제를 찾아내라고 배웠다. 보통 이러한 가르침은 정확한 접근법이 되곤 한다. 그러나 이 역시 항상 그런 것만은 아니다. 문제가 한 가지가 아닐 수 있다는 의문은, 모든 의사들이 빠지기 쉬운 가장 일반적인 인식의 함정, 즉 '탐색 만족'의 오류를 피하게 하는 또다른 안전책이다. 다양한 병인이 있을지도 모른다는 의문은 의사가 더 넓은 그물망을 던지고, 이전에는 던지지 않은 의문을 제기하고, 첫인상에서는 불필요해 보였을 수도 있는 검사를 지시하게 만드는 계기가 된다. 위산역류일 수도 있으나 협심증일 수도 있다(흔히 있는 일이다). 혹은 위산역류이면서 대동맥 파열일 수도 있다(아주 드문 일이다). 이 책의 처음에서 언급했듯이, 마이런 팔첵 선생은 두 개의 그림을 끌어안기 위해 앤 도지의 문제의 틀을 다시 짰으며, 그 덕분에 그녀는 목숨을 건졌다.

때때로 사고의 막다른 끝에 이르러 더 이상 뭘 어떻게 해야 하는지 막막해지곤 한다. 이는 아마 인식의 오류를 범하고도 그 사실을 모르고 있다는 뜻일 수도 있다. 지난날 나 자신의 오진들을 분석해 보면 때로 나는 정확한 질문을 던지지 않고, 신체 검진에서 이상을 찾지 못했으며, 정확한 검사를 지시하지 않아 중요 정보를 놓쳤다. 나도 모르게 인식의 덫에 걸린 것이다. 그런 경우, 자존심이 또다른 인식의 함정을 만들기도 한다. 그러나 이제 나는 환자에게 이렇게 말할 수 있다. "환자분께서 말씀하시는 문제를 전 잘 모르겠습니다." 잘 모르기 때문에 이제 당신을 다른 병원으로, 힘겨운 도전을 기꺼워하는 독립적 사고능력을 갖춘 의사에게 보내야 할 것 같다고 말한다.

앤 도지의 주치의였던 의사는 이를 원하지 않았다. 더 이상 새로운 것이 없다고 믿었기 때문이다. 모든 가능성을 써봤으므로 이제 더 이상 아무런 가능성도 남지 않았다고 생각했다. 만일 남자친구의 강력한 주장이 없었다면, 그녀는 아직까지도 고통스러운 혹은 예전보다 더욱 고통스러운 삶을 살고 있을 것이다.

"여전히 몸이 안 좋네요. 증상이 그대로예요"라고 말하는 환자에게 "아무 이상 없습니다"라고 말해서는 안 된다는 사실을 이제 나는 안다. "아무 이상 없습니다"라는 말은 두 가지 측면에서 매우 위험한 발언이다. 첫째 모든 의사는 실수할 수 있다는 사실을 부정하는 말이고,

둘째는 우리의 정신과 육체를 분리시키는 말이기 때문이다. 때로 문제의 원인이 정신에 있을 수 있다. 물론 이러한 결론은 환자의 고통을 불러왔을지 모르는 육체적 원인을 심도 있게 그리고 충분히 탐색한 뒤에 내려야 한다.

정신적 고통과 그 고통이 몸에 미치는 영향에 대한, 의학계는 물론 사회 전반에 존재하는 오명은 많은 환자의 고통과 불행을 덜어주지 못하도록 가로막는다. 앞서도 보았듯 많은 의사들은 자신들이 꼬리표를 달아놓은 신경증이나 불안증 환자들을 싫어한다. 아무리 사려 깊은 의사라 할지라도 그런 환자들은 결코 쉽지 않은 과제로 다가온다. 그들은 하나부터 열까지 모든 아픔과 고통에 극도로 예민하게 반응하면서 무차별적으로 자신의 얘기를 쏟아낸다. 이에 의사는 정신을 집중하지 못하고 유방의 종양이나 갑상선의 결절을 놓치기 쉽다.

그러나 환자가 자신의 생각이나 감정을 제대로 파악하면 의사에게 얼마나 큰 도움이 되는지 모른다. 카렌 델가도 선생에게 자신이 약간 '이상하다'는 건 알지만 그렇다고 자신의 호소를 무시해서는 안 된다고 얘기한 환자가 그 좋은 예다. 물론 때로는 환자가 이상해서가 아니라 그저 겁을 집어먹었을 뿐인데도 의사는 하이포콘드리아, 건강염려증 환자라는 꼬리표를 붙이기도 한다.

이와 관련해서 로스앤젤레스에 거주하며 연예산업 분야의 비즈니스우먼으로 왕성한 활동을 펼쳤던 한 친구가 생각난다. 그녀는 의사에게 유방 통증을 계속 호소했다. 유방 촬영 검사를 실시했으나 방사선과 소견은 정상으로 나왔고, 그녀의 계속되는 통증 호소는 무시되었다. 그녀에게 돌아온 말은 "아무 이상 없습니다"였다. 의사는 스트레스성이라고 했다. 결국 그녀는 다른 의사를 찾아갔고, 추가 검사에서 암이 발견되었다. 진단은 거의 2년이나 늦어졌고, 암은 이미 림프절 수십 군데로 퍼져 있었다.

아마 대부분의 사람들이 이런 이야기를 들어보았을 것이다. 환자와 의사 모두에게 이런 이야기가 두렵기는 마찬가지다. 그런데 만일 다른 여성이 유방에서 불편감을 느껴 암이라고 생각했는데 알고 보니 정신적 스트레스 때문이었다고 해보자. 그런 경우에도 역시 "아무 이상 없습니다"는 잘못된 결과를 불러올 수 있다. 설사 암이 아니라고 해도 반드시 다시 한 번 확인을 해주어야 하며, 만일 고통과 증상이 지속되면 정신과 전문의나 심리학자에게 소개해 도움을 받게 해야 한다.

오른손이 아프고 부어오르는 이유를 알아보려고 검사를 받던 중, 한 외과의가 골 스캔을 받아오라고 했다. 골 스캔은 단지 손목뼈뿐만 아니라 몸의 모든 뼈를 검사한다. 스캔을 본 방사선과 전문의가 갈비뼈에서 몇 개의 점을 관찰했다. 외과의가 밤에 우리 집으로 전화를 걸었다. 가족은 모두 스키 여행을 떠나고 집에는 나 혼자였다. 그 의사는 스캔상의 점들이 갈비뼈의 전이성 암으로 보인다며 손 수술을 서두르지 말자고 했다. 나는 평소 나 자신을 정신적 균형이 잘 이루어진, 꽤 합리적인 사람이라고 생각했다.

그러나 그 의사의 말을 듣고 몇 분도 안 돼 가슴이 아파오기 시작했다. 갈비뼈를 만져보니 통증이 왔다. 그래도 명색이 종양학 전문의로서, 어떤 증상 없이는 뼈에 종양이 퍼질 수 없다는 사실을 안다. 그런데 그 순간 나는 더 이상 의사가 아니었다. 온전히 환자일 뿐이었다. 생각이 얼어붙었다. 나는 필사적으로 아내를 찾았고 몇 시간 뒤 간신히 아내와 연결되었다. 아내는 내게 겁내지 말라고 했다. 내일 아침 다시 한 번 엑스레이를 찍어봐야 한다고 했다. 그러나 방사선과 전문의가 틀렸을지도 모른다는 아내의 말은 아무런 효과가 없었다. 그날 밤 불치의 암으로 서서히 죽어가는 상상에 시달리느라 한숨도 자지 못했다. 지난 세월 그 오랜 훈련과 경험이 무색하게도 나는 두려움에 정복당했다. 내 가슴 통증은 진짜였다.

다음날 나는 맨 처음으로 가서 엑스레이 검사를 받았고, 내 갈비뼈가 정상이라는 결과를 들었다. 다른 방사선과 전문의가 내 골 스캔을 보더니 판독이 지나쳤다고, 그런 점들은 보이지 않는다고 했다. 몇 시간이 지나자 가슴 통증이 가라앉고 갈비뼈는 손으로 만져도 더 이상 아프지 않았다.

나는 이 사건을 통해 두 가지 교훈을 얻었다. 첫째, 퉁명스럽고 단호한 방식으로 충격적인 소식을 전해 받은 나는, 나를 인도하고 균형 감각을 찾아주고 의심을 제기하며 불확실성을 따져보고 나를 위해 나와 함께 생각해 줄 누군가가 필요했다는 것이다. 만일 다른 상황이었다면 그 점들이 인공물일 수 있다고 상당히 과학적으로 사고했겠지만 그날은 아니었다. 본능적으로 나는 그런 사실을 포착할 수 없었다. 둘째는 우리의 몸을 압도하는 정신의 힘, 정신신체증의 위력을 경험했다는 것이다.

물론 지속적이면서 교묘한 증상들이 정신신체증의 결과가 아닌 때도 있으며, 이럴 경우 결국 정확한 신체적 진단이 내려진다. 의사는 치료를 하는데 환자는 그 치료를 받아도 좋아지지 않는다. 그러면 새로운 치료법을 쓰기 전에 의사는 환자와 얘기를 나눠야 한다. 그리고 맥락을, 언제 어디서 어떻게 그 치료를 받고 있는지를 알고 판단해야 한다. 캘리포니아에서 900명 이상의 환자를 보는 45명의 의사들을 대상으로 실시한 연구를 생각해 보라. 그들 중 3분의 2는 환자에게 새로운 약을 얼마나 오래 투약할 것인지, 어떤 부작용이 있을지 말하지 않았다. 거의 절반은 약의 용량과 투약 빈도를 명시하지 않았다. 약사나 다른 건강 전문가들이 그 간극을 메우리라는 생각만으로는 충분하지 않다. 치료법에 대해, 그 치료법을 쓰는 이유와 구체적인 내용과 관련해 환자와 의사 사이에 분명한 상호이해가 존재해야 한다. 또한 환자의 사회적 조건에 관심을 두는 의사라면 치료가 효과를 발휘하지 않을 때 비의학적 원인을 고려할 수 있다.

다른 고려 사항들도 있을 수 있다. 카렌 델가도 선생은 내게 요즘은 약이 색에 따라 구분이 가능하지만 그래도 문제가 발생할 수 있다는 사실을 말했다. 그녀는 갑상선 활동 부진 환자인 한 할머니가 치료에 반응하지 않자 걱정스럽게 물었다.

"할머니, 약사가 준 알약을 확인해 보세요. 자주색인가요?"

"네, 자주색이에요."

아무리 생각해도 문제가 무엇인지, 왜 환자가 기운을 차리지 못하는 건지 이유를 알 수 없었다. 그래서 그 할머니에게 약을 전부 가져와보라고 했다. 알고 보니 175마이크로그램의 갑상선 호르몬이 함유된 알약 하나가 자주색 계열인데, 75마이크로그램을 함유한 다른 알약도 약간의 차이가 나지만 역시 자주색 계열이었다. 그 할머니는 미세한 색상 차이를 구별하지 못했던 것이다.

처방과 복용이 모두 정확한데도 치료 효과가 드러나지 않는 경우도 있다. 사람의 생물학은 저마다 고유하며, 같은 약을 복용해도 부작용과 효과에 중요한 차이가 있을 수 있다. 같은 병을 앓을 수는 있다. 그러나 같은 약을 복용하고 같은 수술을 받더라도 치료 효과는 같을 수 없다. 금세 효과가 나타나지 않는 치료법을 얼마나 오래 끌고 갈지, 2차 치료는 무엇으로 할지는 과학, 그리고 의술을 반영한다. 스티븐 니머 선생은 조지 프랭클린의 화학요법 계획을 즉각적으로 바꾸었지만, 다른 종양학 전문의들은 그 프로토콜을 계속 가져가기를 바랐다. 신속하게 실패를 인정하고 치료법을 전환한 노력이 프랭클린의 생명을 몇 년 더 연장시켰다.

좋은 치료제는 제약산업의 발전의 산물로, 이러한 새로운 치료제들 덕분에 한때는 불치병으로 알려졌던 많은 질환이 통제가 가능해졌다. 그러나 치료 결정을 내릴 때 의사와 환자는 치료의 효과와 위험을, 서로 어떤 필요와 목적을 공유하는지 반드시 유념해야 한다. 또 그 선택은 경제적 이익 추구와 기업의 마케팅이 만들어내는 편견들에서 자유로워야 한다.

물론 이 모든 일은 시간을 필요로 하는데, 시간은 오늘날 의료 환경에서 최고의 사치다. 의학을 소명이 아니라 비즈니스로 보는 이들은 진료를 고정된 단위로 할당할 것과 효율성을 요구한다. 그러나 진료실은 생산라인이 아니다. 그런 식의 변화는 소통을 방해하고 실수를 양산하고 의사와 환자의 공조 관계를 깨뜨리는 가장 확실한 방법이다. 한 눈은 시계에, 다른 한 눈은 컴퓨터 스크린에 고정한 의사는 생각을 하지 못한다. 그러나 생각하는 의사는 시간을 지혜롭게 배분할 필요가 있다. 잘 정의된 명백한 문제는 15~20분의 진료로도 충분하고, 환자와 환자 가족은 정보와 만족을 얻어 집으로 돌아갈 수 있다. 복잡한 문제는 서둘러 해결할 수 없다. 제대로 생각하려면 시간이 필요하다는 건 피할 수 없는 진실이다. 서둘러 질러가는 길은 인식의 오류에 이르는 최단 코스다.

나는 수십 년 의사로 지내오면서 환자와 관련한 의사결정을 내릴 때는 주로 전통적인 방법들에 의존했다. 교과서와 의학저널, 보다 깊고 다양한 경험을 지닌 스승들과 동료들, 새로운 도전을 제시하는 실습생들과 레지던트들이 내 생각을 거들어주었다. 그런데 이 책을 쓰면서 나는 내 생각의 질을 높여줄 또다른 중요한 파트너가 있음을 깨달았다. 그 파트너는 정곡을 찌르는 결정적 질문 몇 가지를 던짐으로써, 오진을 유발하는 수많은 인식의 함정들로부터 나를 보호해 줄 것이다. 그 파트너는 불완전한 인간이 내리는 의사결정의 순간 나와 함께한다. 그 파트너는 바로 내 머릿속에 어떤 생각이 있는지, 내가 어떤 식으로 사고하는지 알고자 하는 나의 환자이며, 혹은 환자의 가족이거나 친구들이다. 그리고 나는 내 생각의 문을 활짝 열어둠으로써 내 생각의 범위와 한계, 환자의 신체적 문제와 정서적 요구에 대한 나의 이해도를 좀더 분명히 깨달을 수 있다. 나의 도움을 필요로 하는 이들을 돌봄에 있어 이보다 더 나은 방법은 없다.

참고 자료

프롤로그 의사가 알아야 할 모든 것

알고리듬과 진료지침의 문제점들을 다룬 최근 논문들로는 Mary E. Tinetti, "Potential pitfalls of disease-specific guidelines for patient with multiple conditions", *New England Journal of Medicine (NEJM)* 351 (2004), pp. 2870~2874, 와 Patrick J. O'Connor, "Adding value to evidence-based clinical guideline", *Journal of the American Medical Association (JAMA)* 294 (2005), pp. 741~743 등이 있다.

베이스 접근법을 더 알고 싶은 이들이 읽을 만한 논문들로는 Baruch Fischhoff and Ruth Beyth-Marom, "Hypothesis evaluation from a Bayesian perspective", *Psychological Review* 90 (1983), pp. 239~260; Fredric M. Wolf et al., "Differential diagnosis and the competing-hypotheses heuristic: A practical approach to judgment under uncertainty and Bayesian probability", *JAMA* 253 (1985), pp. 2858~2862 등이 있다.

실제 진료에서 수학적 접근법을 취하는 의사는 거의 없을 거라는 로버트 햄 박사의 주장은 "Clinical intuition and clinical analysis: Expertise and the cognitive continuum", *Professional Judgment: A Reader in Clinical Decision Making*, ed. Jack Dowie and Arthur Elstein (Cambridge: Cambridge University Press, 1989), pp. 78~105에 소개되어 있다.

소아지방변증의 다양한 임상적 발현 양상을 소개한 논문들로는 Richard J. Farrell and Ciaran P. Kelly, "Celiac sprue", *NEJM* 346 (2002), pp. 180~188; Alessio

Fasano, "Celiac disease — How to handle a clinical chameleon", *NEJM* 348 (2003), pp. 2568~2570; Ross McManus and Dermot Kelleher, "Celiac disease — The villain unmasked?", *NEJM* 348 (2003), pp. 2573~2574 등이 있다.

주디스 홀 & 데브라 로터 박사의 연구 성과는 광범위한 학문성을 자랑한다. 최근 환자와 의사의 관계를 다룬 포괄적인 분석서인 『*Doctors Talking with Patients / Patients Talking with Doctors : Improving Communication in Medical Visits*』, 2nd ed. (Westport, Conn.: Praeger Publishers, 2006)가 출간되었다. 이 장에 소개된 이들의 주장과 관련한 논문들로는 "Task versus socioemotional behaviors in physicians", *Medical Care* 25 (1987); "Physicians' psychosocial belief correlate with their patient communication skills," *Journal of General Internal Medicine* IO (1995), pp. 375~379; "Communication patterns of primary care physicians," *JAMA* 277 (1997), pp. 350~356; "Relations between physicians' behaviors and analogue patients' satisfaction, recall, and impressions," *Medical Care* 25 (1987), pp. 437~451; "Liking in the physician-patient relationship," *Patient Education and Counseling* 48 (2002), pp. 69~77; "Physician gender and patient-centered communication: A critical review of empirical research," *Annual Review of Public Health* 25 (2004), pp. 497~519 등이 있다. 그 밖에 다른 유용한 참고 논문들로는 E. J. Emanuel and L. L. Emanuel, "Four models of the physician-patient relationship," *JAMA* 267 (1992), pp. 2221~2226; G. L. Engel, "How much longer must medicine's science be bound by a seventeenth-century world view?," *The Task of Medicine: Dialogue at Wickenburg, Menlo Park, California*, ed. K. White Donald (Henry J. Kaiser Foundation, 1988) 등이 있다. 리델마이어 박사 역시 환자와 의사의 대화의 중요성을 탐구했다. 참고할 만한 논문들로는 "Problems for clinical judgment: Eliciting an insightful history of present illness," *Canadian Medical Association Journal* 164 (2001), pp. 647~651; "Problems for clinical judgment: Obtaining a reliable past medical history," *Canadian Medical Association Journal* 164 (2001), pp. 809~813 등이 있다.

K. 앤더슨 에릭슨은 전문기술에 대한 연구를 크게 발전시켰다. 이 주제에 대해

더 알고 싶다면 "The role of deliberate practice in the acquisition of expert performance," *Psychological Review 100* (1993), pp. 363~406; "Deliberate practice and the acquisition and maintenance of expert performance in medicine and related domains," *Academic Medicine* 79 (2004), pp. S70~S81을 참고하라. Geoff Norman은 이 분야의 또 한 명의 지도자로, 최근 의사들이 의술을 향상시킬 수 있는 방법을 고찰한 저서 Geoff Norman et al., "Expertise in medicine and surgery," *The Cambridge Handbook of Expertise and Expert Performance*, ed. K. Anders Ericsson et al. (Cambridge: Cambridge University Press, 2006), pp. 339~353을 출간했다.

의학협회 보고서 『*To Err Is Human: Building a Safer Health System*』 (Washington, D.C.: National Academy Press, 1999)는 기념비적인 저서다. Donald Berwick은 제도적 오류와 병원들이 기계적 오류들에서 환자들을 보호하는 방법과 관련해 놀라운 연구 성과를 이루었다. 그 대표적인 논문으로는 "Taking action to improve safety: How to increase the odds of success," *Enhancing Patient Safety and Reducing Errors in Health Care* (Chicago: National Patient Safety Foundation, 1999), pp. I~II이 있다.

Arthur Elstein은 배우들에게 환자 역할을 시키고 사례를 기술하게 하는 방법으로 의사들의 통찰력을 테스트하면서 임상 추론을 연구했다. 그는 전체적으로 진단의 오류 발생율을 15%로 추정했는데, 이는 6~7명 당 한 명의 환자가 부정확한 진단을 받는다는 의미다. 이 같은 추정치는 진단 오류를 드러내는 부검결과를 기초해 산정한 15%라는 진단 오류 비율을 내놓은 과거의 연구 결과들과 일치한다. 이와 관련한 참고 논문들로는 A. S. Elstein, "Clinical reasoning in medicine," *Clinical Reasoning in the Health Professions*, ed. J. Higgs and M. A. Jones (Woburn, Mass.: Butterworth-Heinemann, 1995), pp. 49~59; W. Kirch and C. Schafil, "Misdiagnosis at a university hospital in 4 medical eras," *Medicine* 75 (1996), pp. 29~40; K. G. Shojania et al., "Changes in rates of autopsy-detected diagnostic errors over time," *JAMA* 289 (2003), pp. 2849~2856; L. Goldman et al., "The value of the autopsy in three different eras," *NEJM* 308 (1983), pp. 1000~1005 등이 있다. 주목할 점은, 1960년과 1980년 사이 미국의

한 대학병원의 사례를 조사한 결과 CT 스캔과 같은 신기술의 도입에도 불구하고 진단 오류의 빈도에 아무런 변화가 없었다는 사실이다. 실제로 신기술에 대한 지나친 의존은 심각한 진단 오류들의 원인이 되었다. 독일의 한 수련병원에서 실시한 연구에서도 동일한 정보가 나왔다. 미국과 캐나다의 경우, 매년 100만 명이 병원에서 목숨을 잃는다. 그들 가운데 5만여 명은 심각한 진단 오류로 인해 사망하는 것으로 알려졌다. 만일 정확한 진단이 이뤄졌다면 그들의 죽음을 막을 수도 있을 것이다.

그런데 그동안 진단 오류 연구들이 시행되어 왔음에도 그런 오류들과 의사들의 인식과의 관계에 관심을 두는 연구자는 없었다. 이를 시도한 첫 번째 논문 가운데 Jerome P. Kassirer and Richard I. Kopelman, "Cognitive errors in diagnosis: Instantiation, classification, and consequences," *American Journal of Medicine* 86 (1989), pp. 433~441이 있다. Pat Croskerry는 인식의 오류를 범주화하는 작업에 큰 힘을 쏟았으며, 특히 자신의 전공분야인 응급의학 쪽에 큰 관심을 기울여왔다. 대표적인 논문들을 꼽으면 "The importance of cognitive errors in diagnosis and strategies to minimize them," *Academic Medicine* 78 (2003), pp. 775~780; "Achieving quality in clinical decision making: Cognitive strategies and detection of bias," *Academic Emergency Medicine* 9 (2002), pp. 1184~1204; "When diagnoses fail: New insights, old thinking," *Canadian Journal of CME*, November 2003. Donald Redelmeier recently wrote about detours in doctors' thinking in "The cognitive psychology of missed diagnoses," *Annals of Internal Medicine* 142 (2005), pp. 115~120 등이 있다. 뉴욕주립대학의 Mark Graber는 "Metacognitive training to reduce diagnostic errors: Ready for prime time?," *Academic Medicine* 78 (2003), p. 781에서 의사들에게 자신들의 사고행위에 대해 사고하는 법을 어떻게 훈련시킬 것인가의 문제를 제기했다.

의사들은 대체로 자신들이 저지르는 인식의 오류를 알아차리지 못한다. 뿐만 아니라 의료기관들도 의사들에게 진단오류나 오류 발생 원인에 대해 일관성 없는 피드백만을 제공할 뿐이다. 따라서 현재 인식의 오류와 관련한 정보는 과거의 의료기록이나 부검결과나 의사들의 과거 경험에 의존할 수밖에 없는 형편이다.

Tejal K. Gandhi는 의료분쟁을 낳는 심각한 의료과실은 전반적으로 인식의 문제에서 기인한다고 주장한다. 이와 관련해 참고할 만한 논문으로는 "Missed and delayed diagnoses in the ambulatory setting: A study of closed malpractice claims," *Annals of Internal Medicine* 145 (2006), pp. 488~496이 있다. Mark Graber는 "Diagnostic error in internal medicine," *Archives of Internal Medicine* 165 (2005), pp. 1493~1499에서 빈번한 인식의 오류를 보여주는 100건의 오진 사례를 분석했다. 컴퓨터 지원 시스템을 통한 진단 정확도 향상 시도에 대해서는 효과가 미미한 수준에 그친다는 연구결과들이 나왔다. 이러한 결과는 특히 레지던트나 주치의들보다는 주로 실습생들 사이에서 두드러졌다. 일부의 경우는 '컴퓨터 진찰'이 오히려 진단 정확도를 떨어뜨리고 임상의의 오진에 대한 집착을 강화시키는 것으로 나왔다. 이와 관련해 참고할 논문으로는 Charles P. Friedman et al., "Enhancement of clinicians' diagnostic reasoning by computer-based consultation: A multiple study of 2 systems," *JAMA* 282 (1999), pp. 1851~1856이 있다.

1장 ■■ 완벽하지 않은 인간의 판단

Robert Hamm의 말은 "Clinical intuition and clinical analysis: Expertise and the cognitive continuum," *Professional Judgment: A Reader in Clinical Decision Making*, ed. Jack Dowie and Arthur Elstein (Cambridge: Cambridge University Press, 1988), pp. 78~105에서 참고했다. Donald A. Schon은 "From technical rationality to reflection-in-action," *Professional Judgment*, pp. 60~77에서 자신의 의견을 피력하고 있다. Croskerry가 사용한 "Flesh-and-blood decision-making"이라는 표현은 James Reason의 주요 저서 『*Human Error*』 (Cambridge: Cambridge University Press, 1990). p. 38에서 자세히 다뤄지고 있다. 휴리스틱 사용에 대한 명쾌한 설명을 듣고 싶다면 Croskerry의 논문 "Achieving quality in clinical decision making: Cognitive strategies and detection of bias," *Academic Emergency Medicine* 9 (2002), pp. 1184~1204,

와 "The theory and practice of clinical decision-making," *Canadian Journal of Anesthesia* 52 (2005), pp. R1~R8를 참조하라. 여크스 도슨의 법칙은 거의 100여 년 전, Robert M. Yerkes and John D. Dodson, "The relation of strength of stimulus to rapidity of habit-formation," *Journal of Comparative Neurology and Psychology* 18 (1908), pp. 459~482에서 처음으로 소개되었다.

정신질환을 앓는 환자들을 대하는 의사들의 태도에 관한 연구는 Judith Hall & Debra Roter의 논문 "Liking in the physician-patient relationship," *Patient Education and Counseling* 48 (2002), pp. 69~77에 소개되어 있다. 수련의들은 J. E. Groves의 논문 "Taking care of the hateful patient," *NEJM* 298 (1978), pp. 883~887을 참고할 만하다. 물론 정신 치료와 관련한 문제를 광범위하게 다루는 논문도 있지만, 이 책의 범위를 넘어선다. 관심 있는 독자들은 R. A. Flood & C. P. Seager "A retrospective examination of psychiatric case records of patients who subsequently committed suicide," *British Journal of Psychiatry* 114 (1968), pp. 443~450와 W. Ironside, "Iatrogenic contributions to suicide and a report on 37 suicide attempts," *New Zealand Medical Journal* 69 (1969), p. 207; John Maltsberger and Donald Buie, "Countertransference hate in the treatment of suicidal patients," *Archives of General Psychiatry* 30 (1974), pp. 625~633를 참고할 수 있다.

인지와 감정의 관계에 대해서는 안토니오 다마지오의 데카르트의 오류 『*Descartes' Error: Emotion, Reason, and the Human Brain*』(Itasca, Ⅲ: Putnam, 1994)에 상세히 묘사되어 있다.

2장 ▪▪ 실수에서 깨달은 뼈아픈 교훈

아모스 츠버스키와 대니얼 카네만은 인식의 오류를 범주화하는 데 선구적 역할을 했다. 카네만은 그 공로를 인정받아 노벨상을 수상했으나 안타깝게도 츠버스키는 노벨상위원회의 결정이 내려지기 전에 세상을 떠났다. 인식의 오류와 관련한 이 연구자들의 귀중한 논문들로는 "Availability: A heuristic for judging frequency and probability," *Cognitive Psychology* 5 (1973), pp. 207~232 and "Judgment under uncertainty: Heuristics and biases," *Science* 185 (1974), pp. 1124~1131을 꼽을 수 있다. 패트 크로스케리의 논문 "Achieving quality in clinical decision making: Cognitive strategies and detection of bias," *Academic Emergency Medicine* 9 (2002), pp. 1184~1204은 주로 응급의학에서 일어나는 사고의 오류를 다룬 개론서다. 리델마이어는 "Problems for clinical Judgment: Introducing cognitive psychology as one more basic science," *Canadian Medical Association Journal* 164 (2001), pp. 358~360에서 자신이 감정에 대한 자의식을 다루고 있다. 윌슨씨병은 구리의 대사 이상으로 간 및 기타 기관들에 구리가 축적되는 질환이다.

실제로 심근경색증이나 심증경색 발병의 정점(증가성 협심증)으로 응급실에 내원하는 이들의 5%는 그냥 집으로 간다. 따라서 맥킨리의 사례는 드문 일이 아니다. 응급실을 찾은 심근경색 환자의 20%는 정상 심전도를 보이며, 25%는 팔로 퍼지는 통증이나 호흡곤란과 같은 전형적인 증상을 보이지 않는다. 관상동맥 폐쇄가 있는 경우에도 크로스케리가 지시한 심효소 검사와 같은 혈액 검사에서 심근경색이나 협심증 악화 소견이 나오지 않는 경우가 종종 있다. 흉통이 시작되고 몇 시간이 지난 뒤에야 심효소의 증가가 나타날 수 있다.

많은 심장학자들이 흉통의 다양한 원인들 중에서도 특히 증가성 협심증과 심장마비에 따른 흉통을 감별 진단할 수 있는 알고리듬을 완성시키기 위해 수년 동안 연구를 진행해 오고 있다. 내 친구이자 동료인 리 골드만 선생은 20여 년의 시도 끝에 최근 완벽한 알고리듬은 있을 수 없다는 결론을 내렸다. 심장 이상에 따른 흉통을 좀더 정확히 진단해내는 방법을 다루는 논문들은 얼마든지 않은데, 특히 Lee Goldman과 Ajay J. Kirtane의 논문 "Triage of patients with acute chest pain and possible cardiac ischemia: The elusive search for diagnostic perfection," *Annals of Internal Medicine* 139 (2006), pp. 987~995은 포괄적인 참고문헌을 바탕으로 훌륭한 논의를 펼친다. 현재 나의 모교인 컬럼비아대학의 보건학부 부학장을 지내는 골드만 교수는 "우리 모두에게 도움이 될 만한 한 가지 교훈은 우리의 사고 변화들에 늘 겸손하고 열려 있어야 한다는 것이다"라고 말했다. 지나치더라도 신중을 기울이는 것이 더 나으므로 맥킨리와 같은 환자의 경우 응급실에서 내보내는 것보다는 받아들여 세심한 관찰하는 것이 더 바람직하다. 물론 붙들어두고 관찰하느니 집으로 돌려보내는 편이 나은 환자들도 있다. 흉통이 관상동맥 이상에 따른 것인지 100% 정확히 예측하는 일은 불가능할 테지만, 응급실에서 환자를 입원시키느냐 돌려보내느냐를 결정할 때는 반드시 인식의 오류 가능성을 늘 염두에 두어야 한다.

귀인 오류가 의사의 판단에 미치는 영향에 대해서는 Croskerry의 "Achieving quality in clinical decision making"과 Donald A. Redelmeier의 "The cognitive psychology of missed diagnoses," *Annals of Internal Medicine* 142 (2005), pp. 115~120에 잘 소개되어 있다. 오늘날 심장전문의들은 컴퓨터 프로그램을 이용한 심전도 판독을 시도하고 있다. "급성심근경색이나 고위심방실차단(부정맥)과 같은 치명적인 질환에 대한 컴퓨터 심전도 판독은 오진으로 이어지는 확률이 높다(각각 40.7%와 75.0%의 오진율)." Maya Guglin et al., "Common errors in computer electrocardiogram interpretation," *International Journal of Cardiology* 106 (2006), pp. 232~237. 의사들은 인식능력 향상을 위한 전략을 개발해야 한다는 주장을 지지하는 설득력 있는 논문으로 Ronald M. Epstein의 "Mindful practice," *JAMA* 282 (1999), pp. 833~839이 있다.

물론 게슈탈트가 정확한 경우도 많지만 의사들의 판단은 직관을 위주로 이뤄져서는 안 된다. 최근 일반 언론에서 게슈탈트가 계획적인 분석보다 더 정확하다는 결론을 내린 네덜란드의 한 연구결과를 대대적으로 보도했다. Ap Dijksterhuis et al., "On making the right choice: The deliberation-without-attention effect," *Science* 311 (2006), pp. 1005~1007. 이 연구는 가구 구매와 같은 소비자의 선택을 다룬다. 이 논문에 이어 Hilary L. Bekker의, "Making choices without deliberating," *Science* 312 (2006), p. 1472이 발표되었다. 영국의 보건학자 Bekker는 임상적 판단에서 직관을 따르는 것은 위험하다고 지적한다. 이에 대해 네덜란드의 그 연구팀도 자신들의 연구결과가 가볍게 일반화되어 임상적 판단에 적용되어서는 안 된다고 강조했다.

Dr. Francis Weld Peabody의 삶과 업적에 관심 있는 독자들에게는 Oglesby Paul가 쓴 전기문 『*The Caring Physician: The Life of Dr. Francis W. Peabody*』 (Cambridge, Mass.: Harvard University Press, 1991)을 적극 추천한다. Dr.

Peabody의 업적은 "The care of the patient," *JAMA* 88 (1927), pp. 887~882에서도 높이 평가되고 있다.

3장 ▪▪ 응급실의 곡예사들

Harrison Alter가 제안한 응급치료 ABC 법칙은 즉각적인 조치가 취해져야 하는 상황에서 생명을 구하는 기억술이 될 수 있다. ABC 법칙은 위급하고 고도로 긴장된 상황에서 쉽게 인식할 수 있는 체크리스트다. 이 법칙은 매우 단순하고 포괄적이어서 불안감에 의해 수행능력이 손상되는 지점인 여크스 도슨 곡선의 끝부분에서 멀어지도록 돕는 매우 유용한 도구다. 일찍부터 이 법칙을 알았다면 '모건 씨 앞에서 얼어붙었던 인턴십 첫날 같은 일은 없었을 텐데' 하는 아쉬움이 있다. 아모스 츠버스키와 대니얼 카네만의 놀라운 통찰력에 대해선 이미 언급한 바 있다. 가용성 오류에 대한 그들의 통찰력은 "A heuristic for judging frequency and probability," *Cognitive Psychology* 5 (1973), pp. 207~232에 소개되어 있다. Blanche Begaye의 사례에서 불완전한 소통과 인식의 오류가 어떤 방식으로 연결되는지 주목하라. 바이러스성 감염일 거라는 추정이 고착되는 순간 알터 선생과 환자와의 대화가 제한된다. 알터 선생은 아스피린 중독 진단을 놓친 이유들을 돌아보면서 자신이 '몇 알'의 의미를 정확히 정의하지 않았음을 지적했다. 알터 선생은 현재 응급의학 전문가이며, 그의 수행능력은 피드백에 귀를 기울이고 과거의 실수들 이해하는 데서 비롯된다. 이는 앞서 언급한 Ericsson과 Norman의 논문들K. Anders Ericsson et al., "The role of deliberate practice in the acquisition of expert performance," *Psychological Review* 100 (1973), pp. 363~406; Geoff Norman et al., "Expertise in medicine and surgery," *The Cambridge Handbook of Expertise and Expert Performance*, ed. K. Anders Ericsson et al. (Cambridge: Cambridge University Press, 2006), pp. 339~353과 같은 맥락을 이룬다.

어떤 검사를 지시할지 결정할 때 각 검사의 예견되는 가치를 고려하면 결정에 도움이 될 수 있으며, 이런 경우 베이스 분석법을 활용할 수 있다. 단, 특정한 증상들이나 신체검진 소견을 보이는 환자들에게 그 검사가 어떤 기능을 할지에 대한 믿을 만한 데이터베이스가 있어야 한다.

앞서 얘기했던 의학협회 보고서가 발표된 이후, 엑스레이 필름에 환자의 이름을 잘못 붙이거나 약의 복용량을 부정확하게 기재하는 것과 같은 기술적 오류들이 상당 부분 해결되었다. 거의 모든 병원들이 그 같은 실수들을 방지하기 위해 엄격한 확인 시스템을 도입했다. 최근 손 부상을 입고 병원에서 검사를 받을 때 간호사가 내 손의 부상 부위에 미리 X표를 해놓았다. 엑스레이 촬영 기사가 엑스레이 판을 내 손의 정확한 부위에 놓고 촬영할 수 있도록 하기 위한 조치였던 것이다. 이와 같은 맥락에서 내 전공인 혈액과에서도 빈혈이 있어서 수혈이 필요한 환자의 경우 손목에 이름과 환자번호와 생년월일이 표시된 팔찌를 채운다. 그리고 수혈을 시행하기 전에 간호사가 먼저 환자에게 이름과 생일을 묻는다. 그런 뒤 간호사는 팔찌의 내용과 일치하는지 확인하고, 또 그 환자가 받게 될 혈액팩에 적힌 내용과도 일치여부를 확인다.

맥신 칼슨의 사례는 어떤 면에서 앤 도지 사례와 같은 맥락을 이룬다. 신경증이나 하이포콘드리아라는 라벨이 붙은 환자들에게 대한 의사들과 간호사들의 인식과 관련해서도 로터 및 홀의 연구결과는 다시 한 번 유효하다. 과거에 이미 광범위한 검사를 받아 의료기록이 산더미처럼 쌓인 환자를 만난 의사들에게 주어진 과제는 아직 검사되지 않은 부분이 있는가를 찾는 것이다. 우리는 어쩔 수 없이 과거의 병리 검사와 엑스레이검사 등의 결과에 의존하기 쉽지만 환자가 전하는 현재의 이야기에 대해서도 동일한 관심을 기울여야 한다. 앤 도지와 맥신 칼슨의 경우, 그 두 사람은 의사들에게 뭔가가 다르다고, 증상이 나아지지 않는다는 애기를 들려주고자 했다. 그때 그들의 이야기를 수용하는 의사는 그들의 증상을 새로운 시각에서 바라보고, 그들과 그들의 과거 병력을 구별할 수 있을 것이다.

악의적인 행동을 보인 레지던트에 대한 이야기는 Ronald M. Epstein의 "Mindful practice," *JAMA* 282 (1999), pp. 833~839의 논점을 강조한다. 요즘 선임 스태프들 사이에 환자나 간호사나 촬영기사들이나 동료 의사들에게 부적절하게 행동하는 레지던트들에게 건설적인 피드백을 제공하려는 움직임이 활발해지고 있다. 알터 선생을 비롯해 하이랜드병원의 선임 스태프들은 그런 경우 건설적인 피드백을 제공한다.

4장 ■■ 시간의 지배자

우리 부부의 첫째 아이 스티브 이야기에 대해 좀더 자세히 알고 싶은 독자들은 필자의 책 『Second Opinions: Stories of Intuition and Choice in the Changing World of Medicine』 (New York: Viking, 2000), pp. 9~37을 보면 된다.
맥에보이 선생이 제기한 소통의 문제를 다룬 논문으로는 L. S. Wissow et al., "Pediatrician interview style and mothers' disclosure of psychosocial issues," Pediatrics 93 (1994), pp. 289~295이 있다.
맥에보이 선생의 글은 "They are fearless, they're mighty, they're… The Incredibles," Harvard Medical Alumni Bulletin, Winter 2006에 실려 있다.
문화적 차이와 의료서비스를 다룬 책으로는 Anne Fadiman의 『The Spirit Catches You and You Fall Down: A Hmong Child, Her American Doctors,and the Collision of Two Cultures』 (New York: Farrar, Straus and Giroux, 1997)를 추천한다. 이 저자의 책은 의료계 종사자들의 필독서라 할 만하다.
캘리포니아 새크라멘토의 45명의 의사들을 대상으로 실시한 연구는 Derjung M. Tarn et al., "Physician communication when prescribing new medications," Archives of Internal Medicine 166 (2006), pp. 1855~1862에 인용되어 있다.
Dr. JudyAnn Bigby은 『Cross-Cultural Medicine』(Philadelphia: American College of Physicians, 2003)에서 맥락의 중요성을 설파한다. 우리가 만나고 몇 달 뒤 그녀는 매사추세츠 보건복지부 장관으로 임명된다.
Dr. Eric Cassell의 책 『Doctoring: The Nature of Primary Care Medicine』 (New York: Oxford University Press, 1997), pp. 16, 27, 28, 34, 38은 의술의 본질을 자세히 밝히고 있다.
자신에게 맞는 의사를 찾는 일은 쉽지 않다. 능력과 인격이 중요한 기준이 되어야 할 것이다. Dr. Kent Sepkowitz은 "A few good doctors: Don't look for them on a magazine top-10 list," Slate, June 13, 2006에서 그 문제를 생생히 다룬다.

5장 ■■ 신념을 향한 도전

ECMO(체외막산소공급장치)에 대한 더 자세한 정보를 얻을 수 있는 인터넷 사이트를 추천하면 다음과 같다.

www.nichd.hig.gov/wochrane/Elbourne/Elbourne.htm

www.childrenshopspital.org/clinicalservices/Site459/mainpageS459P4.html

www.vanderbiltchildrens.com/interior.php?mid=959&mod

패트 크로스케리가 사용한 '얼룩말 피정'이라는 표현은 인식의 오류 분류집 "Achieving quality in clinical decision making: Cognitive strategies and detection of bias," *Academic Emergency Medicine* 9 (2002), pp. 1184~1204에 실려 있다.

Harold Koenig과 Michael McCullough, David Larson은 『*Handbook of Religion and Health*』(New York: Oxford University Press, 2001)에서 신앙이 환자들에게 영향을 미치는 방식을 포괄적이고 학문적으로 고찰한다.

6장 ■■ 불확실성과의 싸움

선천성심장병에 대해서는 Ariane J. Marelli의 "Congenital heart disease in adults," *Cecil Textbook of Medicine*, 22nd ed., ed. Lee Goldman and Dennis Ausiello (Philadelphia: Saunders, 2004), pp. 371~383을 참고하라.

아서 코난 도일의 삶을 다루는 무수히 많은 전기와 웹사이트 가운데 나는 특히 www.sherlockholmesonline.org에 실린 글들을 흥미롭게 읽었다.

심장 그림은 Enchanted Learning, LLC. www.enchantedlearning.com/subjects/anatomy/heart/labelinterior/labelanswers.html의 내용을 참고해 그렸다.

심장전문의들이 투표를 실시하는 회의에 대한 이야기는 제임스 록 선생과의 인터뷰를 통해 얻은 내용이다.

심도관을 비롯해 기타 시술의 전문성을 높이는 방법에 대한 록의 관점을 지지하는 문헌들로는 K. Anders Ericsson et al., "The role of deliberate practice in the acquisition of expert performance," *Psychological Review* 100 (1993), pp. 363~406; Geoff Norman et al., "Expertise in medicine and surgery," *The Cambridge Handbook of Expertise and Expert performance*, ed. K. Anders Ericsson et al. (Cambridge: Cambridge University Press, 2006), pp. 339~353 등이 있다.

태아의 스트레스와 태변 흡입이 신생아에게 미치는 영향에 대해 더 알고 싶다면 Michael G. Ross의 "Meconium aspiration syndrome — More than intrapartum meconium," *NEJM* 353 (2005), pp. 946~948를 참고하라.

제임스 록과 같은 소아심장내과전문의들이 오코넬 부부의 아기와 같은 사례들에서 부칠 수 있는 문제들, 특히 그러한 아이들을 위한 기구의 부족 문제를 알고 싶다면 필자의 글 "The pediatric gap: Why have most medications never been properly tested in kids?," *New Yorker*, January 10, 2005을 참고하라.

자신들의 저지르는 인식의 오류들에 대한 의사들의 인식 부족에 대해서는 Mark L. Graber et al., "Diagnostic error in internal medicine," *Archives of Internal Medicine* 165 (2005), pp. 1493~1499; Tejal K. Gandhi et al., "Missed and delayed diagnoses in the ambulatory setting: A study of closed malpractice claims," *Annals of Internal Medicine* 145 (2006), pp. 488~496; Pat Croskerry, "Cognitive errors in clinical decision-making: A cognitive autopsy," *Quality Healthcare Network*, May 2004; Donald A. Redelmeier et al., "Problems for clinical judgment: Introducing cognitive psychology as one more basic science," *Canadian Medical Association Journal* 164(2001), pp. 358~360; Donald A. Redelmeier, "The cognitive psychology of missed diagnoses," *Annals of Internal Medicine* 142 (2005), pp. 115~120 등을 참고하라.

Arthur Elstein은 의사들의 의사결정의 문제를 처음으로 고찰한 사람들 가운데 한 명이다. Jack Dowie의 편집으로 만들어진 그의 책 『*Professional Judgment: A Reader in Clinical Decision Making*』(Cambridge: Cambridge University Press, 1988)은 의사결정의 문제와 관련해 광범위한 주장들을 담고 있어 많은 정보를 얻고 싶은 이들에게 특히 유용할 것이다. Donald A. Schon의 인용문들은 "From technical rationality to reflection-in-action," in *Professional Judgment*, pp.

60~77에 실려 있다. 듀크 대학의 David Eddy 교수의 인용글은 "Variations in physician practice: The role of uncertainty," *Professional Judgment*, pp. 45~59에 나와 있다. 카츠의 글 "Why doctors don't disclose uncertainty," *Professional Judgment*, pp. 544~565은 불확실성에 대한 르네 팍스의 주장을 언급하고 카츠 자신의 수련시절의 경험을 이야기한다.

7장 ▪▪ 하나의 질병, 다섯 명의 의사, 다섯 개의 진단

"……최고의 명의"와 관련해서는 Kent Sepkowitz의 "A few good doctors: Don't look for them on a magazine top-10 list," *Slate*, June 13, 2006를 참고하라. Richard Selzer의 책 『*Letters to a Young Doctor*』(New York: Simon and Schuster, 1982)은 일반 독자들이나 전문가들 모두가 읽을 만한 매우 흥미로운 모음집이다. Dr. Sherwin Nuland은 『*How We Die: Reflections on Life's Final Chapter*』(New York: Knopf, 1994)과 『*How We Live*』(New York: Vintage, 1998)에서 경험이 풍부한 외과의사들의 경험을 멋지게 그리고 있다. 외과 레지던트의 관점을 더 알고 싶은 독자들은 내 동료인 아툴 가완디의 책 『나는 고백한다, 현대의학을(*Complications: A Surgeon's Notes on an Imperfect Science*)』(New York: Metropolitan Books, 2002)을 보라. 모든 환자들이 저마다 사연을 들고 온다는 Dr. Light의 말이 독자들에겐 이상하게 들릴지도 모른다. 외과의사들은 보통 수술만 하는 의사로 그려지기 때문이다. 하지만 로터 및 홀이 말했듯 최고의 의사는 보통 종합선물세트다.
탐색 만족이라는 인식의 오류에 대해서는 팻 크로스케리의 "Achieving quality in clinical decision making: Cognitive strategies and detection of bias," *Academic Emergency Medicine* 9 (2002), pp. 1184~1204에 잘 설명되어 있다. Donald Berwick의 "My right knee," *Annals of Internal Medicine* 142 (2005), pp. 121~125은 정형외과의 세계를 그린 흥미롭고 탁월한 글이다.

8장 ■■ 자료 판독의 어려움

《미국방사선학회저널》특별호(vol. 3, 2006)에는 이 장과 관련한 풍부한 정보와 참고 문헌을 제공하는 많은 글들이 실려 있다. 그 글들은 다음과 같다. Harold L. Kundel, "History of research in medical image perception," pp. 402~408; Craig A. Beam et al., "The place of medical image perception in 21st-century health care," pp. 409~442; E. James Potchen, "Measuring observer performance in chest radiology: Some experiences," pp. 423~432; Elizabeth A. Krupinski, "Technology and perception in the 21st-century reading room," pp. 433~440; Matthew Freedman and Teresa Osicka, "Reader variability: What we can learn from computer-aided detection experiments," pp. 446~455; Bradley J. Erickson et al., "New opportunities in computer-aided diagnosis: Change detection and characterization," pp. 468~469; Dulia Ortega and Cesar Garcia, "Communication between radiologists and patients: An unsolved issue," pp. 472~477; Ehsan Samei, "Why medical image perception?," pp. 400~401.

방사선전문의들이 판독하는 필름 수와 관련한 정보는 Dr. Herbert Kressel에게서 얻었다. 크레셀 박사는 하버드 대학 방사선학과 교수이자 베스 이스라엘 디커니스 메디컬센터의 병원장을 지냈다.

청색증 오진, 심전도 오독, 경부 생검를 둘러싼 논란에 대해서는 David Eddy, "Variations in physician practice: The role of uncertainty," *Professional Judgment: A Reader in Clinical Decision Making*, ed. Jack Dowie and Arthur Elstein (Cambridge: Cambridge University Press, 1988), pp. 45~59를 참고하라.

유방암검사의 정확성을 보여주는 연구결과는 많다. 관심 있는 독자들은 Craig A. Beam et al., "Association of volume and volume-independent factors with accuracy in screening mammogram interpretation," *Journal of the National Cancer Institute* 95 (2003), pp. 282~290; Joann G. Elmore et al., "Variability in radiologists' interpretations of mammograms," *NEJM* 331 (1994), pp. 1493~1499; Yulei Jiang et al., "Potential of computer-aided diagnosis to reduce variability in radiologists' interpretations of mammograms depicting microcalcifications," *Radiology* 220 (2001), pp. 787~794; Daniel B, Kopans, "Mammography screening is saving thousands of lives, but will it survive medical malpractice?," *Radiology* 230 (2004), pp. 20~24 등을 참고하라.

쿤델의 연구내용과 특히 그의 독창적인 주장에 대해 자세히 알고 싶다면 《미국방사선학회저널》에 실린 그의 글과 G. Revesz와 J. L. Kundel의 글 "Psychophysical studies of detection errors in chest radiology," *Radiology* 123 (1977), pp. 559~562을 참고하라. Ehsan Samei은 Ehsan Samei et al., "Subtle lung nodules: Influence of local anatomic variations on detection," *Radiology* 228 (2003), pp. 76~84에서 폐결절 관찰의 어려움을 고찰했다.

Dr. Vickie Feldstein는 학생 때는 숫자 알아맞히기 천재였고, 매사추세츠 뉴턴의 뉴턴사우스 고등학교 수학팀의 정예멤버였다. 의사의 판단에서 숫자를 어떻게 적용해야 하는지에 대한 그녀의 이해는 계량화를 의지하면서도 그 취약점 역시도 인식할 수 있는 오늘날 의사들의 모범을 보여준다.

방어 진료, 즉 의료소송의 가능성을 우려하면서 의료적 판단을 내리는 의료행위에 대해서는 David M. Studdert et al., "Defensive medicine among high-risk specialist physicians in a volatile malpractice environment," *JAMA* 293 (2005), pp. 2609~2617를 참고하라.

9장 ▪▪ 개인의 욕망을 넘어

제약업체들간의 관계, 그들의 교육프로그램, 의사들에 대한 마케팅, 일반 광고, 연구실험, 임상적 판단 등을 둘러싸고 뜨거운 논쟁이 있어왔다. 이들 이슈에 대한 다양한 의견을 보여주는 글들과 책들을 소개하면 다음과 같다. Ashley Wazana, "Physicians and the pharmaceutical industry: Is a gift ever just a gift?," *JAMA* 283 (2000), pp. 373~380; Troyen A. Brennan et al., "Health industry practices that create conflicts of interest," *JAMA* 295 (2006), pp. 429~433; Jason Dana and George Loewenstein, "A social science perspective on gifts to physicians from industry," *JAMA* 290 (2003), pp. 252~25; David Blumenthal, "Doctors and drug companies," *NEJM* 351 (2004), pp. 1885~1890; Jerry Avorn, 『*Powerful Medicines: The Benefits, Risks, and Costs of Prescription drugs*』(New York: Knopf, 2004); Marcia Angell, 『*The Truth about the Drug Companies: How They Deceive Us and What to Do about It*』 (New York: Random House, 2004); Thomas Stossel, "Free the scientists!: Conflict-of-interest rules purport to cure a problem that doesn't exist — and are stifling medical progress," *Forbes*, February 14, 2005; Thomas Stossel and David Shaywitz, "What's wrong with money in science?," *Washington Post*, July 2, 2006; and an article by my colleague at The New Yorker Malcolm Glad-well, "High prices: How to think about prescription drugs," *New Yorker*, October 25, 2004.

의사들이 주로 처방하는 약제들에 대한 제약업체들의 정보 확보에 대해서는 Robert Steinbrook의 "For sale: Physicians' prescribing data," *NEJM* 354 (2006), pp. 2745~2747을 참고하라. 따라서 이제 카렌 델가도 선생은 이 같은 정보를 더 이상 자신의 남편과 같은 경제잡지 독자들에게서 얻을 필요가 없게 되었다.

최근 한 전문가 패널이 작성한 진료지침에 비난이 가해졌다. 그 지침에서 추천하고 있는 문제의 제품을 만든 제약업체가 그 지침 작성 작업을 경제적으로 후원했기 때문이다. 이에 대해서는 Peter Q. Eichacker et al., "Surviving sepsis — Practice guidelines, marketing campaigns, and Eli Lilly," *NEJM* 355 (206), pp. 1640~1642을 참고하라.

남성노인들을 대상으로 하는 안드로겐 요법을 둘러싼 논란에 대해서는 Paul M. Stewart의 "Aging and fountain-of youth hormones," *NEJM* 355 (2006), pp. 1724~1726를 참고하라. 이 논문은 최근에 발표된 K. Sreekumaran Nair et al., "DHEA in elderly women and DHEA or testosterone in elderly men," *NEJM* 355 (2006), pp. 1647~1659의 내용을 바탕으로 한다.

My article on COX-2 억제제와 대한 나의 글은 1998년 6월 15일자 뉴요커지에 "Superaspirin: A new kind of drug could make Motrin and Aleve obsolete"이라는 제목으로 실렸다.

여성을 대상으로 하는 호르몬요법을 둘러싼 논쟁은 그동안 많은 부분 은폐되어 왔다. 그런데 Francine Grodstein et al., "Hormone therapy and coronary heart disease: The role of time since menopause and age at hormone initiation," *Journal of Women's Health* 15 (2006), pp. 35~44이 발표되면서 언론의 뜨거운 관심이 촉발되었다. 병리 및 임상 연구결과에 대한 일반 언론의 보도 행태에 대해서는 Edward W. Campion의 "Medical research and the news media," *NEJM* 351 (2004), pp. 2436~2437를 참고하라. 이 장에 소개된 Roni Rabin의 「호르몬을 다시 생각하다」는 2006년 1월 31일에 실렸고, 《월스트리트 저널》 2006년 2월 28일 실렸다.

신문과 잡지에 실리는 많은 글들이 제약업체들의 마케팅 전략과 의사들에게 지불되는 사례비의 영향력을 경계할 것을 환자들에게 충고한다. 이에 대해서는 Abigail Zuger, "How tightly do ties between doctor and drug company bind?," *New York Times*, July 27, 2006과 Gina Kolata, "Spinal cement draws patients and questions," *New York Times*, August 28, 2005; Gina Kolata, "With costs rising, treating back pain often seems futile," *New York Times*, February 9, 2004; Reed Abelson, "Whistle-blower suit says device maker generously rewards doctors," *New York Times*, January 24, 2006; Gardiner Harris, "In article, doctors back ban on gifts from drug makers," *New York Times*, January 25, 2006; Carl Elliott, "The drug pushers," *Atlantic Monthly*, April 2006; Gwen I fill interview with Dr. David Blumenthal, "Debating drug company gifts," *PBS Online*, January 25, 2006 등을 참고하라.

요통에 대한 적절한 진단한 치료를 둘러싼 논쟁에 대해서는 Richard A. Deyo and James N. Weinstein, "Low back pain," *NEJM* 344 (2001), pp. 363~370를 비롯해 Peter Fritzell et al., "Lumbar fusion versus nonsurgical treatment for chronic low back pain," *Spine* 26 (2001), pp. 2521~2534; Judith A. Turner et al., "Patient outcomes after lumbar spinal fusions," *JAMA* 268 (1992), pp. 907~911; Daniel C. Cherkin et al., "Physician variation in diagnostic testing for low back pain: Who you see is what you get," *American College of Rheumatology* 37 (1994), pp. 15~22 등을 참고하라. 일반 언론에 소개된 글로는

Judy Foreman, "Aching spine," *Boston Globe*, May 3, 2005를 참고하라. 정보에 기초한 의사결정에 대해서는 Richard A. Deyo et al., "Involving patients in clinical decisions: Impact of an interactive video program on use of back surgery," *Medical Care* 38 (2000), pp. 959~969을 참고하라.

10장 ▪▪ 과학과 영혼의 결합

앞부분은 스티븐 홀의 책『피의 폭동(*A Commotion in the Blood: Life, Death, and the Immune System*)』(New York: Owl Books, 1998)을 참고했다.
록펠러 가의 의료자선사업의 역사를 좀더 알고 싶은 독자들은 Ron Chernow의 『*Titan: The Life of John D. Rockefeller, Sr.*』(New York: Random House, 1998)를 참고하라.
IPSS는 Peter Greenberg et al., "International scoring system for evaluating prognosis in myelodysplastic syndromes," *Blood* 89 (1997), pp. 2079~2088에 발표되었다.

에필로그 환자와 의사가 맺는 최상의 관계

Dr. Arthur J. Barsky는 정신적 스트레스에 의해 유발되는 신체적 증상들에 대해 광범위한 집필 작업을 해왔다. 그를 비롯해 다른 연구자들의 연구내용에 대해서는 필자의 글 "Sick with worry: Can hypochondria be cured?," *New Yorker*, August 11, 2003에 소개되어 있다.. Barsky and Emily C. Deans은 최근 하이포콘드리아를 앓는 이들을 위한 책을 출간했다. 그 책은 고통을 줄이기 위한 인지행동요법 프로그램을 설명한다. 이에 대해서는 『*Stop Being Your Symptoms and Start Being Yourself*』(New York: HarperCollins, 2006)을 참고하라.
45명의 의사들에 대한 연구결과는 Derjung M. Tarn et al., "Physician communication when prescribing new medications," *Archives of Internal*

Medicine 166 (2006), pp. 1855~1862에 실려 있다.

카렌 델가도 선생이 들려준 자주색 알약 이야기는 조직적 접근법은 의료과실의 초기 개선책이 될 수 없으며, 반드시 환자와 의사 사이의 소통이 포함되어야 함을 보여준다. 의사들은 답을 찾을 때까지 생각을 멈춰서는 안 된다.

닥터스 씽킹

초판 1쇄 2007년 10월 22일
초판 21쇄 2023년 8월 15일

지은이 | 제롬 그루프먼
옮긴이 | 이문희
펴낸이 | 송영석

주간 | 이혜진
편집장 | 박신애 **기획편집** | 최예은·조아혜
디자인 | 박윤정·유보람
마케팅 | 김유종·한승민
관리 | 송우석·전지연·채경민

펴낸곳 | (株)해냄출판사
등록번호 | 제10-229호
등록일자 | 1988년 5월 11일(설립일자 | 1983년 6월 24일)

04042 서울시 마포구 잔다리로 30 해냄빌딩 5·6층
대표전화 | 326-1600 **팩스** | 326-1624
홈페이지 | www.hainaim.com

ISBN 978-89-7337-879-1

파본은 본사나 구입하신 서점에서 교환하여 드립니다.